ANATOMIEATLAS
kompakt

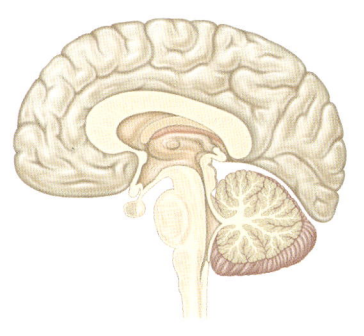

Titel der englischen Originalausgabe:
Expert Guide to The Human Body

© 2003 der englischen Ausgabe:
Amber Books Ltd., London
www.amberbooks.co.uk

© 2007 der deutschsprachigen Ausgabe:
Barton, ein Imprint der Nicolaischen Verlagsbuchhandlung GmbH, Berlin

Unter **www.nicolai-verlag.de** können Sie unseren Newsletter
abonnieren, der Sie über das Programm und aktuelle Neuerscheinungen
des Nicolai Verlags informiert.

Text: © Jane de Burgh, 2003
Übersetzung: Gaja Busch, Berlin
Lektorat: Dr. Antje Kronenberg, Stadtlohn
Druck und Bindung: Graphicom, Vicenza
Illustrationen: Bright Star Publishing plc
Fotografien mit freundlicher Genehmigung von Ralph T. Hutchins

Alle deutschsprachigen Rechte vorbehalten

Diese Übersetzung von *Expert Guide to The Human Body*,
Erstveröffentlichung 2007, wird nach Übereinkunft mit
Amber Books Ltd. veröffentlicht.

ISBN: 978-3-89479-325-8

INHALT

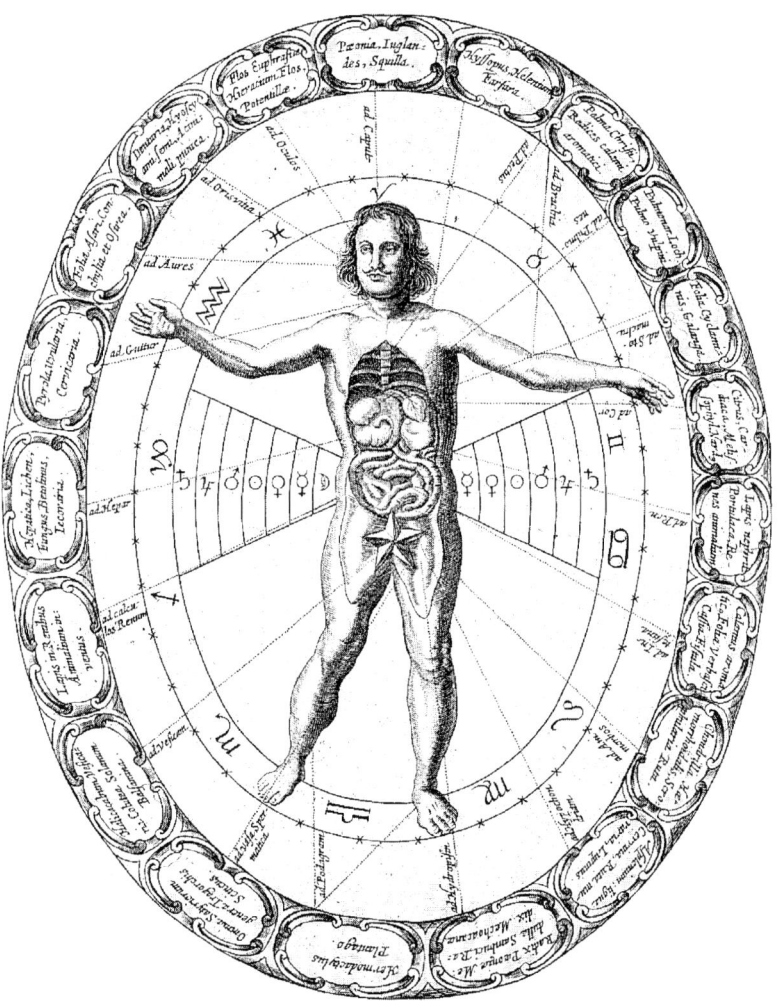

Einleitung

Die Anatomie ist die älteste bekannte medizinische Wissenschaft. Die Faszination an unserem Körper und seiner Funktionsweise, wieso er nicht richtig funktioniert und wie man ihn heilen kann, ist grenzenlos. Im Laufe der Geschichte haben sich alle möglichen Ärzte, Chirurgen, Quacksalber, Medizinmänner, Alchemisten, Gesundbeter, Astrologen und Scharlatane – zu ihrer Zeit oft respektierte und hoch bezahlte Fachleute – unzählige Theorien, die meisten davon falsch, bezüglich Anatomie und Physiologie einfallen lassen.

Trotz dieser Liste der unsauberen Praktiken gab es in der Geschichte der Medizin immer wieder Phasen brillanter Entdeckungen und wahrlich visionären Denkens, die uns in die moderne Ära der medizinischen Wissenschaft befördert haben. Hippokrates, der »Vater der Medizin«, der die Heilkunst auf der griechischen Insel Kos im 5. Jahrhundert vor Christus praktizierte, ist zweifelsohne der bekannteste von allen. Seine Errungenschaften sollten zur Gründung einer Gruppe von Ärzten führen, die von einem strikten ethischen Code geleitet wurden und die bemerkenswerte wissenschaftliche Methoden in ihren Nachforschungen anwandten. Dies war der Grundstein für die moderne medizinische Praxis.

DIE VIER »TEMPERAMENTE«

Hippokrates' Arbeit hatte einen großen Einfluss auf die Medizin, und seine Ideen wurden begeistert von Ärzten in den nachfolgenden Jahrhunderten erweitert. Dennoch waren seine Kenntnisse der inneren Medizin aufgrund des Mangels an Sektionen begrenzt und seine Theorien zu Anatomie und Krankheit sachlich falsch. Er glaubte, dass vier »Temperamente« (schwarze Galle, gelbe Galle, Schleim und Blut) maßgeblich für die menschliche Gesundheit seien und jegliche Krankheit das Ergebnis eines gestörten Gleichgewichts zwischen ihnen sei. Er beteuerte außerdem, dass das Verhältnis zwischen Patient, Arzt und Krankheit wichtig für Diagnose und Behandlung einer Krankheit sei, was zur damaligen Zeit eine neue Philosophie war, zumal Krankheiten noch immer als eine Strafe der Götter angesehen wurden. In diesem Sinne könnte man Hippokrates auch als Vater der ganzheitlichen Medizin ansehen.

Links: In diesem Diagramm aus dem 17. Jahrhundert stellt der menschliche Körper die Welt im Mikrokosmos dar, der als lebendiger Organismus mit metabolischen Vorgängen beschrieben wird.

8 Mit Ausnahme von Mönchen, die Kräuter und Pflanzen mit einigen wirklichen medizinischen Eigenschaften anbauten, war sachliche Ungenauigkeit das Kennzeichen der Medizin und Anatomie im Mittelalter. Man hielt die Vorstellung der »Temperamente« größtenteils für wahr, und der christliche und der islamische Glaube hatten großen Einfluss auf die medizinische Theorie. Alle Arten von Theorien, wie zum Beispiel der Aderlass, das Säubern des Körpers von »schädlichen Flüssigkeiten« oder die Unterstützung »überschüssiger Flüssigkeiten«, sich frei im Körper zu bewegen, wurden allgemein in die Praxis umgesetzt, oft begleitet von arzneikundlichen Tränken, die bizarre und berüchtigte Inhaltsstoffe wie die Zungen von Molchen oder die Leber von Würmern enthielten.

Mit Beginn der Renaissance in Italien im späten 14. Jahrhundert machte die medizinische Wissenschaft Fortschritte. Die Wiederentdeckung des klassischen Lernens ermutigte Ärzte, wieder wissenschaftliche Methoden in der medizinischen Forschung anzuwenden und den Einfluss von Religion und Aberglauben hinter sich zu lassen. Große Namen dieser Zeit, wie Leonardo da Vinci, brachten neue Ideen voran. Er glaubte, dass man zunächst den Körper und seine Prozesse kennen lernen müsse, um Krankheiten zu behandeln – Wissen, das letzten Endes erst durch die Sektion menschlicher Leichen zum Vorschein kommen könne. Die Sektion war jedoch keine neue Idee. Claudius Galen, ein äußerst einflussreicher Arzt aus dem 2. Jahrhundert, hatte Tiere seziert und angenommen, dass die menschliche Anatomie den gleichen Mustern folgte – ein Gedanke, der über 1500 Jahre akzeptiert wurde. Doch um das 16. Jahrhundert herum bewies der Anatom Andreas Vesalius, dass Galen falsch lag, und enthüllte bis dahin noch unbekannte anatomische Strukturen 1543 in seinem Buch »De Humani Corporis Fabrica« (Der Bau des menschlichen Körpers). Weitere Pionierarbeiten, die die Entdeckungen dokumentierten, wurden von da Vinci und Vesalius durchgeführt, die versuchten, die anatomische Struktur durch detaillierte Diagramme und Illustrationen darzustellen.

BLUTKREISLAUF

Trotzdem waren diese Ideen und Methoden umstritten und wurden oft zurückgewiesen. 1628 versetzte der englische Arzt William Harvey die Welt der Medizin in Erstaunen, als er das Buch »Die Bewegung des Herzens und des Blutes« veröffentlichte. In diesem Buch zeigte Harvey auf, dass Blut überall im Körper zirkuliere, und er stellte die These auf, dass das Herz Blut durch die Arterien pumpe. Er erkannte auch die Bedeutung der Herzklappen für die Kontrolle des Blutflusses. Obwohl man Harveys Ideen für exotisch hielt, erwies sich diese wissenschaftliche Methode der Forschung als Fortschritt. Seine Erkenntnisse wurden durch die Erfindung des Mikroskops im späten 17. Jahrhundert bestätigt – zum ersten Mal in der Geschichte konnten Wissenschaftler mehr beobachten, als es das bloße Auge ermöglichte.

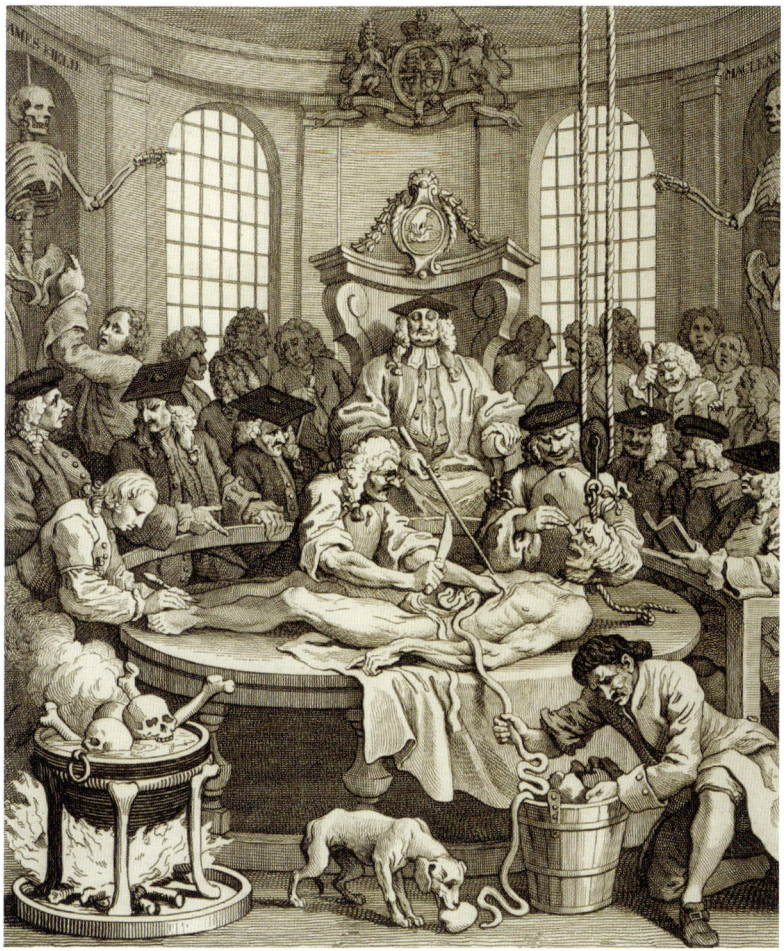

In diesem Stich des englischen Künstlers und Satirikers William Hogarth wird eine Leiche in einem Operationssaal seziert. Die Darstellung der Ärzte und die Behandlung der Leiche spiegeln die negative Einstellung der Öffentlichkeit Anatomen und der Sezierpraxis gegenüber wider.

MODERNE MEDIZIN

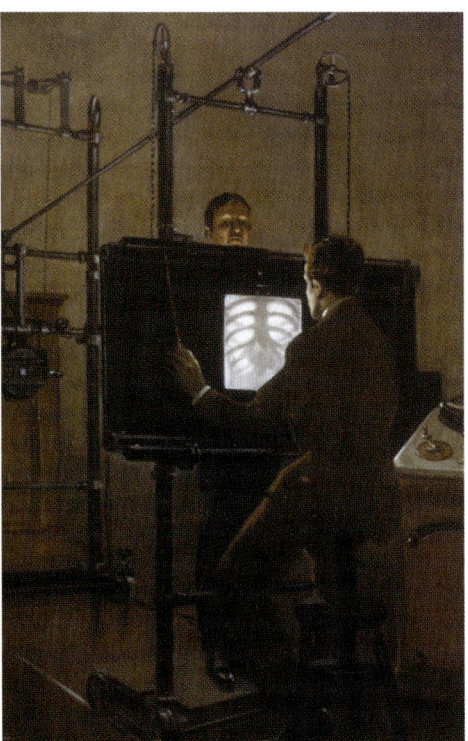

Gegen Ende des 19. Jahrhunderts rückten viele der Praktiken und Verfahren in den Vordergrund, die wir heute für selbstverständlich halten. Primitive Betäubungsmittel wurden von James Young Simpson entwickelt, Joseph Lister leistete die Pionierarbeit für Antiseptika, und im Jahre 1896 verblüffte Wilhelm Röntgen die Welt mit einer neuen Erfindung, die es erlaubte, das Innere des Körpers ohne Chirurgie zu untersuchen: Die Röntgenmaschine war geboren. Andere bahnbrechende Arbeiten von Wissenschaftlern, wie zum Beispiel Louis Pasteur, der die Verbindung zwischen Bakterien und Krankheiten herstellte, und Karl Landsteiner, der die vier Hauptblutgruppen entdeckte, ebneten den Weg für eine sehr viel komplexere Chirurgie wie die Organtransplantation. Die 1980er Jahre sahen das Aufkommen der computertomografischen Scans (CT), bei denen schmale Röntgenstrahlen

Dr. Diocles´ Röntgenstereoskop stellt eine dreidimensionale Bildwiedergabe des Gegenstandes dar (etwa 1926).

um den Patienten rotieren und dabei Informationen sammeln. Die Daten werden von einem Computer gesammelt, um ein Bild der inneren Strukturen des Körpers des Patienten zu erschaffen, das die relative Lage der Strukturen im Querschnitt zeigt. Heute können Chirurgen durchführen, was vor gerade einmal 200 Jahren noch ein Wunder gewesen wäre.

Die Sektion menschlicher Leichen, ein Schlüsselelement der modernen medizinischen Ausbildung, wurde während eines Großteils der Geschichte als moralisch und rechtlich inakzeptabel angesehen, und die Beschaffung von Leichen für die Sektion war weder einfach noch angenehm. In vergangenen Jahrhunderten verlegten sich Anatomen in ganz Europa darauf, Gräber auszurauben und Leichen von Galgen zu schneiden, um an frisches Material für ihre Forschungen zu gelangen. Dennoch befriedigte selbst die letztere, legitime Quelle nicht die Nachfrage. Verwandte des Verurteilten versuchten, den Körper gleich nach dem Hängen zu bergen, da es – wenn auch ganz selten – möglich war, die Person wiederzubeleben. Es gab außerdem den starken Glauben, dass der Körper eines Toten unversehrt bleiben musste, sollte die Seele des Verstorbenen eine Chance auf Erlösung ha-

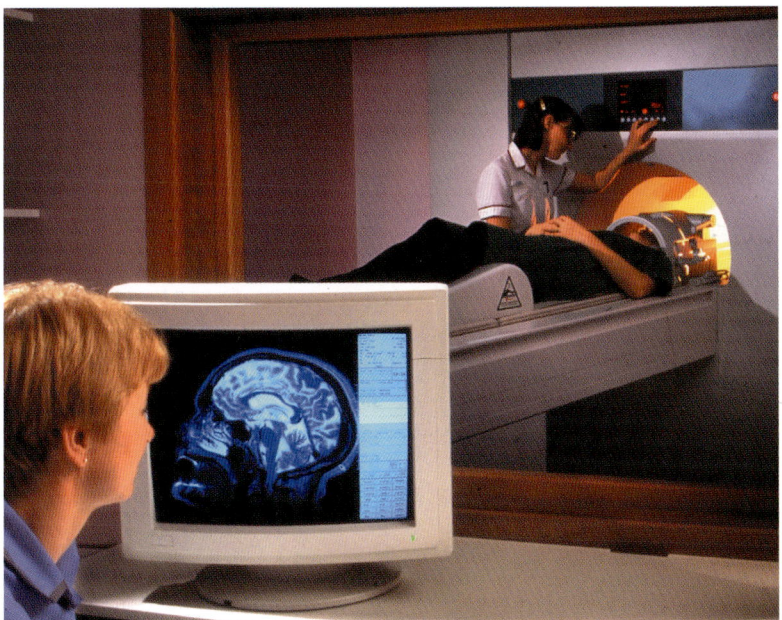

Magnetresonanzbilddarstellung wurde in den 1990er Jahren bedeutend. Starke Magnetfelder sind der Grund, dass Wasserstoffatome im Körper Radiowellen hervorrufen, die ein »in Scheiben geschnittenes« Magnetresonanzbild durch den Körper hindurch entwerfen. Dieses kann beim Studium von Tumoren in weichem Gewebe wie dem Gehirn benutzt werden.

ben. Gegen Ende des 18. Jahrhunderts wuchs die Nachfrage nach Leichen ständig an, sodass nicht nur die Toten Gefahr liefen, verschleppt zu werden. William Burke und William Hare, Zulieferer frischer Leichen aus Edinburgh, blieben lieferfähig, indem sie ahnungslose Gäste ihres Gasthauses im Schlaf erstickten.

Um diesem zwielichtigen Treiben ein Ende zu bereiten, schritt schließlich die Regierung ein; und Mitte der 1830er Jahre hatten viele US-Staaten und Großbritannien das Anatomiegesetz verabschiedet. Es setzte der Nutzung der Leichen Krimineller ein Ende, um die Praktiken der Sektion zu entstigmatisieren. Mit der Zeit, als es einer Einwilligung für eine Sektion bedurfte, verlor die Öffentlichkeit allmählich ihre Abneigung dagegen, und mit Ausbruch des 1. Weltkriegs wandelte sich auch die Einstellung der Gesellschaft zum Tod. Die Menschen lernten, den Verbleib oder Zustand eines toten Körpers nicht mehr mit dem Schicksal der Seele in Zusammenhang zu bringen, und nach und nach erhielten die medizinischen Fakultäten eine regelmäßige Lieferung an legitim gespendeten Leichen.

In den späten 1970er Jahren wurde ein neues Verfahren erfunden, das es erlaubte, Leichen auf neue und vielseitigere Art zu konservieren. Nach einer Erfindung des deutschen Polymerchemikers Gunther von Hagens, der zum Anatom wurde, bewahrte der Prozess der Plastination die Flexibilität und das natürliche Erscheinungsbild anatomischer Präparate und schützte sie gleichzeitig während wiederholter Berührung und Untersuchung. Präparate konnten vorseziert werden, um zugrunde liegende Strukturen zu zeigen, oder sie konnten nach der Bearbeitung in Scheiben geschnitten werden, um eine Vielzahl unterschiedlicher Querschnitte vorzuzeigen. Wie bei der Leichensektion bieten plastinierte Präparate den Studenten die Möglichkeit, wichtige innere Strukturen zu untersuchen, mit dem zusätzlichen Vorteil, wiederverwertbar und tragbar zu sein. Sie können zum Lernen in vielen Umgebungen verwendet und zwischen den Studenten während der Präsentationen im Unterrichtsraum herumgereicht werden.

Zu Beginn des 21. Jahrhunderts entwickeln Anatomen weitere neue Mittel und Technologien für Forschung und Ausbildung. Interaktive, dreidimensionale Modelle des menschlichen Körpers im Internet – hergestellt anhand von Röntgen-, Computertomografie-, Magnetresonanzbildern und Bildern tatsächlicher Querschnitte durch Leichen – erlauben es den Nutzern, Verletzungen und Krankheiten ebenso wie Chirurgie am Computer zu simulieren. Diese Technologie könnte den Bedarf an Leichen für medizinische Studien an medizinischen Fakultäten und Krankenhäusern komplett beseitigen, und Studenten können chirurgische Eingriffe immer wieder üben.

DIE ENTDECKUNG DER MENSCHLICHEN ANATOMIE

Natürlich ist der menschliche Körper eine faszinierende und komplexe Maschinerie und das Interesse für Anatomie beschränkt sich sicherlich nicht auf Wissenschaftler und Medizinstudenten. Dies gilt besonders für die letzten Jahrzehnte, in denen wir durch die

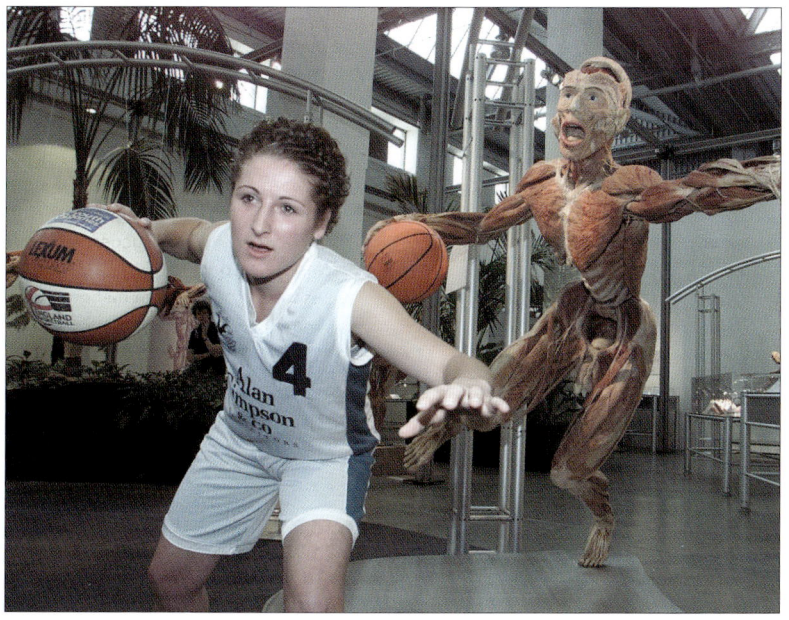

2001 veranschaulichte Gunther von Hagens der Öffentlichkeit das Wunder der Anatomie in seiner Körperweltenausstellung, die Hunderte von Plastinaten in natürlichen, alltäglichen Tätigkeiten und Posen, vom Sitzen auf dem Stuhl bis zum Basketballspielen, präsentierte.

steigende Verfügbarkeit und Akzeptanz alternativer Therapien wie Akupunktur und Yoga immer mehr dazu ermutigt wurden, über unsere Gesundheit und unsere Körperfunktionen nachzudenken.

Doch wie viel wissen wir eigentlich über unseren Organismus, und wie können wir besser verstehen, was Arzt, Chirurg oder Therapeut sehen und tun? Strukturiert vom Kopf bis zu den Zehen und aufgegliedert in Kopf und Hals, Wirbelsäule und Rückenmark, Brustkorb, obere Gliedmaße, Bauch, Becken, untere Gliedmaße und gesamten Organismus, zeigt dieser Anatomieatlas, woraus wir wirklich bestehen. Jeder Abschnitt untersucht die Knochen, Muskeln, Nerven, Gewebe und Organe sowie ihre Funktionsweise und zeigt auf, wie sie sich gegenseitig beeinflussen. Dieses Buch ist der Beginn einer faszinierenden Reise.

Schädel

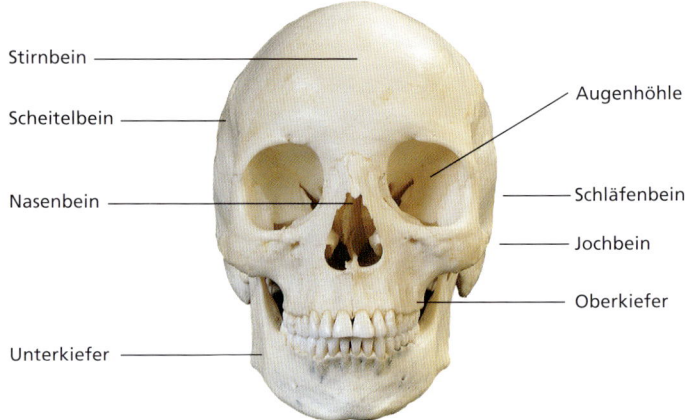

Stirnbein

Scheitelbein

Nasenbein

Unterkiefer

Augenhöhle

Schläfenbein

Jochbein

Oberkiefer

Der Schädel ist ein knochiges Gefüge, das oben auf der Wirbelsäule sitzt. Er ist der natürliche Sturzhelm des Körpers; er umgibt das Gehirn und die Sinnesorgane (Augen, Ohren und Nase) und schützt sie somit vor Schäden. Obwohl es so aussieht, als bestehe er nur aus einem einzigen Knochen, setzt sich der Schädel in Wahrheit aus 22 verschiedenen Teilen zusammen. Das kuppelartige Stück des Schädels ist als Schädeldach bekannt und besteht aus acht Knochen, während die restlichen 14 Knochen die Gesichtsknochen darstellen. Der Schädel eines Erwachsenen ist schwer und man nimmt an, dass er eventuell durch die vier luftgefüllten Hohlräume, oder auch Knochenhöhlen, in den Gesichtsknochen leichter wird. Zusätzlich zu diesen Hohlräumen verteilen sich kleine Löcher um Basis und Schädelseiten herum, durch die Nerven und Blutgefäße zum Gehirn verlaufen.

Körpersystem:	Skelettsystem
Lage:	Kopf
Funktion:	knochige Decke, die das Gehirn und die Sinnesorgane
	(Augen, Ohren und Nase) vor Verletzungen schützt
Bestandteile:	22 Knochen inklusive Schädel und Gesichtsknochen
Verbundene Regionen:	Wirbelsäule (Rückgrat), Kiefer, Zähne

Schädelnähte

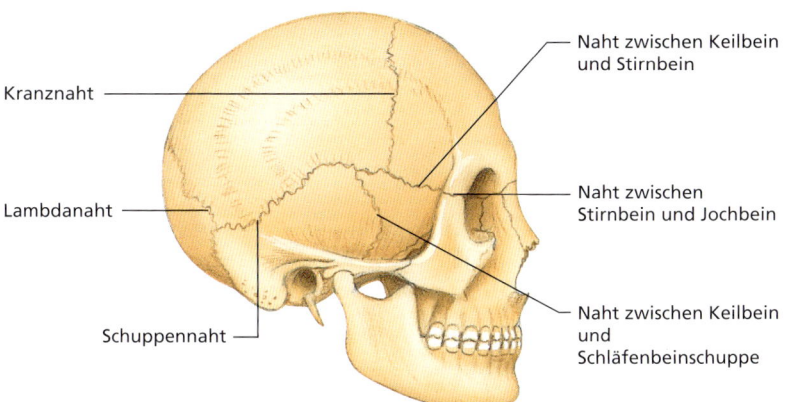

Kranznaht

Naht zwischen Keilbein und Stirnbein

Lambdanaht

Naht zwischen Stirnbein und Jochbein

Schuppennaht

Naht zwischen Keilbein und Schläfenbeinschuppe

Eine Knochennaht ist ein nicht bewegliches Gelenk zwischen den Schädelknochen. Vor der Geburt sind die Nähte flexibel und die Knochen des Schädels eines Fötus weich, sodass sie sich dehnen können, wenn das Gehirn wächst. Dieser biegsame Schädel erlaubt dem Baby außerdem, sich leicht den Geburtskanal hinunterzubewegen. Auch nach der Geburt bleiben die Knochen viel weicher als bei einem Erwachsenen, und man kann schwammige Bereiche im vorderen und hinteren Bereich des Schädels fühlen. Diese sogenannten Fontanellen sind faserige Membranen, die die Lücken zwischen den wachsenden Schädelknochen füllen. Bis zum 18. Monat hat das Gehirn eines Kindes fast die gleiche Größe wie das Gehirn eines Erwachsenen erreicht und die Schädelknochen haben sich verhärtet. Durch die Haut sind die Nähte nicht sichtbar und die Fontanellen haben sich geschlossen.

Körpersystem:	Skelettsystem
Lage:	zwischen den Knochen des Schädelgewölbes
Funktion:	Während der Entwicklung des Fötus lassen die Nähte das Wachstum des Gehirns zu; bei der Geburt erlauben die Gelenke eine flexible Schädelform.
Bestandteile:	Faserknorpel zwischen den aneinanderliegenden Knochen
Verbundene Regionen:	Schädelknochen

Kopfhaut

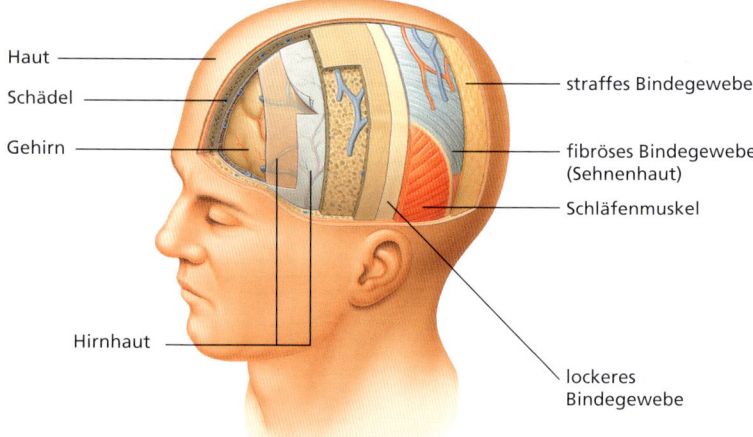

Haut — straffes Bindegewebe

Schädel — fibröses Bindegewebe (Sehnenhaut)

Gehirn — Schläfenmuskel

Hirnhaut —

lockeres Bindegewebe

Die Kopfhaut ist die mehrschichtige schützende Decke auf dem Kopf, die sich vom Haaransatz am Hinterkopf bis zu den Augenbrauen erstreckt. Es ist eine dicke, bewegliche und schützende Decke für den Schädel und besteht aus fünf charakteristischen Schichten, von denen die ersten drei fest miteinander verbunden sind. Neben ihrer schützenden Rolle trägt die Kopfhaut die Haare und isoliert gegen Sonnenlicht und niedrige Temperaturen. Darüber hinaus spielt die Kopfhaut eine wichtige Rolle bei der Mimik, da viele der Fasern der Kopfhautmuskeln mit der Haut verbunden sind und ihr erlauben, sich hin- und herzubewegen. Eine reiche Versorgung mit Arterienblut ist notwendig, um die vielen Haarfollikel zu ernähren. Das ist auch der Grund, weshalb die Kopfhaut bereits bei einer geringen Verletzung so stark blutet.

Körpersystem:	Hautsystem
Lage:	auf dem Kopf
Funktion:	Die Kopfhaut bildet eine zähe Schutzhülle um den Schädel herum; zusätzlich trägt sie Haare und schützt vor Sonnenlicht und Kälte.
Bestandteile:	Haut, Bindegewebe, fibröses Bindegewebe (Sehnenhaut), Muskeln
Verbundene Regionen:	Schädel, Haare, Ohren

Gehirn

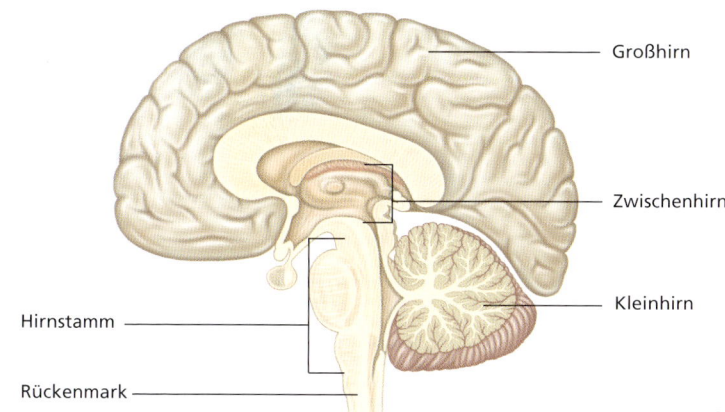

Großhirn

Zwischenhirn

Kleinhirn

Hirnstamm

Rückenmark

Mit einem Gewicht von etwa anderthalb Kilogramm und der Konsistenz kalten Haferbreis ist das Gehirn das komplexeste Organ im Körper. Es kontrolliert nicht nur Bewegungsabläufe und Körperfunktionen, sondern ist auch das Zentrum intellektueller Aktivitäten und des Bewusstseins. Das Gehirn setzt sich aus vier Hauptteilen zusammen: dem Großhirn (bestehend aus der rechten und der linken Großhirnhälfte), dem Kleinhirn, dem Zwischenhirn (Thalamus und Hypothalamus) sowie dem Hirnstamm, von denen jeder sehr unterschiedliche Funktionen hat. Diese Strukturen werden aus Milliarden von Nervenzellen und Fasern gebildet, die alle miteinander und mit dem Rückenmark verbunden sind, sodass Nachrichten in Form von Nervenimpulsen im gesamten Nervensystem übertragen werden können.

Körpersystem:	Zentralnervensystem
Lage:	innerhalb des Schädels
Funktion:	Kontrollzentrum für sämtliche Körperfunktionen sowie geistige Aktivitäten und das Bewusstsein
Bestandteile:	Großhirn, Kleinhirn, Zwischenhirn und Hirnstamm
Verbundene Regionen:	Rückenmark, periphere Nerven

Im Inneren des Gehirns

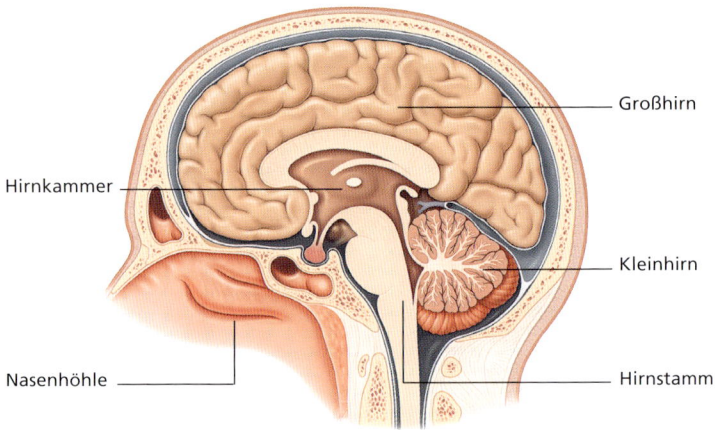

Großhirn

Hirnkammer

Kleinhirn

Nasenhöhle

Hirnstamm

Ein senkrechter Schnitt zwischen den beiden Großhirnhälften lässt die Hauptstrukturen im Gehirn und ihr Verhältnis zueinander erkennen. Diese Strukturen kontrollieren eine große Anzahl an Körperaktivitäten. Einige Bereiche des Gehirns überwachen sensorische und motorische Informationen, während andere die Sprache und den Schlaf kontrollieren. Geschützt unter den beiden großen Großhirnhälften liegen Thalamus und Hypothalamus und im hinteren Teil befindet sich das Kleinhirn, das für das Gleichgewicht und die Kontrolle der Muskelbewegungen zuständig ist. Der stielartige Hirnstamm ist ein lebenswichtiges Gefüge, das Nachrichten zwischen Rückenmark und Gehirn überträgt. Es ist für unbewusste Funktionen verantwortlich, wie zum Beispiel die Atmung und den Herzrhythmus.

Körpersystem:	Zentralnervensystem
Lage:	innerhalb des Schädels
Funktion:	Kontrollzentrum für sämtliche Körperfunktionen sowie geistige Aktivitäten und das Bewusstsein
Bestandteile:	Großhirn, Kleinhirn, Zwischenhirn und Hirnstamm
Verbundene Regionen:	Rückenmark, periphere Nerven

Graue Substanz

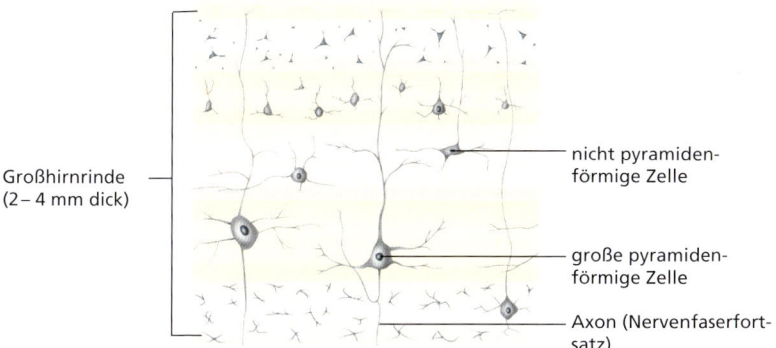

Großhirnrinde
(2– 4 mm dick)

nicht pyramiden-
förmige Zelle

große pyramiden-
förmige Zelle

Axon (Nervenfaserfort-
satz)

Gehirn und Rückenmark sind aus zwei Arten von Gewebe zusammengesetzt – der grauen Substanz und der weißen Substanz. Die graue Substanz ist für die Entstehung von Nervenimpulsen verantwortlich und enthält eine große Anzahl an Nervenzellkörpern. Die äußerste Schicht der Großhirnhälften (Rinde) wird von der grauen Substanz gebildet und besteht aus sechs unterschiedlichen Zellschichten. Diese Zellen unterscheiden sich in der Form, aber es gibt zwei Haupttypen: pyramidenförmige und nicht pyramidenförmige. Pyramidenzellen verfügen über Axone (Nervenfaserfortsätze), die aus der Rinde herausragen und Informationen auf andere Bereiche des Gehirns übertragen. Nicht pyramidenförmige Zellen haben kleinere Körper und sind daran beteiligt, Informationen aus anderen Bereichen des Gehirns zu empfangen und zu analysieren.

Körpersystem:	Zentralnervensystem
Lage:	Großhirnrinde
Funktion:	Kontrollzentrum für sämtliche Körperfunktionen sowie geistige Aktivitäten und das Bewusstsein
Bestandteile:	Nervenzellkörper und Fasern
Verbundene Regionen:	andere Teile des Gehirns und Rückenmark

Weiße Substanz

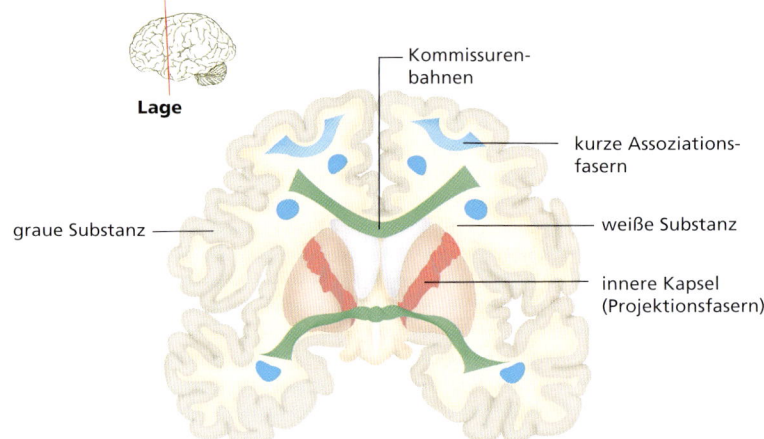

Lage

Kommissuren-bahnen

kurze Assoziations-fasern

graue Substanz

weiße Substanz

innere Kapsel (Projektionsfasern)

Unterhalb der Großhirnrinde liegt die weiße Substanz des Gehirns; sie bildet die Masse der Großhirnhälften. Sie setzt sich hauptsächlich aus Nervenfasern zusammen, weniger aus Zellkörpern, und übermittelt Nervenimpulse innerhalb des Gehirns und zu anderen Bereichen des Körpers. Die weiße Substanz ist in drei verschiedene Arten von Bündeln oder Bahnen angeordnet. Kommissurenbahnen kreuzen zwischen den beiden Hirnhälften und verbinden korrespondierende Bereiche auf beiden Seiten. Kurze und lange Assoziationsfasern verbinden verschiedene Bereiche in derselben Hirnhälfte, und Projektionsfasern verbinden die Hirnrinde mit dem Hirnstamm und dem Rückenmark. Projektionsfasern ermöglichen es der Rinde, eingehende Informationen zu erhalten und Anweisungen zu versenden, die Bewegungsabläufe und Körperfunktionen kontrollieren.

Körpersystem:	Zentralnervensystem
Lage:	unterhalb der Großhirnrinde
Funktion:	übermittelt Nervenimpulse innerhalb des Gehirns und vom Gehirn zu anderen Teilen des Körpers
Bestandteile:	Kommissurenbahnen, Assoziationsfasern, Projektionsfasern
Verbundene Regionen:	andere Strukturen des Gehirns und Rückenmark

Gehirnarterien

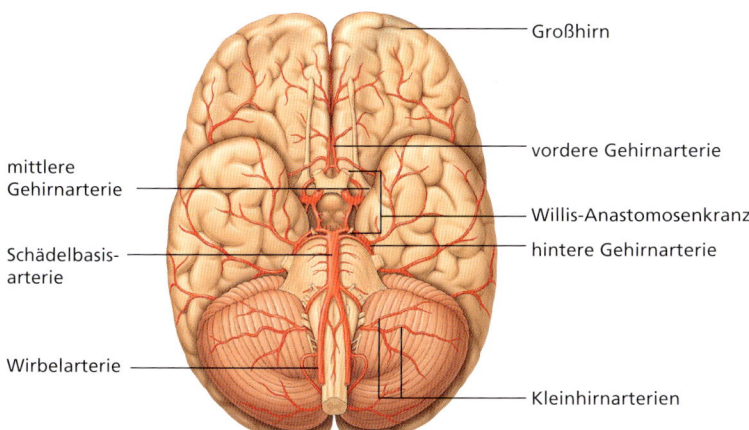

Großhirn

vordere Gehirnarterie

mittlere Gehirnarterie

Willis-Anastomosenkranz

Schädelbasis-arterie

hintere Gehirnarterie

Wirbelarterie

Kleinhirnarterien

O bwohl es nur zwei Prozent unseres Körpergewichts ausmacht, benötigt das Gehirn zirka 15 bis 20 Prozent des sauerstoffreichen Bluts, das mit jedem Schlag aus dem Herz gepumpt wird, um richtig funktionieren zu können. Ist die Blutzufuhr zum Gehirn auch nur für zehn Sekunden unterbrochen, verlieren wir das Bewusstsein, und wenn die Durchblutung nicht schnell wiederhergestellt wird, ist es nur noch eine Sache von Minuten, bis ein irreversibler Gehirnschaden auftritt. Blut erreicht das Gehirn über zwei Paare von Arterien: die Halsschlagadern und die Wirbelarterien, die beide aus dem unteren Hals und der Brust kommen. Diese beiden Blutquellen zum Gehirn sind durch weitere Arterien verbunden und bilden einen Kreislauf an der Gehirnbasis, bekannt als Willis-Anastomosenkranz.

Körpersystem:	Herz-Kreislauf-System
Lage:	umgeben das Gehirn
Funktion:	versorgen das Gewebe des Gehirns mit sauerstoff- und nährstoffreichem Blut
Bestandteile:	Gehirnarterien, Schädelbasisarterie, Willis-Anastomosenkranz, Wirbelarterien
Verbundene Regionen:	Gehirngewebe, Herz

Gehirnvenen

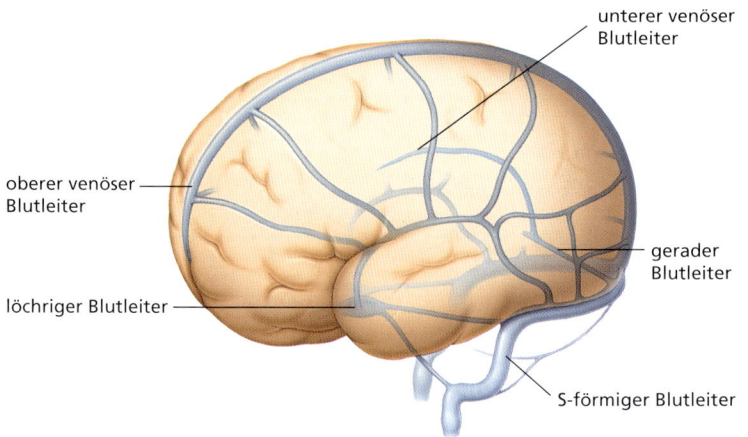

unterer venöser Blutleiter

oberer venöser Blutleiter

gerader Blutleiter

löchriger Blutleiter

S-förmiger Blutleiter

Gehirnvenen können in tiefe und oberflächliche Gruppen eingeteilt werden. Diese Venen haben, im Gegensatz zu anderen Venen im Körper, keine Ein-Weg-Klappen (Venenklappen) und sind darauf angewiesen, dass die Schwerkraft das Blut zurück zum Herzen führt. Die Venen leiten sauerstoffarmes Blut von der Oberfläche des Gehirns und aus den tiefen Strukturen in ein komplexes System venöser Blutleiter, die sich zwischen den Schichten der harten Hirnhaut, der harten membranartigen Decke des Gehirns, gebildet haben. Die meisten oberflächlichen Venen leiten das Blut in den oberen venösen Blutleiter, während die sehr tiefen Venen es über die große Großhirnvene, die Galen-Vene, in den geraden Blutleiter führen. Diese beiden venösen Blutleiter treffen zusammen; das Blut verlässt das Gehirn über die innere Drosselvene und fließt hinunter zum Herzen.

Körpersystem:	Herz-Kreislauf-System
Lage:	umgeben das Gehirn
Funktion:	leiten sauerstoffarmes Blut aus dem Gehirngewebe ab; venöse Blutleiter leiten auch Hirnflüssigkeit
Bestandteile:	diverse tiefe und oberflächliche Venen und venöse Blutleiter
Verbundene Regionen:	Gehirngewebe

Hirn- und Rückenmarkshäute

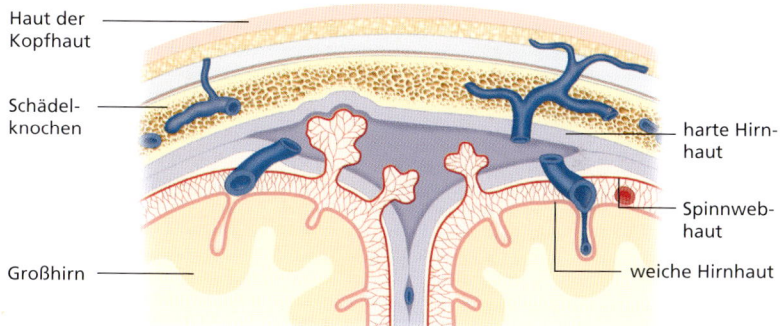

Haut der Kopfhaut

Schädel-knochen

harte Hirn-haut

Spinnweb-haut

Großhirn

weiche Hirnhaut

Zwischen Schädel und Gehirn und um das Rückenmark herum gibt es einen weiteren Schutz in Form von drei harten Membranen, den Hirn- und Rückenmarkshäuten. Die äußere Membran, die harte Hirnhaut, besteht aus einem dicken fibrösen Gewebe, das die innere Oberfläche des Schädels säumt und Blutgefäße enthält, die die Schädelknochen versorgen. Die Spinnwebhaut ist eine undurchlässige Membran, die den Umrissen der harten Hirnhaut folgt und durch eine winzige Lücke, den Subduralraum, von ihr getrennt wird. Die dritte Membran, die weiche Hirnhaut, bedeckt das Gehirn und das Rückenmark. Die Lücke zwischen der Spinnweb- und der weichen Hirnhaut (Subarachnoidalraum) ist mit Gehirn- und Rückenmarksflüssigkeit gefüllt, die das Gehirn und das Rückenmark befeuchtet und als Schutz vor Verletzungen dient.

Körpersystem:	Zentralnervensystem
Lage:	umgeben das Gehirn und das Rückenmark
Funktion:	schützen das Gehirn und das Rückenmark und bilden einen Raum für die Hirnflüssigkeit
Bestandteile:	Spinnwebhaut, harte Hirnhaut, weiche Hirnhaut
Verbundene Regionen:	Gehirn und Rückenmark

Venöse Blutleiter der harten Hirnhaut

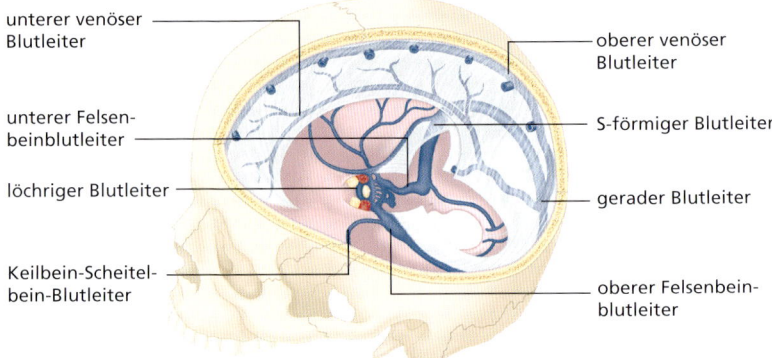

unterer venöser Blutleiter

oberer venöser Blutleiter

unterer Felsenbeinblutleiter

S-förmiger Blutleiter

löchriger Blutleiter

gerader Blutleiter

Keilbein-Scheitelbein-Blutleiter

oberer Felsenbeinblutleiter

Zwischen den Falten der harten Hirnhaut (der äußersten der drei Membranen, die das Gehirn und das Rückenmark umgeben) liegen 15 venöse Blutleiter, die eine Rolle in der Zirkulation und der Ableitung des Blutes und der Flüssigkeiten spielen, die das Gehirn schützen und befeuchten. Venöse Blutleiter sind empfindlicne blutgefüllte und mit Endothel ausgekleidete Höhlen, die auf die Unterstützung des umliegenden Gewebes angewiesen sind, da sie über kein Muskelgewebe innerhalb ihrer Wände verfügen. Es gibt zwei Arten von Blutleitern der harten Hirnhaut, jene im oberen Teil des Schädels und jene am Grund des Schädels. Sie nehmen Blut auf, das vom Gehirn, der Kopfhaut und dem roten Knochenmark des Schädels abfließt. Die venösen Blutleiter der harten Hirnhaut sind äußerst wichtig für die Resorption der Hirnflüssigkeit.

Körpersystem:	Herz-Kreislauf-System
Lage:	zwischen den Falten der harten Hirnhaut, der äußersten der drei Membranen, die das Gehirn umgeben
Funktion:	nehmen Blut auf, das vom Gehirn abfließt; sie spielen auch eine Rolle beim Ableiten von Hirnflüssigkeit
Bestandteile:	zwei Blutleiterarten
Verbundene Regionen:	tiefe und oberflächliche Venen, die das Gehirn versorgen; harte Hirnhaut

Hirnkammern

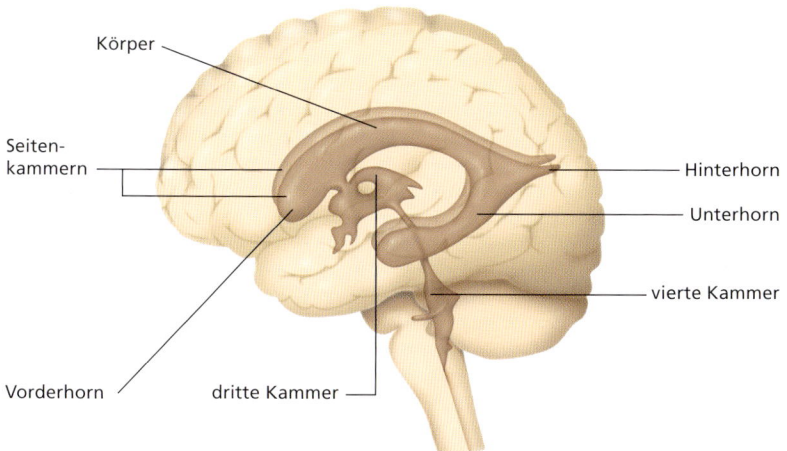

Körper

Seiten-
kammern

Hinterhorn

Unterhorn

vierte Kammer

Vorderhorn   dritte Kammer

Das Gehirn »schwimmt« in einer schützenden Schicht aus Hirnflüssigkeit, die
von spezialisierten Zellen in vier als Hirnkammern bekannten Höhlen im
Gehirn produziert wird. Innerhalb jeder Hirnkammer gibt es ein Netzwerk an
Blutgefäßen, das Adergeflecht, und genau dort wird die Hirnflüssigkeit hergestellt.
Die Hirnkammern sind miteinander sowie mit dem Rückenmark durch enge Kanäle
verbunden. Drei der Kammern – die beiden Seitenkammern und die dritte Kammer –
befinden sich nahe der Vorderseite des Gehirns. Die vierte Kammer liegt im hinteren
Teil des Gehirns vor dem Kleinhirn und ist mit der dritten Kammer durch den
»zerebralen Aquädukt« verbunden. Die beiden Seitenkammern bestehen aus einem
»Körper« und drei »Hörnern«.

Körpersystem:	Zentralnervensystem
Lage:	im Gehirn
Funktion:	produzieren Hirnflüssigkeit, die als Puffer dient und das Gehirn schützt
Bestandteile:	zwei Seitenkammern, dritte und vierte Kammer
Verbundene Regionen:	Gehirn und Rückenmark

Kreislauf der Hirnflüssigkeit

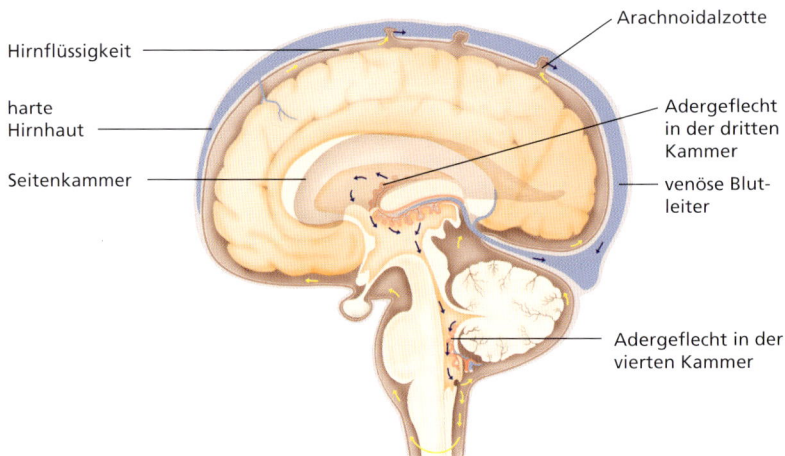

Hirnflüssigkeit

harte
Hirnhaut

Seitenkammer

Arachnoidalzotte

Adergeflecht
in der dritten
Kammer

venöse Blut-
leiter

Adergeflecht in der
vierten Kammer

Hirnflüssigkeit ist eine klare wässrige Substanz, die von Geflechten aus Kapillarblutgefäßen, den Adergeflechten, produziert wird. Diese liegen in den Seitenkammern sowie der dritten und vierten Kammer. Hirnflüssigkeit fließt zwischen den Kammern und um das Gehirn und das Rückenmark herum im Subarachnoidalraum. Da die Flüssigkeit ununterbrochen produziert wird, muss sie ständig absorbiert werden, damit ein gefährlicher Anstieg der Flüssigkeitsmenge im Schädel (normalerweise zirkulieren 80 bis 150 Milliliter Flüssigkeit im Nervensystem) verhindert wird. Dies geschieht durch den Übergang der Flüssigkeit in die venösen Blutleiter des Gehirns über fingerähnliche Vorsprünge, die Arachnoidalzotten genannt werden, und von da aus in den allgemeinen Venenkreislauf.

Körpersystem:	Zentralnervensystem
Lage:	umgeben das Gehirn und das Rückenmark
Funktion:	Hirnflüssigkeit schützt das Gehirn und das Rückenmark vor Verletzungen, da es die Organe polstert.
Bestandteile:	Adergeflechte, Kammern, Subarachnoidalraum, venöse Blutleiter
Verbundene Regionen:	Gehirn, Rückenmark

Großhirn

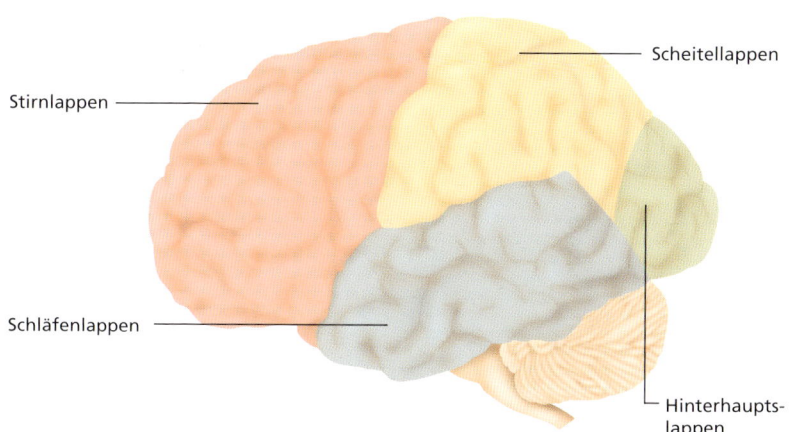

Stirnlappen

Scheitellappen

Schläfenlappen

Hinterhaupts-
lappen

Das Großhirn besteht aus der rechten und der linken Großhirnhälfte, die zusammen den Hauptteil des Gehirns bilden und sieben Achtel seines Gesamtgewichts ausmachen. Jede Hälfte ist außerdem in vier Lappen unterteilt, die nach den darüber liegenden Schädelknochen benannt sind: Stirnlappen, Scheitellappen, Hinterhauptslappen und Schläfenlappen. Getrennt werden die beiden Hirnhälften durch die mediale Längsspalte, die zwischen ihnen verläuft. Furchen (flache Rillen) und Spalten (tiefe Rillen) trennen außerdem die vier Lappen. Zwei charakteristische Arten von Nervengewebe machen das Großhirn aus – »graue Substanz« bildet die Rinde, unter dieser äußeren Schicht liegen die »weiße Substanz« des Gehirns sowie Inseln der grauen Substanz.

Körpersystem:	Zentralnervensystem
Lage:	im Gewölbe des Schädels
Funktion:	motorische und Sinnesfunktionen und höhere geistige Prozesse
Bestandteile:	linke und rechte Großhirnhälfte
Verbundene Regionen:	Kleinhirn, Hirnstamm, Zwischenhirn, Rückenmark, periphere Nerven

Windungen und Furchen

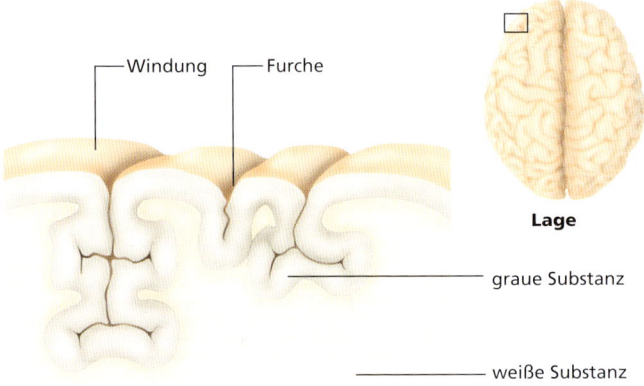

Windung   Furche

Lage

graue Substanz

weiße Substanz

Fast die gesamte Oberfläche der Großhirnhälften ist eine knäuelförmige Anordnung aus Kämmen und Rinnen. Da das Gehirn eines Babys vor der Geburt sehr schnell wächst, faltet sich die Großhirnrinde zusammen, wodurch sie das charakteristische Aussehen einer Walnuss erhält. Durch die komplizierte Faltung passt ein größerer Teil der Außenseite der Großhirnrinde in den beschränkten Platz des Schädels. Die Falten sind bekannt als Windungen und die flachen Rillen dazwischen als Furchen. Bestimmte Windungen befinden sich in allen menschlichen Gehirnen an der gleichen Stelle, weshalb sie als Erkennungszeichen für die Aufteilung der Hirnrinde in vier Lappen verwendet werden. Tiefere Rillen werden als Spalten bezeichnet, von denen die größte die mediale Längsspalte ist, die die beiden Großhirnhälften voneinander trennt.

Körpersystem:	Zentralnervensystem
Lage:	Großhirn
Funktion:	vergrößern die äußerliche Fläche der Hirnrinde; einige Windungen sind Abgrenzungen zwischen Lappen
Bestandteile:	graue Substanz, weiße Substanz
Verbundene Regionen:	Kleinhirn, Zwischenhirn, Hirnstamm, Hirn- und Rückenmarkshäute, Schädel

Funktionen der Großhirnrinde

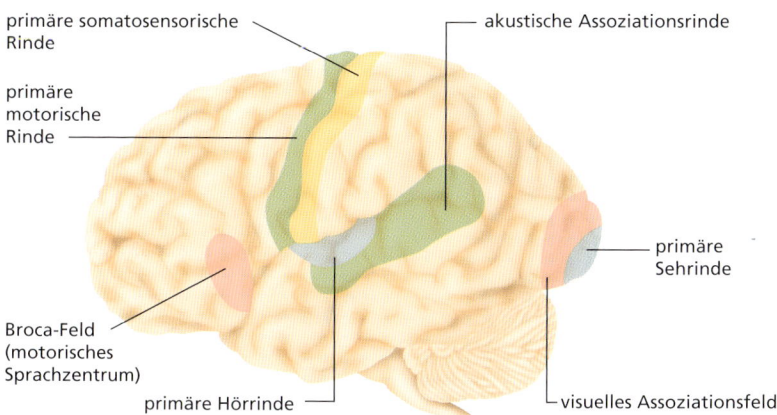

primäre somatosensorische Rinde

akustische Assoziationsrinde

primäre motorische Rinde

primäre Sehrinde

Broca-Feld (motorisches Sprachzentrum)

primäre Hörrinde

visuelles Assoziationsfeld

Die Oberfläche des Großhirns, die Hirnrinde, ist die Fläche, die die meisten Informationen des Gehirns verarbeitet. Unterschiedliche Regionen der Hirnrinde haben verschiedene und hochspezialisierte Funktionen. Motorische Regionen initiieren und kontrollieren Willkürbewegungen einschließlich komplexer Folgen fein kontrollierter Bewegungen. Die primäre motorische Rindenregion kontrolliert Willkürbewegungen der anderen Körperseite. Sensorische Regionen erhalten und verarbeiten Informationen von außerhalb des Körpers, wie Schmerzimpulse, Temperatur, Berührungen und die Lage von Gelenken und Muskeln (Tiefensensibilität). Assoziationsfelder sind an komplexeren Gehirnfunktionen beteiligt, wie zum Beispiel Lernen, Gedächtnis, Sprache, Urteilsvermögen, Gefühle und Persönlichkeit.

Körpersystem:	Zentralnervensystem
Lage:	Großhirn
Funktion:	motorische und sensorische Funktionen sowie höhere geistige Prozesse wie Lernen und Gedächtnis
Bestandteile:	graue Substanz
Verbundene Regionen:	Kleinhirn, Zwischenhirn, Hirnstamm, Hirn- und Rückenmarkshäute, Schädel

Thalamus

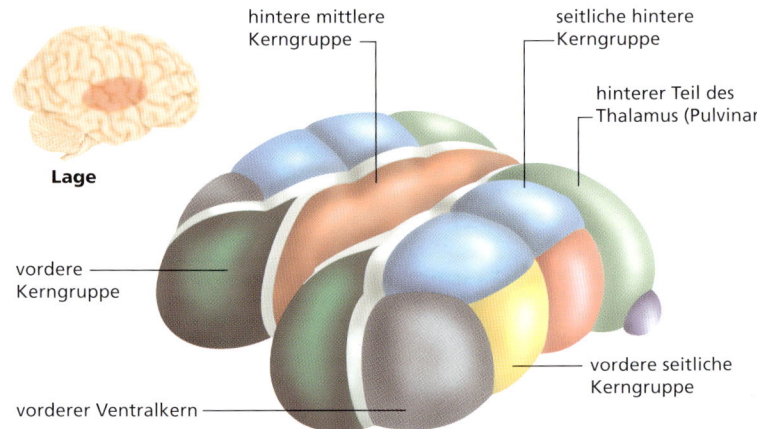

hintere mittlere Kerngruppe

seitliche hintere Kerngruppe

hinterer Teil des Thalamus (Pulvinar)

Lage

vordere Kerngruppe

vordere seitliche Kerngruppe

vorderer Ventralkern

Der Thalamus besteht aus zwei eiförmigen Massen hauptsächlich grauer Substanz, die sich tief im Gehirn befinden. Die beiden Strukturen liegen auf beiden Seiten der mit Flüssigkeit gefüllten dritten Kammer und sind durch eine Brücke grauer Substanz miteinander verbunden. Der Thalamus stellt eine wichtige Schaltstation für Impulse dar, die vom Rückenmark und anderen Teilen des Gehirns zur Großhirnrinde wandern. Ansammlungen von Nervenzellen, die im Thalamus Kerne genannt werden, haben spezifische Funktionen. Einige leiten sensorische Impulse, wie zum Beispiel Berührungen und Schmerzen, an die entsprechende Stelle der Großhirnrinde weiter, während andere Informationen bezüglich der Motorik (Bewegungen) zur motorischen Region der Stirnlappenrinde lenken. Der Thalamus ist darüber hinaus auch an vegetativen (unbewussten) Funktionen beteiligt.

Körpersystem:	Zentralnervensystem
Lage:	zwischen den beiden Großhirnhälften, auf beiden Seiten der dritten Kammer
Funktion:	Schaltstation für sensorische und motorische Informationen; er steht auch mit einigen autonomen Funktionen in Zusammenhang
Bestandteile:	graue Substanz, Kerne (Bündel von Nervenzellen)
Verbundene Regionen:	Großhirn, Kleinhirn, Rückenmark

Hypothalamus

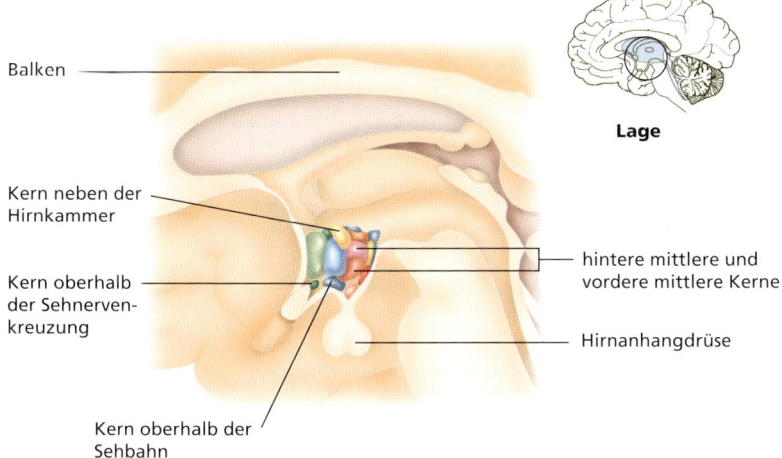

Balken

Lage

Kern neben der
Hirnkammer

Kern oberhalb
der Sehnerven-
kreuzung

hintere mittlere und
vordere mittlere Kerne

Hirnanhangdrüse

Kern oberhalb der
Sehbahn

Der Hypothalamus hat die Größe eines Daumennagels, doch besitzt er trotz seiner kleinen Größe eine Reihe von wichtigen Funktionen. Er setzt sich aus einer Anzahl von Kernen (Bündeln von Nervenzellen) zusammen, die bei der Kontrolle vieler vegetativer (unbewusster) Funktionen, wie zum Beispiel der Unterscheidung von Gerüchen, der Regulierung der Herzfrequenz und der Überprüfung des Magen-Darm-Trakts, beteiligt sind. Der Hypothalamus ist die Hauptverbindung zwischen dem Nervensystem und dem endokrinen System und sondert chemische Substanzen ab, die die Produktion von Hormonen beeinflussen. Das Zentrum für Hunger und Durst liegt innerhalb des Hypothalamus, der, vergleichbar einem Thermostat, auch die Körpertemperatur regelt. Gefühle wie Angst, Wut und Aggression hängen ebenfalls mit dem Hypothalamus zusammen.

Körpersystem:	Zentralnervensystem
Lage:	unter dem Thalamus im Zentrum des Gehirns
Funktion:	kontrolliert viele vegetative (unbewusste) Funktionen wie Herzfrequenz, Flüssigkeitshaushalt und Körpertemperatur
Bestandteile:	Kerne (Bündel von Nervenzellen)
Verbundene Regionen:	Hirnanhangdrüse, vegetatives Nervensystem

Limbisches System

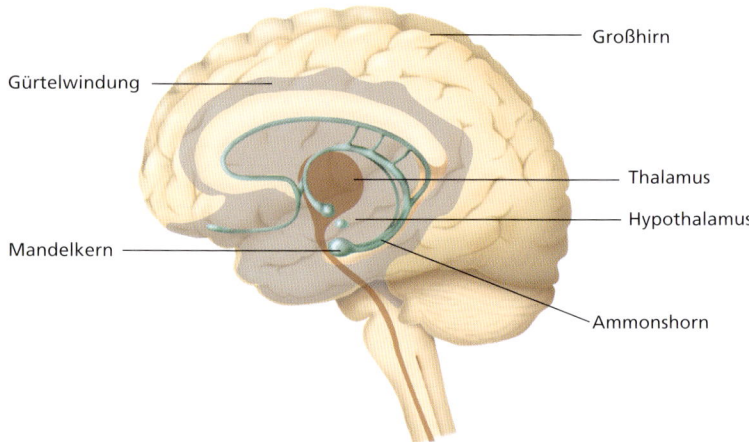

Großhirn

Gürtelwindung

Thalamus

Hypothalamus

Mandelkern

Ammonshorn

Das limbische System ist ein Teil des Gehirns, das mit der Wahrnehmung von Emotionen und der Reaktion des Körpers darauf zusammenhängt. Es besteht außerdem eine enge Verbindung zwischen Geruchssinn und limbischem System, insbesondere dort, wo ein besonderer Geruch mit einer Erinnerung oder einem Gefühl verbunden ist. Das System besteht aus fünf miteinander verbundenen Strukturen, die den oberen Teil des Hirnstamms umgeben. Der Mandelkern scheint mit Angst und Aggressionen verbunden zu sein, während das Ammonshorn vermutlich eine Rolle beim Lernen und der Gedächtnisbildung spielt. Der Hypothalamus reguliert die innere Umgebung des Körpers und die vorderen Hypothalamuskerne kontrollieren instinktive Triebe. Die Gürtelwindung verbindet das limbische System mit der Großhirnrinde.

Körpersystem:	Zentralnervensystem
Lage:	tief im Inneren des Großhirns
Funktion:	übermittelt Sinnesinformationen zur Großhirnrinde; verantwortlich fürs Lernen, die Gedächtnisbildung, Gefühle
Bestandteile:	Mandelkern, Ammonshorn, Hypothalamus, Gürtelwindung, vordere Hypothalamuskerne
Verbundene Regionen:	andere Bereiche des Gehirns

Basalganglien

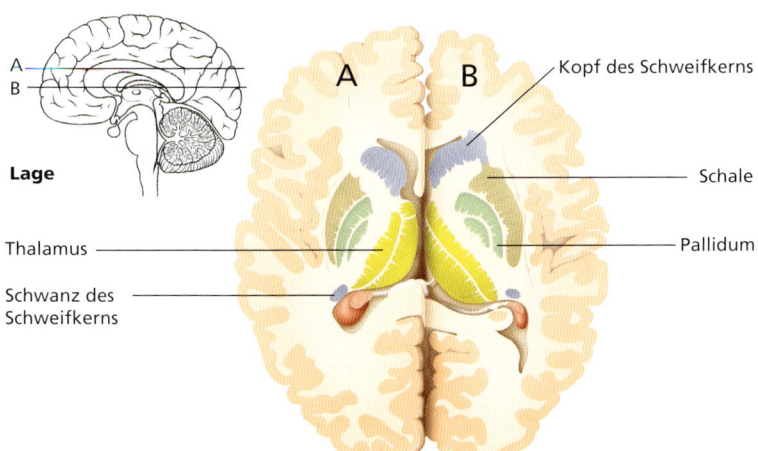

A
B

Lage

A   B

Kopf des Schweifkerns

Schale

Thalamus

Pallidum

Schwanz des
Schweifkerns

Bei den Basalganglien (manchmal werden sie auch Basalkerne genannt) handelt es sich um paarige Gebiete grauer Substanz in jeder der Großhirnhälften. Sie sind in erster Linie für die Kontrolle verschiedener Bewegungen verantwortlich. Die Basalganglien bestehen aus mehreren Teilen, die anatomisch und funktionell eng miteinander verbunden sind. Den größten Teil bildet der Streifenkörper, der aus dem Schweifkern und dem Linsenkern besteht. Letzterer ist wiederum in Schale und Pallidum unterteilt. Man nimmt an, dass die Basalganglien in Verbindung mit der Großhirnrinde arbeiten, um angemessene Bewegungen zu erzeugen and ungewollte oder unangemessene Bewegungen zu verhindern.

Körpersystem:	Zentralnervensystem
Lage:	in jeder Großhirnhälfte
Funktion:	beteiligt an der Bewegungskontrolle
Bestandteile:	Schweifkern, Linsenkern, Schale, Pallidum
Verbundene Regionen:	andere Bereiche des Gehirns, peripheres Nervensystem

Struktur und Rolle der Basalganglien

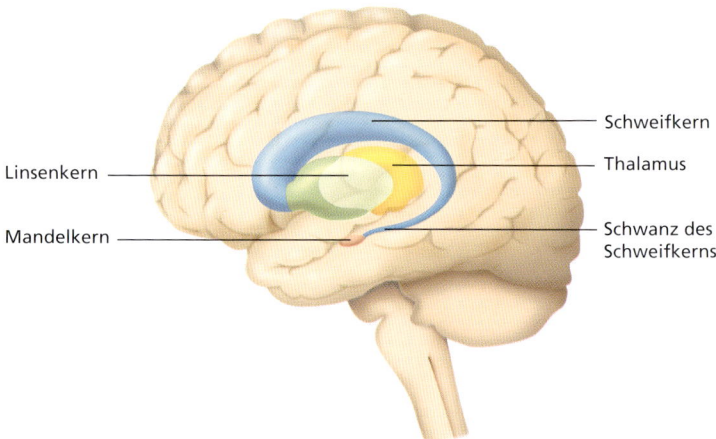

In einem dreidimensionalen Bild können Größe und Form der Basalganglien sowie ihre Position im Gehirn einfacher gesehen werden. Es hat sich gezeigt, dass die Funktionen der Basalganglien schwer zu verstehen sind, da sie tief im Inneren des Gehirns liegen und relativ unzugänglich sind. Das meiste, was über ihre Rolle bekannt ist, wird aufgrund von Symptomen bei Menschen mit einer Funktionsstörung, wie zum Beispiel bei der Parkinson-Krankheit, vermutet. Es wird angenommen, dass die Schweifkern und die Schale unbewusste Bewegungen der Skelettmuskeln, wie das Schwingen der Arme beim Gehen, kontrollieren. Das Pallidum ist an der Regulierung des Muskeltonus während bestimmter Bewegungen beteiligt.

Körpersystem:	Zentralnervensystem
Lage:	in jeder Großhirnhälfte
Funktion:	helfen bei der Erzeugung angemessener Bewegung
Bestandteile:	Schweifkern, Linsenkern, Schale, Pallidum
Verbundene Regionen:	andere Bereiche des Gehirns, peripheres Nervensystem

Kleinhirn

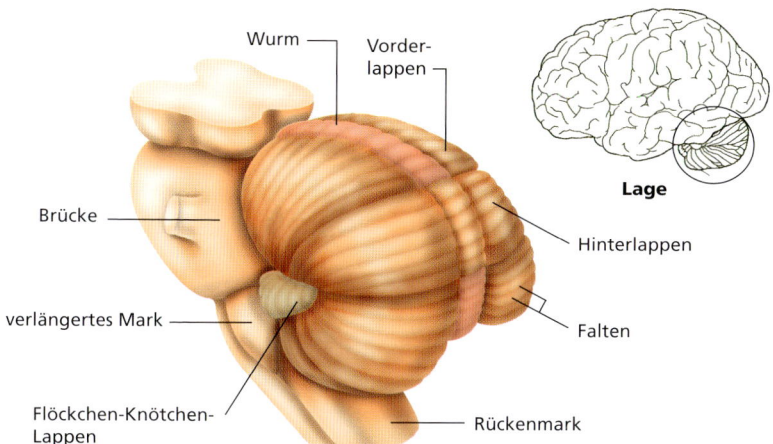

Wurm

Vorder-
lappen

Lage

Brücke

Hinterlappen

verlängertes Mark

Falten

Flöckchen-Knötchen-
Lappen

Rückenmark

Das Kleinhirn ist der zweitgrößte Teil des Gehirns und befindet sich im hinteren Teil, versteckt unter den Großhirnhälften. Es besteht aus einer schmetterlingsförmigen Struktur mit zwei Hemisphären (Hälften), die durch den wurmartigen Teil des Kleinhirns miteinander verbunden sind (dieser wird dementsprechend als Wurm bezeichnet). Das Kleinhirn hat ein sehr charakteristisches Erscheinungsbild – im Gegensatz zu den großen Falten der Großhirnhälften besteht seine Oberfläche aus zahlreichen feinen Falten. Zwischen den Falten der Kleinhirnoberfläche liegen tiefe Furchen, die sie in drei Lappen aufteilen: Vorderlappen, Hinterlappen und Flöckchen-Knötchen-Lappen. Das Kleinhirn ist für die Bewegungskoordination und Aufrechterhaltung von Balance und Haltung verantwortlich.

Körpersystem:	Zentralnervensystem
Lage:	im hinteren Teil des Gehirns, gleich unter den Großhirnhälften
Funktion:	koordiniert Bewegungen und hält Gleichgewicht und Haltung aufrecht
Bestandteile:	zwei Hemisphären, von denen jede aus drei Lappen besteht
Verbundene Regionen:	andere Bereiche des Gehirns, periphere Nerven

Kleinhirnstiele

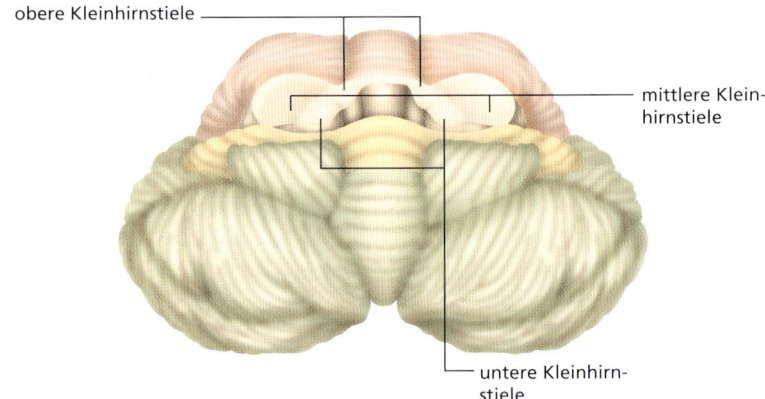

obere Kleinhirnstiele

mittlere Klein-
hirnstiele

untere Kleinhirn-
stiele

Das Kleinhirn ist mit dem Hirnstamm sowie mit dem restlichen Gehirn durch drei Paare von Nervenfaserbahnen verbunden, die als Kleinhirnstiele bezeichnet werden. Die oberen Kleinhirnstiele verbinden das Kleinhirn mit dem Teil des Hirnstamms, der Mittelhirn heißt. Die mittleren Kleinhirnstiele sorgen für eine Verbindung zur Brücke, und die unteren Kleinhirnstiele stellen eine Verbindung zum Mark her. Es gibt keine direkten Verbindungen zwischen dem Kleinhirn und der Hirnrinde, weshalb alle Informationen zum und vom Kleinhirn durch die Stiele verlaufen. Im Gegensatz zur Großhirnrinde, bei der jede Hälfte die gegenüberliegende Seite des Körpers kontrolliert, kontrolliert jede Hälfte des Kleinhirns die gleiche Seite des Körpers.

Körpersystem:	Zentralnervensystem
Lage:	zwischen dem Kleinhirn und dem Hirnstamm
Funktion:	stellen eine Verbindung zwischen dem Kleinhirn und dem restlichen Gehirn her und dienen als Leitung für Nervenimpulse von der Großhirnrinde
Bestandteile:	obere, mittlere und untere Stiele
Verbundene Regionen:	rechte und linke Hälfte des Großhirns, Hirnstamm

Hirnstamm

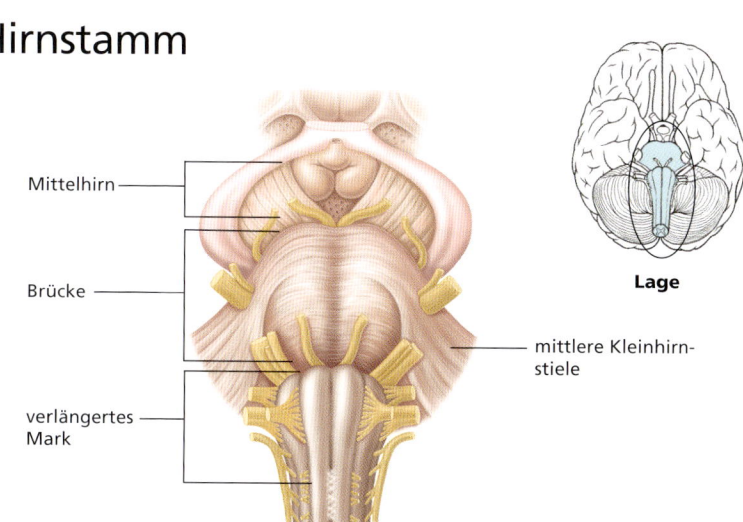

Mittelhirn

Brücke

verlängertes Mark

mittlere Kleinhirn-stiele

Lage

Der Hirnstamm befindet sich an der Verbindungsstelle von Gehirn und Rückenmark und stellt Leitungen für alle Nervenimpulse zu Verfügung, die sich zwischen den oberen Teilen des Gehirns und dem Rest des Körpers bewegen. Der Hirnstamm besteht aus drei Teilen: dem Mittelhirn, der Brücke und dem verlängerten Mark. Zusammen sind sie für viele der automatischen Funktionen zuständig, die für das Überleben notwendig sind, wie zum Beispiel die Aufrechterhaltung des normalen Atem- und Herzrhythmus. Reaktionen auf visuelle und auditive Reize, die die Kopfbewegung beeinflussen, werden ebenfalls hier kontrolliert. Im Mark kreuzen sich die Nervenbahnen, die von der Großhirnrinde herunterkommen, mit dem Ergebnis, dass jede Großhirnhälfte Bewegungen auf der gegenüberliegenden Seite des Körpers kontrolliert.

Körpersystem:	Zentralnervensystem
Lage:	an der Verbindung von Rückenmark und Gehirn
Funktion:	stellt Nervenleitungen für aufsteigende und absteigende Impulse zur Verfügung, reguliert viele lebenswichtige Körperfunktionen wie die Atmung
Bestandteile:	Mittelhirn, Brücke und Mark
Verbundene Regionen:	Rückenmark, andere Bereiche des Gehirns

Struktur des Hirnstamms

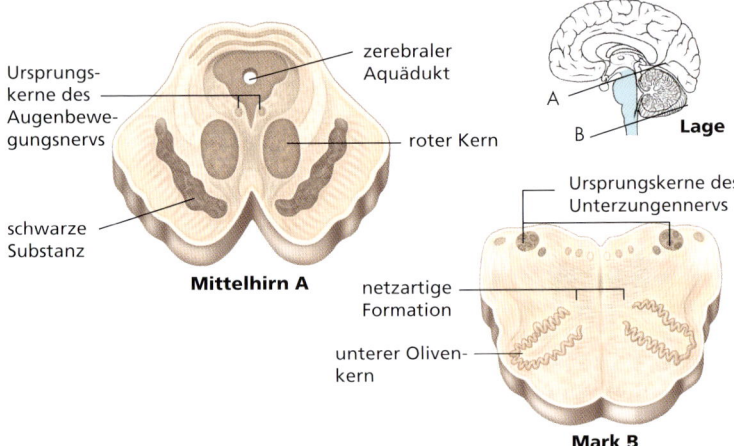

Ursprungs-
kerne des
Augenbewe-
gungsnervs

zerebraler
Aquädukt

roter Kern

schwarze
Substanz

Mittelhirn A

A

B **Lage**

Ursprungskerne des
Unterzungennervs

netzartige
Formation

unterer Oliven-
kern

Mark B

Der Hirnstamm enthält viele Nervengewebeflächen mit diversen lebenswichtigen Funktionen. Diese beiden Querschnitte durch den Hirnstamm verraten seine innere Struktur und die Anordnung von weißer und grauer Substanz, die je nach Ebene des Querschnitts variiert. Im Mittelhirn wird das zerebrale Aquädukt gezeigt, ein Kanal, der die dritte und vierte Kammer (mit Flüssigkeit gefüllte Höhlen) im Gehirn miteinander verbindet. In jedem Kleinhirnstiel gibt es zwei Strukturen: die schwarze Substanz, deren Beschädigung mit der Parkinson-Krankheit in Verbindung gebracht wird, und die roten Kerne, die an der Bewegungskontrolle beteiligt sind. Im Mark kontrolliert das komplexe Netzwerk aus Neuronen, die netzartige Formation, die Atmung und den Kreislauf.

Körpersystem:	Zentralnervensystem
Lage:	an der Verbindung von Rückenmark und Gehirn
Funktion:	stellt Nervenleitungen für aufsteigende und absteigende Impulse zur Verfügung, reguliert viele lebenswichtige Körperfunktionen wie die Atmung
Bestandteile:	Mittelhirn, Brücke und Mark
Verbundene Regionen:	Rückenmark, andere Bereiche des Gehirns, Hirnnerven

Hirnnerven

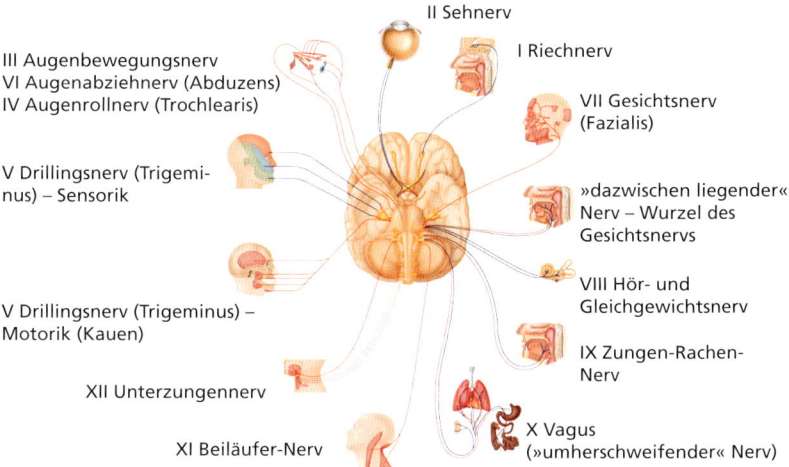

II Sehnerv

III Augenbewegungsnerv
VI Augenabziehnerv (Abduzens)
IV Augenrollnerv (Trochlearis)

I Riechnerv

VII Gesichtsnerv
(Fazialis)

V Drillingsnerv (Trigeminus) – Sensorik

»dazwischen liegender«
Nerv – Wurzel des
Gesichtsnervs

VIII Hör- und
Gleichgewichtsnerv

V Drillingsnerv (Trigeminus) –
Motorik (Kauen)

IX Zungen-Rachen-
Nerv

XII Unterzungennerv

XI Beiläufer-Nerv

X Vagus
(»umherschweifender« Nerv)

Nerven sind die Bahnen, über die Informationen zwischen dem Gehirn und dem Rest des Körpers verlaufen. Die meisten dieser Nerven entspringen dem Rückenmark und verlassen dieses durch winzige Öffnungen in der knochigen Wirbelsäule. Die Hirnnerven jedoch entspringen direkt im Gehirn. Es gibt 12 paarige Hirnnerven, die hauptsächlich Strukturen im Kopf und im Hals versorgen. Sie bestehen aus verschiedenen Nervenfasern: Sensorische Fasern liefern Informationen über Schmerzen, Temperaturen und Berührungen sowie vom Geschmackssinn und dem Seh- und Hörsinn. Motorische Fasern senden Befehle zu den Kopf- und Halsmuskeln, wodurch sie Bewegungen veranlassen. Vegetative oder autonome Nervenfasern erlauben eine unbewusste Kontrolle innerer Strukturen wie der Speicheldrüsen.

Körpersystem:	Zentralnervensystem
Lage:	entspringen dem Rückenmark und dem Vorderhirn
Funktion:	viele sensorische (Riechen, Hören, Tasten), motorische (Gesichtsausdruck) und vegetative Funktionen
Bestandteile:	Hirnnerven I–XII
Verbundene Regionen:	Gehirn, Augen, Ohren, Nase, Muskeln

Riechnerven

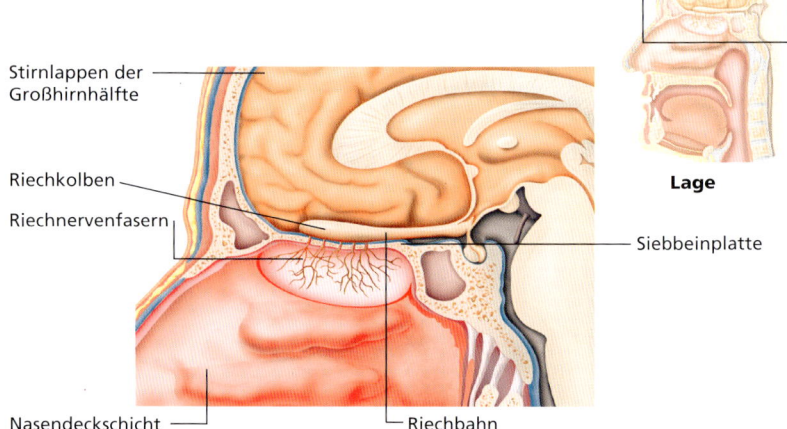

Stirnlappen der
Großhirnhälfte

Riechkolben

Riechnervenfasern

Lage

Siebbeinplatte

Nasendeckschicht

Riechbahn

Riechnerven sind winzige sensorische Geruchsnerven, die von der Deckschicht der Nasenhöhle (Nasenschleimhaut) zum Riechkolben im Gehirn verlaufen. Spezialisierte Nervenzellen in der Nasenschleimhaut, die Rezeptorzellen, nehmen Duftstoffe, die sich in der Luft in Form von winzigen Tröpfchen befinden, wahr und leiten »Duftsignale« an ihre langen Fortsätze (Axone) weiter. Diese gruppieren sich in 20 Bündeln, die durch eine dünne Knochenplatte an der Schädelbasis, die Siebbeinplatte, verlaufen und die Nasenhöhlen erreichen. Duftsignale erreichen die Nasenhöhle und ziehen weiter zu Mitral- oder Kappennerven. Diese transportieren die Information zu den Riechzentren im Gehirn, wo der Geruch analysiert und auf ihn reagiert wird.

Körpersystem:	Zentralnervensystem
Lage:	verlaufen von der Nasenschleimhaut bis zur Nasenhöhle
Funktion:	übermitteln Geruchsinformationen von Rezeptorzellen in der Nasenschleimhaut zum Gehirn
Bestandteile:	Rezeptorzellen, Fortsätze (Axone)
Verbundene Regionen:	Nase, Nasenhöhle, Riechzentren im Gehirn

Sehnerv

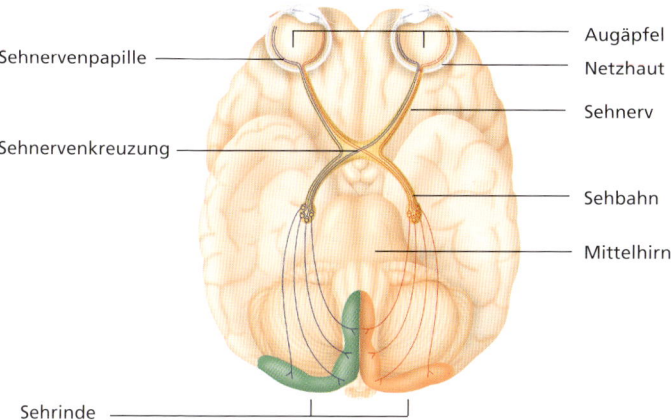

Sehnervenpapille

Sehnervenkreuzung

Sehrinde

Augäpfel

Netzhaut

Sehnerv

Sehbahn

Mittelhirn

Der Sehnerv transportiert Informationen von der Netzhaut (den lichtempfind-lichen Zellen auf dem Augenhintergrund) zur Sehrinde des Gehirns zur Weiterverarbeitung. Im Gegensatz zu den meisten anderen Hirnnerven ist der Sehnerv ein rein sensorischer Nerv, was bedeutet, dass er lediglich Informationen zum und nicht vom Gehirn bringt. Der Sehnerv wird aus den Axonen, oder Nervenfaserfortsätzen, der Netzhautzellen gebildet. Diese verbinden sich und bilden den Nerv, der die Rückseite des Augapfels an der Sehnervenpapille (»blinder Fleck«) verlässt. Wenn die Nerven den Schädel durch den optischen Kanal betreten, kreuzen sie sich an einem Punkt, der Sehnervenkreuzung genannt wird. Hier wechseln einige der Nervenfasern auf die andere Seite. Die Nervenfasern verlaufen als Sehbahnen weiter, bis sie den Thalamus erreichen.

Körpersystem:	Zentralnervensystem
Lage:	verlaufen von der Augenrückseite bis zur Sehrinde
Funktion:	übermitteln visuelle Informationen von der Netzhaut (den lichtempfindlichen Zellen auf dem Augenhintergrund) zum Gehirn zur Interpretation
Bestandteile:	Nervenfasern, Sehnervenkreuzung, Sehbahnen
Verbundene Regionen:	Auge und andere Teile des Gehirns

Augenbewegungs-, Augenroll- und Augenabziehnerv

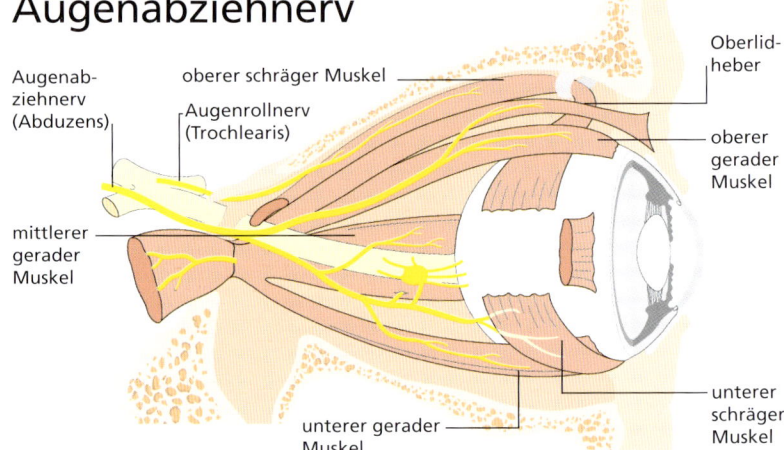

Augenab-
ziehnerv
(Abduzens)

oberer schräger Muskel

Augenrollnerv
(Trochlearis)

mittlerer
gerader
Muskel

unterer gerader
Muskel

Oberlid-
heber

oberer
gerader
Muskel

unterer
schräger
Muskel

Der Augenbewegungsnerv, der Augenrollnerv und der Augenabziehnerv versorgen zusammen die sechs Muskeln, die für die Bewegungen des Auges zuständig sind. Sie transportieren keine Informationen, die relevant für das Sehvermögen sind. Alle drei Nerven sind Träger sowohl motorischer Fasern, die „Befehle" an die Muskeln übertragen, als auch sensorischer Fasern, die sensorische Informationen bezüglich der Lage der Muskeln zurück zum Gehirn übermitteln. Darüber hinaus enthält der Augenbewegungsnerv einige Fasern aus dem vegetativen Nervensystem, die die Pupille verengen und die Linsenform verändern. Der kleine Augenrollnerv versorgt den oberen schrägen Augenmuskel und der Augenabziehnerv den äußeren geraden Muskel. Der Augenbewegungsnerv versorgt die restlichen vier Muskeln.

Körpersystem:	Zentralnervensystem
Lage:	entspringen im Gehirn und versorgen die Augenmuskeln
Funktion:	bewegen das Augenlid und den Augapfel, verengen die Pupille und verändern die Linsenform
Bestandteile:	sensorische, motorische und vegetative Nervenfasern
Verbundene Regionen:	Augenbewegungsmuskeln, Gehirn

Drillingsnerv (Trigeminus)

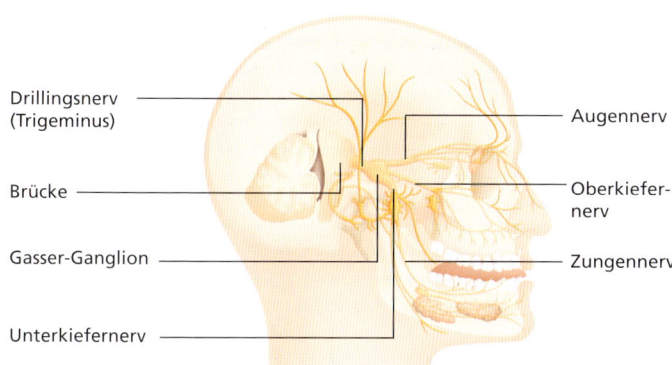

Drillingsnerv (Trigeminus)

Brücke

Gasser-Ganglion

Unterkiefernerv

Augennerv

Oberkiefer-nerv

Zungennerv

Der Drillingsnerv (Trigeminus) ist der größte der Hirnnerven und besitzt drei Äste: den Augenast, den Oberkieferast und den Unterkieferast. Sensorische Informationen wie Schmerz und Berührungen des Gesichts, der Kopfhaut, der Hornhaut, der Nasen- und der Mundhöhle wandern per Drillingsnerv zur Brücke (Teil des Hirnstamms) zur Weiterverarbeitung. Auf dem Weg dorthin durchlaufen Informationen das Gasser-Ganglion, eine Erweiterung des Nervs. Der Drillingsnerv spielt auch eine Rolle bei der Kontrolle einiger wichtiger Muskeln, und zwar hauptsächlich der Muskeln, die am Kauvorgang beteiligt sind, wie zum Beispiel der Kaumuskel und der Schläfenmuskel. Nur der untere Ast des Drillingsnervs, der Unterkieferast, trägt motorische Fasern, die diese Muskeln versorgen.

Körpersystem:	Zentralnervensystem
Lage:	entspringt im Gehirn und versorgt das Gesicht, die Kopfhaut, die Mund- und die Nasenhöhle
Funktion:	sensorische und motorische Funktionen; übermittelt sensorische Informationen zum Gehirn und ist an der Kontrolle einiger Gesichtsmuskeln beteiligt
Bestandteile:	Augenast, Oberkieferast, Unterkieferast
Verbundene Regionen:	Gehirn, Augen, Nase, Muskeln für den Kauvorgang

Gesichtsnerv

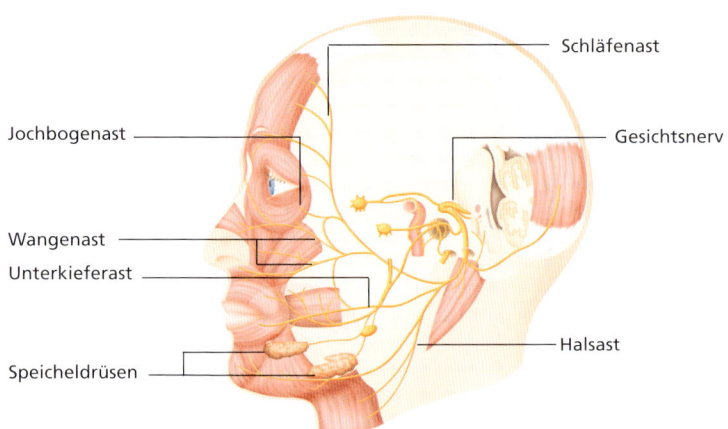

Schläfenast

Jochbogenast

Gesichtsnerv

Wangenast

Unterkieferast

Halsast

Speicheldrüsen

Der Gesichtsnerv entspringt dem Schädel und teilt sich in sechs Hauptäste auf, von denen jeder einen anderen Bereich versorgt. Es gibt drei Arten von Fasern im Gesichtsnerv – motorische, sensorische und vegetative. Die motorischen Fasern versorgen die Muskeln für den Gesichtsausdruck, wie zum Beispiel jene, die Lächeln und Stirnrunzeln ermöglichen, sowie die Kopfhautmuskeln. Sensorische Fasern im Gesichtsnerv übermitteln Informationen über den Geschmack von der Zunge zurück zum Gehirn zur Analyse. Der Gesichtsnerv enthält auch parasympathische Fasern, die sich um die unbewusste Regulierung der inneren Umgebung des Körpers kümmern. Diese versorgen den Tränenkanal sowie die Speicheldrüsen und helfen mit, die Tränen- und Speichelproduktion zu regulieren.

Körpersystem:	Zentralnervensystem
Lage:	entspringt im Gehirn und versorgt das Gesicht und andere Strukturen
Funktion:	versorgt Gesichts- und Kopfhautmuskeln, übermittelt sensorische Informationen von der Zunge zum Gehirn, reguliert die Tränen- und Speichelproduktion
Bestandteile:	hinterer Hörast, Schläfenast, Jochbogenast, Wangenast, Unterkieferast und Halsast
Verbundene Regionen:	Zunge, Gesichtsmuskeln, Speicheldrüsen, Tränenkanal, Gehirn

Hör- und Gleichgewichtsnerv

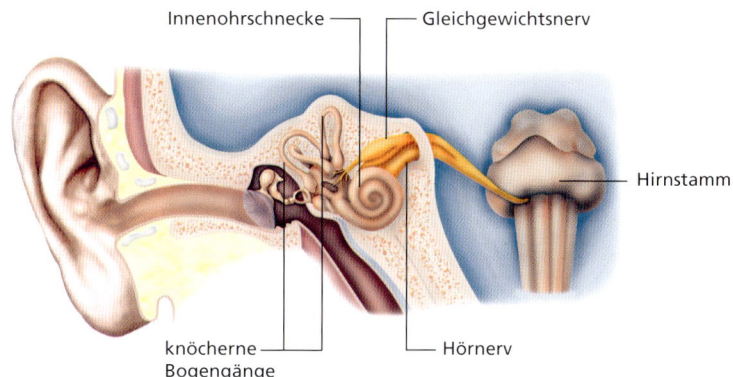

Innenohrschnecke — — Gleichgewichtsnerv

— Hirnstamm

knöcherne — — Hörnerv
Bogengänge

Der Hör- und Gleichgewichtsnerv ist ein sensorischer Nerv, der Informationen über das Gleichgewicht und das Gehör vom Innenohr zur Hörrinde trägt. Der Nerv besteht aus zwei getrennten Teilen – dem Gleichgewichtsnerv und dem Hörnerv –, die diesen beiden Bereichen des Innenohrs zugeordnet sind. Der Gleichgewichtsnerv überträgt Informationen über Lage und Bewegung des Kopfes von bewegungsempfindlichen Haarzellen in den knöchernen Bogengängen und dem Innenohrvorhof. Der Hörnerv übermittelt Informationen über Geräusche von Hörrezeptoren im Corti-Organ innerhalb der Innenohrschnecke. Außerhalb des Innenohrs schließen sich beide Nerven zum Hör- und Gleichgewichtsnerv zusammen und verlaufen weiter zum Hirnstamm.

Körpersystem:	Zentralnervensystem
Lage:	verläuft vom Innenohr zum Hirnstamm
Funktion:	übermittelt Informationen über Geräusche, Lage und Gleichgewicht zum Gehirn zur Analyse
Bestandteile:	Gleichgewichtsnerv, Hörnerv
Verbundene Regionen:	Innenohr, Gehirn

Hörbahn

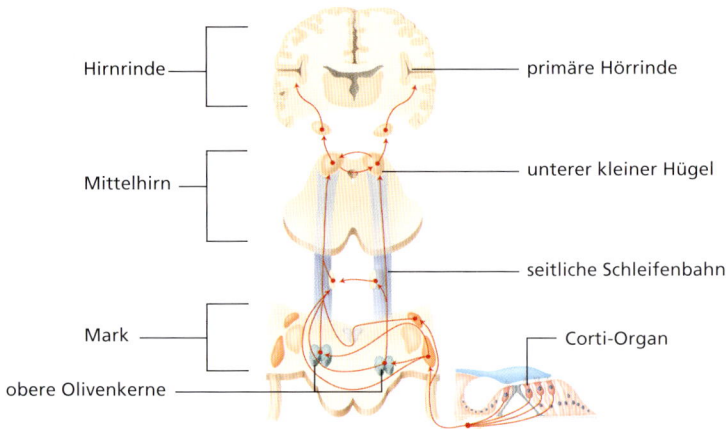

Hirnrinde — primäre Hörrinde

Mittelhirn — unterer kleiner Hügel

— seitliche Schleifenbahn

Mark — Corti-Organ

obere Olivenkerne —

Die Wahrnehmung von Geräuschen beinhaltet die Passage von Informationen durch eine komplexe Hörbahn, die vom Innenohr zum Gehirn verläuft. Die Bahn beginnt im Corti-Organ in der Gehörgangsschnecke, wo Geräusche in elektrische Impulse umgewandelt werden. Diese Impulse verlaufen am Hörnerv entlang zu den oberen Olivenkernen im Mark und von da aus die seitliche Schleifenbahn hinauf zum unteren kleinen Hügel im Mittelhirn. Schließlich setzen die Impulse ihre Reise aufwärts via Thalamus zur primären Hörrinde im Schläfenlappen des Kleinhirns fort. Der Bereich um die Hörrinde ist als Wernicke-Sprachzentrum bekannt; hier werden Geräuschinformationen analysiert und ausgewertet.

Körpersystem:	spezielle Sinne
Lage:	Die Bahn verläuft vom Innenohr zur Hirnrinde.
Funktion:	stellt Nervenbahnen für aufsteigende Informationen zur Verfügung, die mit Geräuschen in Zusammenhang stehen
Bestandteile:	Corti-Organ, Hörnerv, obere Olivenkerne, seitliche Schleifenbahn, unterer kleiner Hügel, Thalamus, Hirnrinde
Verbundene Regionen:	Innenohr, Hirnrinde

»Umherschweifender« Nerv, Vagus

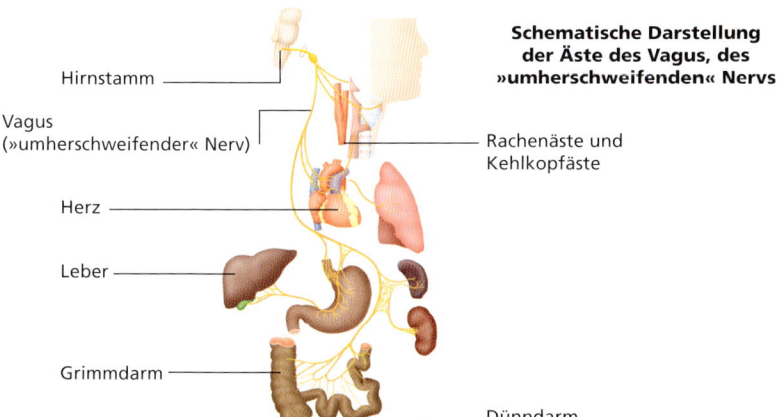

Schematische Darstellung der Äste des Vagus, des »umherschweifenden« Nervs

Hirnstamm

Vagus (»umherschweifender« Nerv)

Rachenäste und Kehlkopfäste

Herz

Leber

Grimmdarm

Dünndarm

Der Vagus (»umherschweifender« Nerv) ist der größte der Hirnnerven und erstreckt sich vom Kopf bis zum Unterleib. Er überwacht und kontrolliert Atmung und Verdauung und ist daher lebenswichtig. Der Nerv enthält sensorische Fasern, die Empfindungen vom Rachen, vom Kehlkopf und von den Organen des Brustkorbs und des Unterleibs liefern. Geschmacksinformationen vom hinteren Teil der Zunge und des Rachens werden ebenfalls vom Vagus weitergeleitet. Motorische Fasern versorgen die Muskeln des weichen Gaumens (des Gaumendachs), des Rachens und des Kehlkopfes. Der Vagus sorgt auch für die parasympathische Nervenversorgung der inneren Organe des Brustkorbs und des Unterleibs und spielt eine entscheidende Rolle bei der Aufrechterhaltung der normalen Organaktivität.

Körpersystem:	Zentralnervensystem
Lage:	erstreckt sich vom Gehirn bis zum Unterleib
Funktion:	transportiert sensorische Informationen von der Zunge, dem Rachen, den Organen des Brustkorbs und des Unterleibs; versorgt Muskeln im Rachen und im Kehlkopf; sorgt für eine parasympathische Versorgung der Organe des Brustkorbs und des Unterleibs
Bestandteile:	motorische, sensorische und parasympathische Nervenfasern, Ganglien
Verbundene Regionen:	Mund, Rachen, Kehlkopf, Organe des Brustkorbs und des Unterleibs, Gehirn

Zungen-Rachen-Nerv

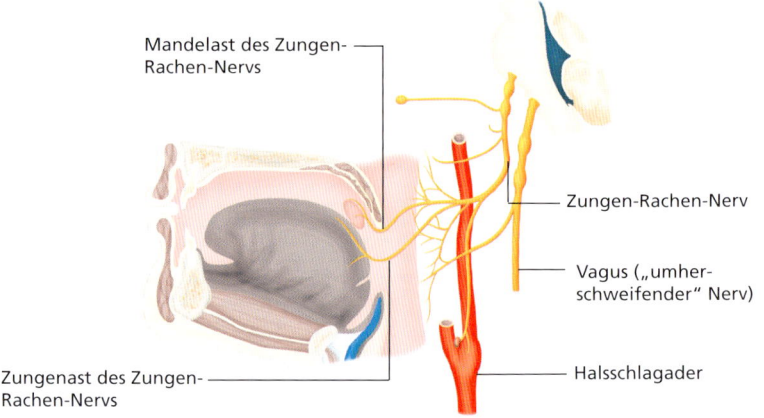

Mandelast des Zungen-Rachen-Nervs

Zungen-Rachen-Nerv

Vagus („umher-schweifender" Nerv)

Zungenast des Zungen-Rachen-Nervs

Halsschlagader

Der Zungen-Rachen-Nerv bedient hauptsächlich die Zunge und den Rachen. Es trägt sowohl sensorische als auch motorische Fasern sowie Fasern des parasympathischen Asts des vegetativen Nervensystems. Sensorische Informationen, die vom Zungen-Rachen-Nerv zurück zum Gehirn transportiert werden, beinhalten Geschmack und Empfindungen vom hinteren Drittel der Zunge sowie Empfindungen von der Schleimhaut des Rachens.

Informationen über den Sauerstoffgehalt des Blutes werden ebenfalls durch den Zungen-Rachen-Nerv von der Karotisdrüse (eines Gewebes innerhalb der Halsschlagader im Hals) übermittelt. Die motorischen Fasern des Nervens tragen Impulse zum Griffelfortsatz-Rachen-Muskel – einem der in Längsrichtung verlaufenden Muskeln im Rachen, die beim Schlucken und Sprechen benutzt werden.

Körpersystem:	Zentralnervensystem
Lage:	verläuft vom Hirnstamm bis zum hinteren Teil des Rachens und der Zunge
Funktion:	übermittelt Informationen über Geschmack, Empfindung und Sauerstoffgehalt des Blutes; versorgt einen Muskel, der beim Schlucken benutzt wird
Bestandteile:	motorische, sensorische und parasympathische Nervenfasern
Verbundene Regionen:	Zunge, Rachen, Gehirn

Beiläufer-Nerv

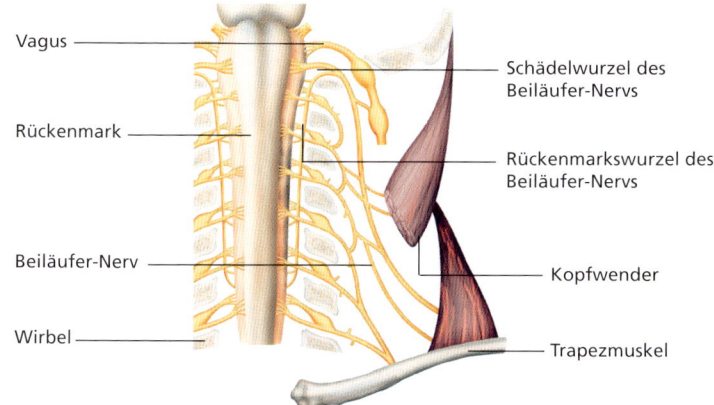

Vagus

Rückenmark

Beiläufer-Nerv

Wirbel

Schädelwurzel des
Beiläufer-Nervs

Rückenmarkswurzel des
Beiläufer-Nervs

Kopfwender

Trapezmuskel

Der Beiläufer-Nerv ist insofern einzigartig unter den Hirnnerven, weil er sowohl eine Wurzel im Rückgrat (aus dem Rückenmark kommend) als auch eine Schädelwurzel (vom Hirnstamm kommend) besitzt. Der Nerv tritt am Schädel durch die Drosselgrubenöffnung aus, wo die beiden Wurzeln sich wieder trennen, um ihre verschiedenen Funktionen zu erfüllen. Fasern der Schädelwurzel verbinden sich mit dem großen Vagus und versorgen die Muskeln des weichen Gaumens, des Rachens, des Kehlkopfes und der Speiseröhre. Fasern der Wurzel des Rückenmarks verlaufen als Beiläufer-Nerv entlang der inneren Halsschlagader zum Kopfwender und dem großen Trapezmuskel an der Halsbasis. Diese beiden Muskeln sind verantwortlich für die Kopf- und Halsbewegungen.

Körpersystem:	Zentralnervensystem
Lage:	verläuft vom Hirnstamm und Rückenmark zum Hals
Funktion:	motorisch – er versorgt den Rachen, den Kehlkopf und die Speiseröhre sowie den Trapezmuskel und den Kopfwender
Bestandteile:	Schädelwurzel, Rückenmarkswurzel
Verbundene Regionen:	Rachen, Kehlkopf, Speiseröhre, Trapezmuskel und Kopfwender, Gehirn

Unterzungennerv

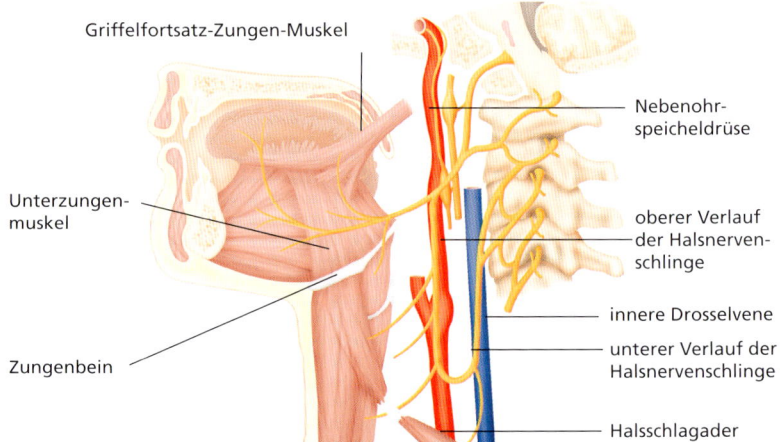

Griffelfortsatz-Zungen-Muskel

Nebenohr-speicheldrüse

Unterzungen-muskel

oberer Verlauf der Halsnerven-schlinge

innere Drosselvene

unterer Verlauf der Halsnervenschlinge

Zungenbein

Halsschlagader

Der 12. Hirnnerv versorgt die Muskeln der Zunge – den Griffelfortsatz-Zungen-Muskel, den Unterzungenmuskel und den Kinn-Zungen-Muskel. Der Unterzungennerv spielt eine wichtige Rolle beim Kauvorgang, Schlucken und Sprechen. Diesem Hirnnerven schließen sich auch Fasern des ersten Halsnervs an, die weiterziehen, um andere Strukturen zu versorgen. Dazu gehören Muskeln, die mit dem Zungenbein im Hals verbunden sind, einer Basis für Zungenbewegungen. Darüber hinaus transportiert ein Ast des Zungennervs, genannt Hirnhautast, sensorische Informationen von der harten Hirnhaut (dicke schützende Membran), die den hinteren Teil des Gehirns umgibt.

Körpersystem:	Zentralnervensystem
Lage:	entspringt im Hirnstamm und verläuft zu Strukturen im Hals
Funktion:	Versorgung der Zungenmuskeln sowie einiger Muskeln im Hals; Äste versorgen außerdem die harte Hirnhaut im hinteren Teil des Gehirns
Bestandteile:	motorische Nervenfasern
Verbundene Regionen:	Zunge, harte Hirnhaut, Gehirn

Gesichtsmuskeln

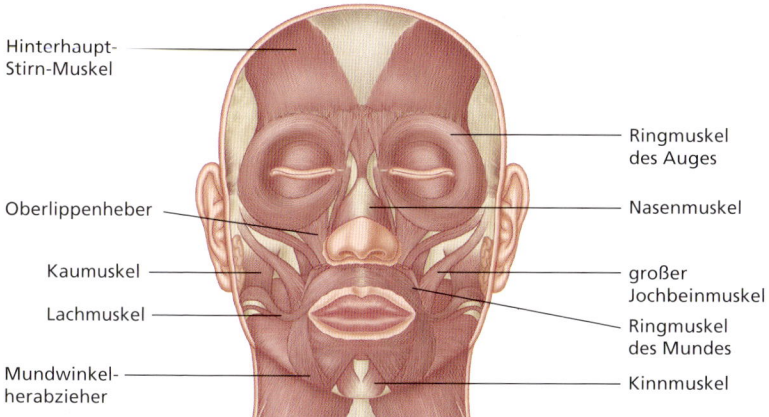

Hinterhaupt-Stirn-Muskel

Oberlippenheber

Kaumuskel

Lachmuskel

Mundwinkel-herabzieher

Ringmuskel des Auges

Nasenmuskel

großer Jochbeinmuskel

Ringmuskel des Mundes

Kinnmuskel

Direkt unter der Haut des Kopfes und des Gesichts liegt eine Gruppe von sehr dünnen Muskeln, die Gesichtsmuskeln. Diese Muskeln ermöglichen Gesichtsausdrücke, die ein Mittel der nicht verbalen Kommunikation darstellen, und bilden außerdem Schließmuskeln, die Mund und Augen öffnen und schließen. Die Mehrzahl der Gesichtsmuskeln ist an einem Ende mit dem Schädelknochen und am anderen Ende mit der tiefen Schicht der Haut verbunden. Kontraktion und Erschlaffung der Muskeln verändern den Gesichtsausdruck und ermöglichen es einem Menschen, Sprache zu artikulieren. Eine Anzahl von kleinen Muskeln, die sogenannten Erweiterer, öffnen den Mund. Diese strahlen von den Mundwinkeln aus, öffnen und schließen den Mund und ziehen die Lippen nach oben, nach unten und zur Seite.

Körpersystem:	Bewegungsapparat
Lage:	mit dem Schädel und der tiefen Schicht der Gesichtshaut verbunden
Funktion:	ermöglichen Gesichtsausdrücke und die Fähigkeit, Augen und Mund zu öffnen und zu schließen; helfen bei der Artikulierung von Sprache
Bestandteile:	Hinterhaupt-Stirn-Muskel, Ringmuskel des Auges, Nasenmuskel, großer Jochbeinmuskel, Ringmuskel des Mundes, Kinnmuskel, Mundwinkelherabzieher, Kaumuskel etc.
Verbundene Regionen:	Kopfhaut, Schädel, Gesicht

Kaumuskel

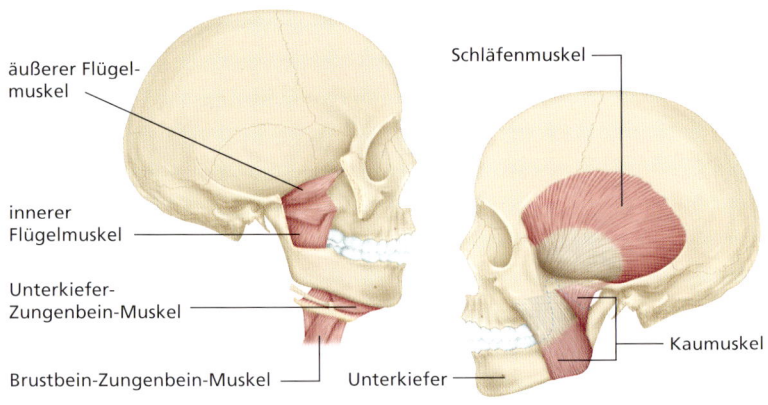

äußerer Flügel-
muskel

Schläfenmuskel

innerer
Flügelmuskel

Unterkiefer-
Zungenbein-Muskel

Brustbein-Zungenbein-Muskel

Unterkiefer

Kaumuskel

Die Kaumuskeln sind jene Muskeln, die den Unterkiefer auf und ab, nach vorne und nach hinten bewegen, woraus das Öffnen und Schließen des Mundes resultiert. Dieser Vorgang wird auch bei anderen Aktivitäten wie Sprechen und Gähnen verwendet. Der Schläfenmuskel hat die Form eines Fächers und verbindet das Stirnbein des Schädels mit dem Unterkiefer; er hebt und zieht den Unterkiefer zusammen. Der Kaumuskel ist ein starker, dicker Muskel, der sich vom Jochbogen bis unter den Unterkiefer erstreckt und der Hauptmuskel zum Schließen des Kiefers ist. Kleinere Muskeln, wie zum Beispiel der Flügelmuskel, ermöglichen Mahlbewegungen. Der Brustbein-Zungenbein-Muskel im Hals hilft beim Schlucken von Speichel, Essen und Flüssigkeiten und spielt eine Rolle beim Sprechen.

Körpersystem:	Bewegungsapparat
Lage:	Kopf und Hals
Funktion:	ermöglichen den Kauvorgang; sie spielen außerdem eine Rolle beim Sprechen und Schlucken
Bestandteile:	Schläfenmuskel, Kaumuskel, Flügelmuskel, Brustbein-Zungenbein-Muskel
Verbundene Regionen:	Schädel, Kiefer, Zungenbein

Hautmuskel des Halses

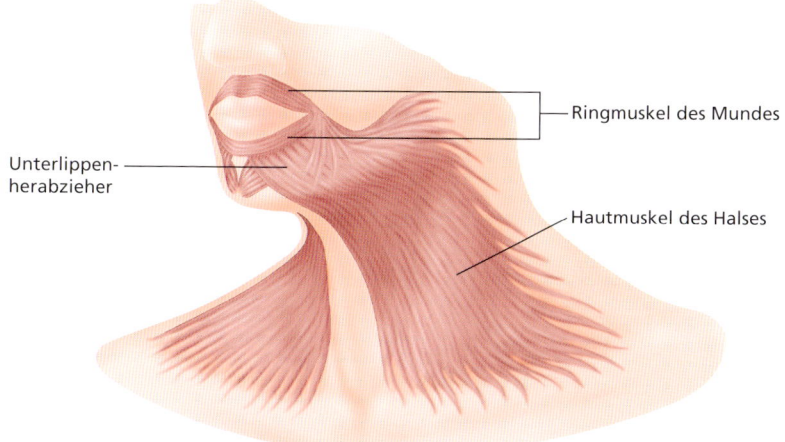

Ringmuskel des Mundes

Unterlippen-
herabzieher

Hautmuskel des Halses

Der Hautmuskel des Halses ist groß und flach und liegt nahe an der Oberfläche der Haut im Hals. Obwohl er streng genommen kein Kopfmuskel ist, spielt der Hautmuskel des Halses eine wichtige Rolle beim Gesichtsausdruck. Diese dünne Muskelschicht erstreckt sich von unterhalb des Schlüsselbeins bis hinauf zum Unterkiefer. Er bedeckt die vordere Seite des Halses, wo er die Haut strafft und mit dem Muskel und der Haut an den Mundwinkeln verbunden ist. Die Rolle des Hautmuskels des Halses beim Ändern von Gesichtsausdrücken besteht darin, die Haut des Halses zurückzuziehen und den Unterkiefer zu senken. Dies zieht den Mund herunter wie bei einem Ausdruck des Abscheus. Der Muskel hilft ebenfalls bei Bewegungen der Unterlippe. Bei Männern ist der Hautmuskel des Halses der Muskel, der beim Rasieren unter dem Kinn gespannt wird.

Körpersystem:	Bewegungsapparat
Lage:	Hals
Funktion:	spielt eine Rolle bei Gesichtsausdrücken
Bestandteile:	Skelettmuskelfasern
Verbundene Regionen:	Gesichtsmuskeln, Kiefer

Öffnen und Schließen des Auges

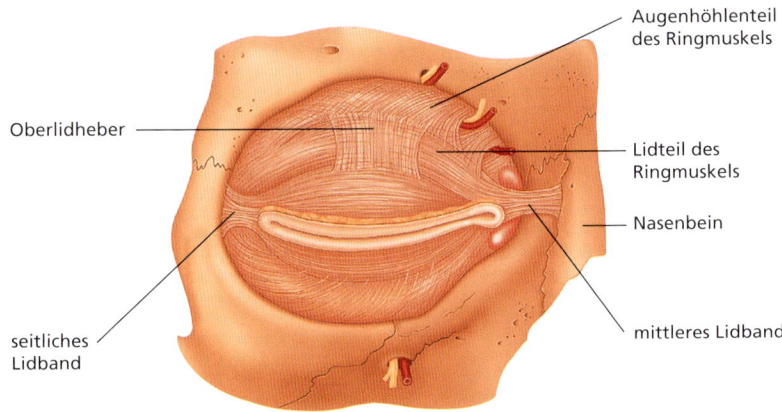

Augenhöhlenteil
des Ringmuskels

Oberlidheber

Lidteil des
Ringmuskels

Nasenbein

seitliches
Lidband

mittleres Lidband

Der Ringmuskel des Auges ist der Muskel, der für das Schließen des Auges verantwortlich ist. Dieser flache Schließmuskel säumt den Rand der Augenhöhle, und verschiedene Abschnitte von ihm können individuell manipuliert werden. Ein Teil des Ringmuskels (Lidteil) liegt im Augenlid; er schließt das Auge leicht wie beim Schlafen oder Blinzeln. Dieser Vorgang unterstützt auch den Tränenfluss auf der Oberfläche des Auges, wodurch es feucht bleibt. Ein größerer Teil des Ringmuskels (Augenhöhlenteil) bedeckt die Vorderseite der Augenhöhle und schließt das Auge fest, um es vor Schlägen oder vor hellem Licht zu schützen. Der zweite Augenhöhlenmuskel ist der Oberlidheber. Dieser kleine Muskel zieht am oberen Augenlid, um das Auge zu öffnen.

Körpersystem:	Bewegungsapparat
Lage:	rund um die Augenhöhle
Funktion:	Der Ringmuskel des Auges öffnet und schließt das Auge, wodurch Blinzeln und Schlafen möglich werden; dieser Vorgang befeuchtet auch die vordere Seite des Auges.
Bestandteile:	Ringmuskel des Auges, Oberlidheber
Verbundene Regionen:	Augapfel, Schädelknochen

Kopf- und Halsarterien

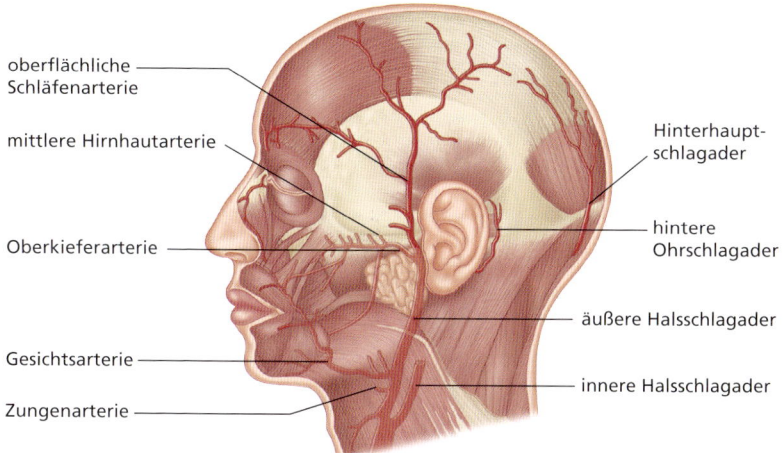

oberflächliche Schläfenarterie

mittlere Hirnhautarterie

Oberkieferarterie

Gesichtsarterie

Zungenarterie

Hinterhaupt-schlagader

hintere Ohrschlagader

äußere Halsschlagader

innere Halsschlagader

Der Kopf und der Hals werden mit dem Blut der Halsschlagadern, die auf beiden Seiten des Halses aufsteigen, versorgt. Diese sind in einer schützenden Schicht Bindegewebe eingeschlossen, die Karotisscheide heißt. Die Halsschlagadern teilen sich jeweils in die innere und äußere Halsschlagader; die Erstere tritt in den Schädel ein, um das Gehirn zu versorgen, und von Letzterer gehen Äste zum Gesicht und zur Kopfhaut ab. Es gibt eine Reihe von Arterien zum Gesicht und zum Hals, einschließlich der Gesichtsarterie, die Gesicht, Gaumen und Lippen mit Blut versorgen. Viele der Äste der äußeren Halsschlagader nehmen einen welligen oder schlängelnden Verlauf. Diese Flexibilität stellt sicher, dass die Gefäße nicht gedehnt werden, wenn Strukturen (wie Mund und Kehlkopf) sich bewegen.

Körpersystem:	Herz-Kreislauf-System
Lage:	Kopf und Hals
Funktion:	versorgen das Gesichts- und Halsgewebe mit sauerstoffreichem Blut und Nährstoffen
Bestandteile:	Halsschlagader, oberflächliche Schläfenarterie, Hinterhauptschlagader, Oberkieferarterie, Hirnhautarterie, Gesichtsarterie, Zungenarterie, hintere Ohrschlagader
Verbundene Regionen:	Strukturen im Kopf, verbindende Blutgefäße, Herz

Kopf- und Halsvenen

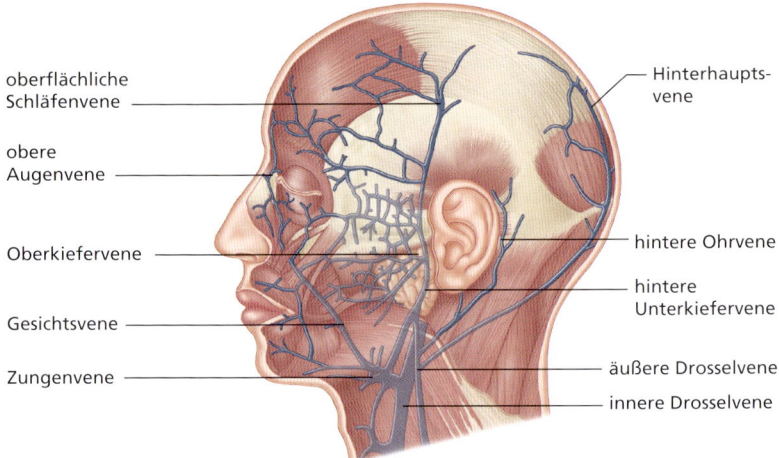

oberflächliche Schläfenvene

obere Augenvene

Oberkiefervene

Gesichtsvene

Zungenvene

Hinterhaupts-vene

hintere Ohrvene

hintere Unterkiefervene

äußere Drosselvene

innere Drosselvene

Blut fließt vom Kopf und Hals zurück zum Herzen durch drei Hauptpaare von Venen: die Wirbelvenen, die durch die Halswirbel verlaufen, und die innere und äußere Drosselvene. Diese großen Venen teilen sich im Hals auf, um zahlreiche kleinere zu bilden, die sich über den ganzen Kopf verteilen. Die Venen haben eine ähnliche Verteilung wie die Arterien und viele von ihnen teilen sich auch dieselben Namen. Im Gegensatz zu den Venen im restlichen Körper haben die Venen im Kopf und im Hals keine Ein-Weg-Klappen (Venenklappen), sodass Blut aufgrund der Schwerkraft zum Herzen zurückkehrt. Zwei der Hauptäste im Kopf sind die Gesichtsvene und die hintere Unterkiefervene. Diese beiden Venen lassen sauerstoffarmes Blut vom Großteil des Gesichts und der Kopfhaut abfließen.

Körpersystem:	Herz-Kreislauf-System
Lage:	Kopf und Hals
Funktion:	lassen sauerstoffarmes Blut vom Gesichts- und Halsgewebe abfließen und bringen es zum Herzen zurück
Bestandteile:	Drosselvene, Begleitvene der Wirbelarterie, oberflächliche Schläfenvene, Hinterhauptsvene, Oberkiefervene, obere Augenhöhlenvene, Gesichtsvene, Zungenvene, hintere Unterkiefervene, hintere Ohrvene
Verbundene Regionen:	Strukturen im Kopf, verbindende Blutgefäße, Herz

Augapfel

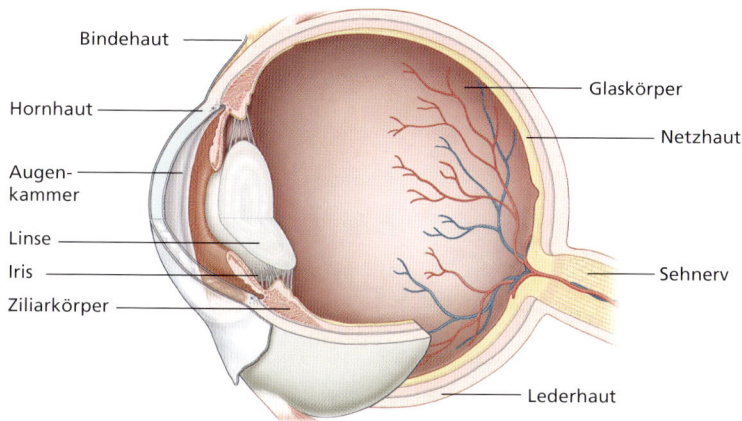

Bindehaut

Hornhaut

Augen-
kammer

Linse

Iris

Ziliarkörper

Glaskörper

Netzhaut

Sehnerv

Lederhaut

Die Augen sind spezialisierte Sehorgane, die dazu konzipiert sind, Lichtmuster wahrzunehmen. Jeder Augapfel liegt in einer knöchernen Höhle im Schädel, eingebettet in schützendem Fettgewebe, und ist in drei innere Kammern aufgeteilt. Die vordere und die hintere Augenkammer befinden sich an der Vorderseite des Auges und werden von der Iris (dem farbigen Teil des Auges) getrennt. Diese Kammern sind mit einer klaren wässrigen Substanz, dem Kammerwasser, gefüllt, die vom Ziliarkörper abgesondert wird. Die größte der Kammern ist der Glaskörperraum, der hinter den Augenkammern liegt und von ihnen durch die Linse und die Haltebänder getrennt ist. Der Glaskörper ist mit klarem geleeartigem Kammerwasser gefüllt.

Körpersystem:	spezielle Sinne
Lage:	im Kopf, auf beiden Seiten der Nase
Funktion:	leitet Licht durch eine Reihe von brechenden Medien, um sensible Zellen in der Netzhaut zu beleuchten
Bestandteile:	Hornhaut, Lederhaut, Bindehaut, Iris, Linse, vordere und hintere Augenkammer, Glaskörper, Netzhaut, Sehnerv
Verbundene Regionen:	Sehnerv, Sehrinde im Gehirn

Schichten des Auges

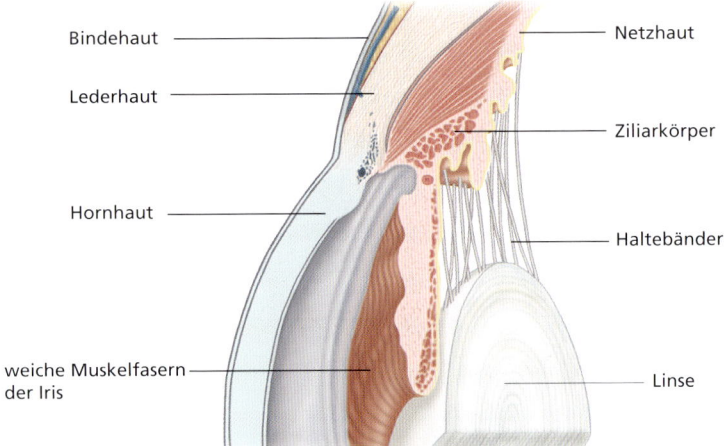

Bindehaut

Lederhaut

Hornhaut

weiche Muskelfasern
der Iris

Netzhaut

Ziliarkörper

Haltebänder

Linse

Der Augapfel wird von drei äußeren Schichten bedeckt, von denen jede eine unterschiedliche Funktion hat. Die äußerste schützende Schicht, die Lederhaut, ist robust und faserig und als das »Weiße des Auges« sichtbar. Über der Iris wird diese Schicht transparent, um Licht in das Auge zu lassen. Man nennt sie hier Hornhaut. Die Leder- und die Hornhaut an der Vorderseite des Auges werden von einer schützenden Membran bedeckt, der Bindehaut. Die mittlere Schicht, die Uvea, enthält viele Blutgefäße, Nerven und pigmentierte Zellen und ist in drei Hauptregionen unterteilt: die Aderhaut, den Ziliarkörper und die Iris. Die innerste Schicht des Auges, die Netzhaut, ist eine Schicht aus Nervengewebe, das lichtempfindliche Zellen enthält, die die Augenkammer säumen.

Körpersystem:	spezielle Sinne
Lage:	oberste Schichten des Augapfels
Funktion:	schützen das Auge, lassen Licht zur Netzhaut durch (lichtempfindliche Zellen auf der Rückseite des Auges)
Bestandteile:	Lederhaut, Hornhaut, Bindehaut, mittlere Augenhaut (Uvea), Netzhaut
Verbundene Regionen:	Augenlider, Sehnerv, Sehrinde im Gehirn

Muskeln des Auges

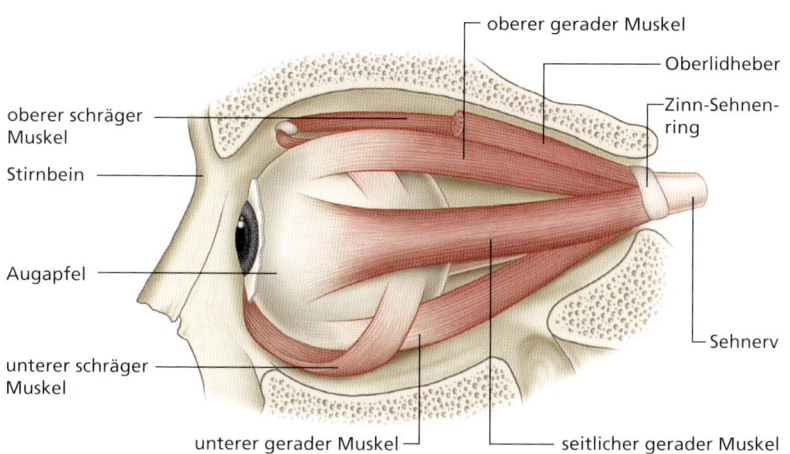

oberer gerader Muskel

Oberlidheber

Zinn-Sehnen-ring

oberer schräger Muskel

Stirnbein

Augapfel

unterer schräger Muskel

Sehnerv

unterer gerader Muskel

seitlicher gerader Muskel

Die Rotationsbewegungen des Auges werden von sechs seilartigen extraokularen (außerhalb des Auges liegenden) Muskeln, die direkt mit der Lederhaut verbunden sind, kontrolliert. Vier der Muskeln sind gerade Muskeln – oben, unten, seitlich (die Schläfenseite des Auges) und in der Mitte (nasale Seite) – und kommen von einem Abschnitt aus robustem faserigem Gewebe auf der Rückseite des Auges, der Zinn-Sehnenring heißt. Die übrigen zwei extraokularen Augenmuskeln sind schräge Muskeln. Ein weiterer Muskel, der Oberlidheber, befindet sich in der Augenhöhle und bewegt das obere Augenlid. Jeder der Muskeln hat eine unterschiedliche Funktion. So zum Beispiel hebt der untere schräge Muskel das Auge und dreht es auswärts, während der obere schräge Muskel das Auge senkt und einwärts dreht.

Körpersystem:	Bewegungsapparat
Lage:	verbunden mit der Lederhaut des Auges
Funktion:	bewegen die Augen nach oben, unten und rechts und links
Bestandteile:	oberer und unterer schräger Muskel, oberer und unterer gerader Muskel, seitlicher und mittlerer gerader Muskel, Oberlidheber, Zinn-Sehnenring
Verbundene Regionen:	Augapfel, Zinn-Sehnenring

Bewegungen des Auges

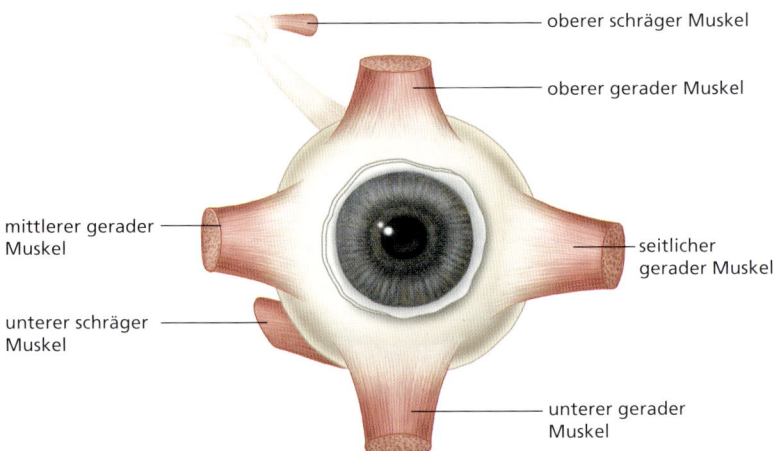

oberer schräger Muskel

oberer gerader Muskel

mittlerer gerader Muskel

seitlicher gerader Muskel

unterer schräger Muskel

unterer gerader Muskel

Die Kontraktion der extraokularen Muskeln, die das Auge umgeben, wird von Hirnnerven, insbesondere vom Augenrollnerv (Hirnnerv IV), vom Augenbewegungsnerv (Hirnnerv III) und vom Augenabziehnerv (Hirnnerv VI), kontrolliert. Die Muskeln handeln individuell, um den Augapfel zu bewegen, jedoch unterscheidet sich die Drehrichtung eines bestimmten Muskels zwischen dem rechten und dem linken Auge. So zum Beispiel dreht der seitliche gerade Muskel im rechten Auge das Auge nach rechts, während er im linken Auge das Auge nach links dreht. Augenbewegungen geschehen normalerweise parallel, sodass verschiedene Muskeln in jedem Auge zusammenarbeiten, um das Auge zu drehen. Um nach links zu sehen, dreht der seitliche gerade Muskel das linke Auge und der mittlere gerade Muskel das rechte Auge.

Körpersystem:	spezielle Sinne
Lage:	verbunden mit der Lederhaut des Auges
Funktion:	bewegen die Augen nach oben und unten, rechts und links
Bestandteile:	oberer und unterer schräger Muskel, oberer und unterer gerader Muskel, seitlicher und mittlerer gerader Muskel
Verbundene Regionen:	Augapfel, Zinn-Sehnenring

Augenlider

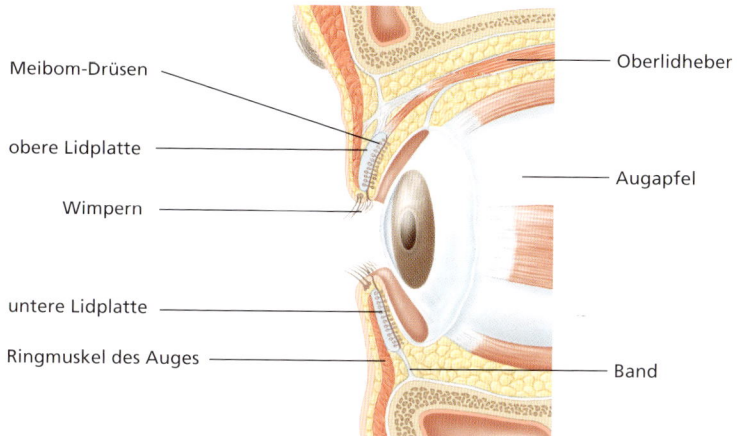

Meibom-Drüsen

obere Lidplatte

Wimpern

untere Lidplatte

Ringmuskel des Auges

Oberlidheber

Augapfel

Band

Die Augenlider sind Hautfalten, die sich über dem Auge schließen, um es vor grellem Licht oder Verletzungen zu schützen. Jedes Lid wird von einem Streifen dichten, elastischen Bindegewebes, der Lidplatte, verstärkt, der die Augenlider so krümmt, dass die Krümmung mit der des Auges übereinstimmt. Das innere und äußere Ende jeder Platte ist mit dem darunter liegenden Knochen über winzige Bänder verbunden. Die Lidplatten enthalten kleine Meibom-Drüsen, die eine ölige Substanz absondern, die verhindert, dass die Lider zusammenkleben. Wimpern ragen aus den vorderen Rändern der Lider hervor und helfen, das Auge vor dem Eindringen von Fremdkörpern zu schützen. Das Auge schließt sich aufgrund von Bewegungen des oberen Lids – der Ringmuskel des Auges zieht sich zusammen, um das Auge zu schließen, und der Oberlidheber öffnet es.

Körpersystem:	spezielle Sinne
Lage:	über und unter dem Auge
Funktion:	schützt das Auge vor grellem Licht und Verletzungen; die Lider verteilen außerdem befeuchtende, ölige Tränen über das Auge
Bestandteile:	Hautfalten, Lidplatten
Verbundene Regionen:	Ringmuskel des Auges und Oberlidheber

Bindehaut

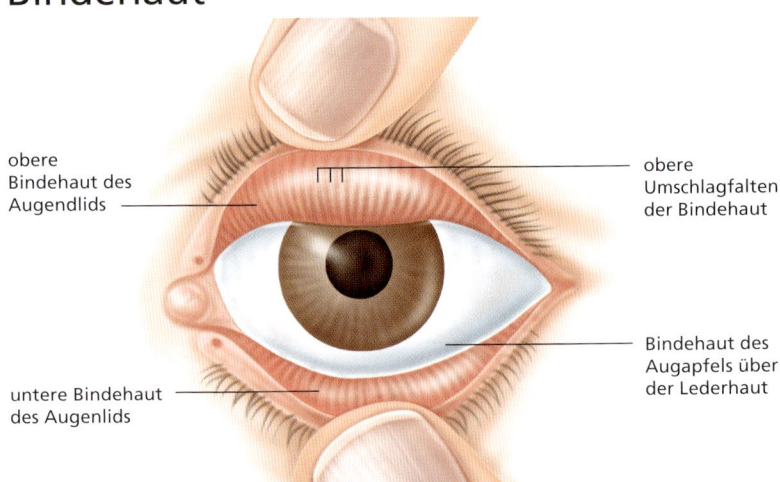

obere Bindehaut des Augendlids

obere Umschlagfalten der Bindehaut

Bindehaut des Augapfels über der Lederhaut

untere Bindehaut des Augenlids

Die Bindehaut ist eine sehr dünne Membran, die die Oberfläche des Augapfels und die Innenfläche des Augenlids säumt und befeuchtet. Sie besteht aus zwei Teilen: Die Bindehaut des Augapfels bedeckt die Lederhaut (das Weiße des Auges) und die Bindehaut des Lids säumt die Innenfläche beider Augenlider. Die Bindehaut des Augapfels ist dünn und transparent und durch lockeres Bindegewebe von der Lederhaut getrennt. Sie bedeckt die Hornhaut nicht (die über der Iris und der Pupille liegt), sondern ist mit ihrem Rand verbunden.

Die Bindehaut des Lids bildet tiefe Ausbuchtungen, bekannt als Umschlagsfalten der Bindehaut, wo sie auf die Bindehaut des Augapfels trifft. Normalerweise ist die Membran farblos, doch ihre winzigen Blutgefäße können sich aufgrund von Reizungen oder Infektionen entzünden und röten.

Körpersystem:	spezielle Sinne
Lage:	bedeckt den Augapfel und die Innenflächen der Augenlider
Funktion:	schützt und befeuchtet die verletzliche Oberfläche des Auges
Bestandteile:	Bindehaut des Augapfels, Bindehaut des Augenlids
Verbundene Regionen:	andere Teile des Auges

Tränenapparat

oberer Tränenpunkt

Tränendrüse

Ausführungsgänge der Tränendrüse

Tränensack

Tränensee

unterer Tränenpunkt

Tränen-Nasen-Gang

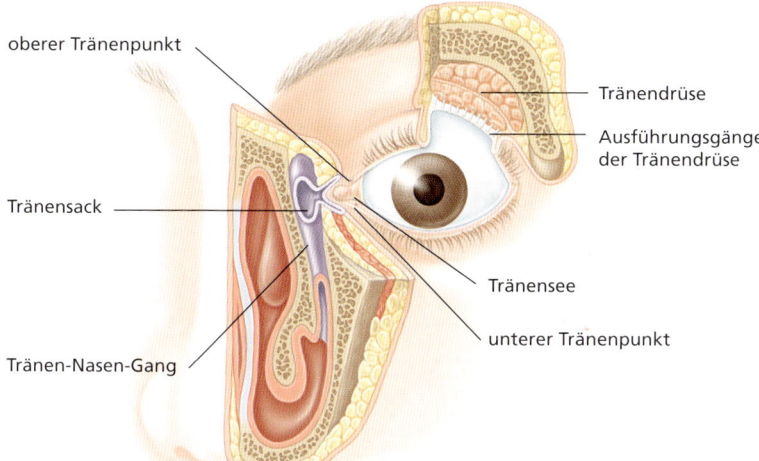

Die Augen werden durch die ständige Produktion von Tränenflüssigkeit durch die Tränendrüsen feucht gehalten. Diese Flüssigkeit enthält auch eine antibakterielle Substanz, die vor Infektionen schützt. Die meiste Flüssigkeit geht durch Verdunstung verloren, und der Rest fließt zum hinteren Teil der Nase ab. Die Tränendrüsen liegen direkt über dem oberen Rand des Auges innerhalb einer Ausbuchtung in der knöchernen Höhle. Jede von ihnen verfügt über bis zu 12 Kanäle, die die Flüssigkeit von den Drüsen weg zum Bindehautsack durch Öffnungen unter dem oberen Lid transportieren. Nachdem sie über die Oberfläche des Auges gewandert sind, sammeln sich die Tränen im Tränensee im inneren Augenwinkel. Überschüssige Flüssigkeit gelangt durch winzige Öffnungen, die Tränenpunkte, und die Tränen-Nasen-Gänge hinunter zur Nase.

Körpersystem:	spezielle Sinne
Lage:	oberhalb und innerhalb des Auges und in der Nasenhöhle
Funktion:	hält das Auge feucht und bietet Schutz vor bakteriellen Infektionen
Bestandteile:	Tränendrüsen, Tränensee, Tränenpunkte, Tränen-Nasen-Gänge
Verbundene Regionen:	Augen, Nase

Nase

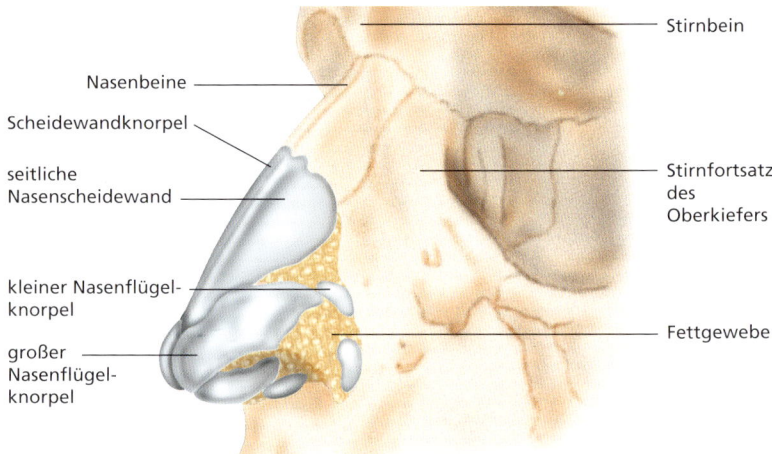

Stirnbein

Nasenbeine

Scheidewandknorpel

seitliche Nasenscheidewand

Stirnfortsatz des Oberkiefers

kleiner Nasenflügel-knorpel

großer Nasenflügel-knorpel

Fettgewebe

Die äußere Nase ist eine pyramidenförmige Struktur im Zentrum des Gesichts. Die darunter liegende Nasenhöhle ist ein relativ großer Raum und bildet den ersten Teil der Atemwege. Der obere Teil der Nase besteht aus Knochen und der untere Abschnitt wird aus Knorpel und faserigem Gewebe gebildet. Die Nasenbrücke besteht fast ganz aus den beiden Nasenknochen, die sich an ihrem oberen Rand dem Stirnbein und an den Seiten den Oberkieferknochen anschließen. Der untere Teil der Nase besteht aus Knorpelplatten, von denen eine die Form der Nasenlöcher (der äußeren Öffnungen der Nase) bestimmt. Die Nasenlöcher werden durch Scheidewandknorpel voneinander getrennt und von Schleimhaut und winzigen Haaren, die die eingeatmete Luft filtern, gesäumt.

Körpersystem:	Atemwege
Lage:	Zentrum des Gesichts; die Nasenhöhle erstreckt sich nach hinten in den Schädel
Funktion:	filtert, erwärmt und befeuchtet eingeatmete Luft; ortet Gerüche
Bestandteile:	Nasenknochen, Scheidewandknorpel, Nasenknorpel, Nasenflügelknorpel, Nasenlöcher
Verbundene Regionen:	Gesichtsknochen, Schädel

Nasenhöhle

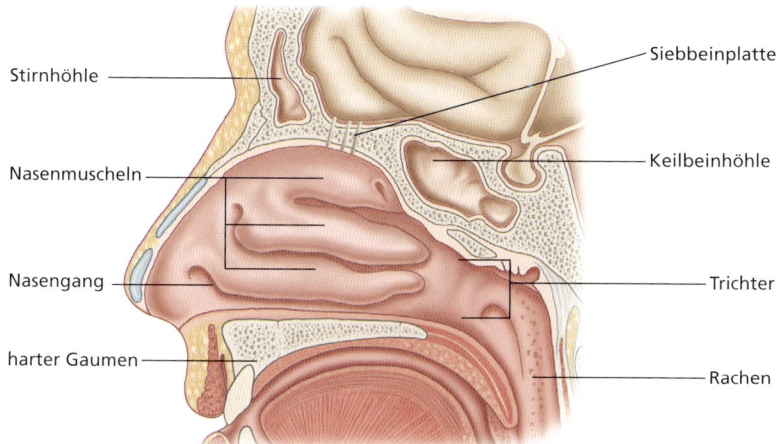

Stirnhöhle

Nasenmuscheln

Nasengang

harter Gaumen

Siebbeinplatte

Keilbeinhöhle

Trichter

Rachen

Die an den Wänden schleimbedeckte Nasenhöhle verläuft von den Nasenlöchern bis zum Rachen und wird durch eine vertikale Platte, die Nasenscheidewand, die zum Teil aus Knochen und zum Teil aus Knorpel besteht, in zwei Teile geteilt. Jede Hälfte der Nasenhöhle öffnet sich nach vorne über die Nasenlöcher und hinten zum Rachen hin mit einer Öffnung, die Trichter genannt wird. Das Dach der Nasenhöhle ist von vorne bis hinten gebogen – das Zentrum dieses Dachs ist die Siebbeinplatte, ein Knochenstreifen, der mit einer Anzahl von Löchern versehen ist. Dieser Knochen ist Teil der Schädelhöhle, in der das Gehirn untergebracht ist. Die Seitenwände der Nasenhöhle besitzen drei horizontale Vorsprünge, die Nasenmuscheln. Unter jeder Nasenmuschel befindet sich ein Raum, der Nasengang.

Körpersystem:	Atemwege
Lage:	erstreckt sich von den Nasenlöchern bis zum Rachen
Funktion:	befeuchtet, filtert und erwärmt eingeatmete Luft; ortet Gerüche
Bestandteile:	Nasenlöcher, Siebbeinplatte, unterer, mittlerer und oberer Nasengang, obere, mittlere und untere Nasenmuschel, Trichter
Verbundene Regionen:	Rachen, Schädel, Tränen-Nasen-Gänge

Nasennebenhöhlen

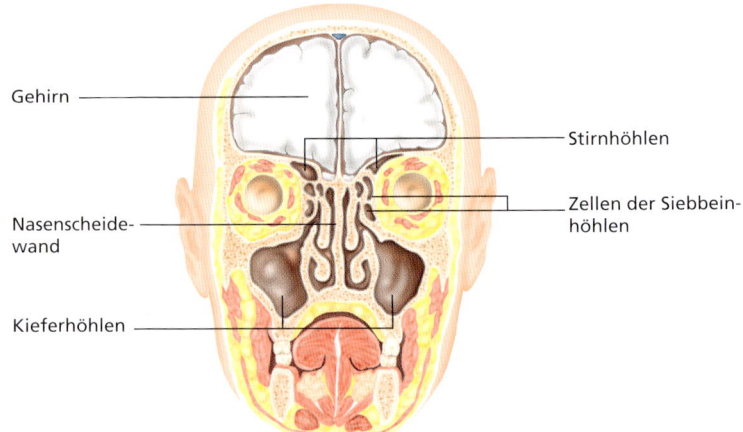

Gehirn

Stirnhöhlen

Zellen der Siebbein-
höhlen

Nasenscheide-
wand

Kieferhöhlen

Die Nasennebenhöhlen bilden ein komplexes System aus luftgefüllten Höhlen in den Knochen rund um die Nasenhöhle. Die vier Nasennebenhöhlenpaare – die Kieferhöhlen, die Siebbeinhöhlen, die Stirnhöhlen und die Keilbeinhöhlen (nicht abgebildet) – sind nach den Knochen benannt, in denen sie liegen. Jede Nebenhöhle wird von Zellen gesäumt, die Schleim absondern, und ist zur Nasenhöhle durch eine winzige Öffnung, den Eingang, zugängig, durch die der Schleim abläuft. Es wird angenommen, dass eine Funktion der Nebenhöhlen darin besteht, zur Stimmresonanz beizutragen. Es wird auch angenommen, dass die Nebenhöhlen als Wärmeisolierungen fungieren, indem sie verhindern, dass kalte eingeatmete Luft das Gehirngewebe abkühlt. Eine dritte Funktion der Nebenhöhlen liegt wahrscheinlich darin, das Gewicht des Schädels zu verringern.

Körpersystem:	Atemwege
Lage:	in den Knochen, die die Nasenhöhle umgeben
Funktion:	tragen zur Stimmresonanz bei, verringern das Gewicht des Schädels; hindern kalte Luft daran, das Gehirn abzukühlen, produzieren Schleim
Bestandteile:	Kieferhöhlen, Siebbeinhöhlen, Stirnhöhlen, Keilbeinhöhlen
Verbundene Regionen:	Nasenhöhle, Schädel, Gehirn

Im Inneren der Nebenhöhlen

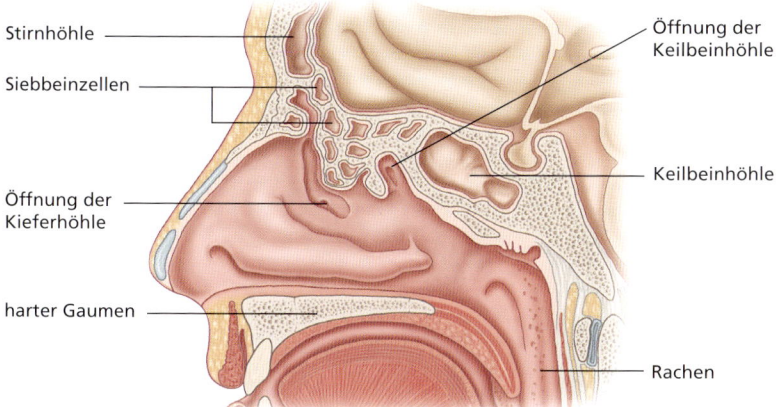

Stirnhöhle

Siebbeinzellen

Öffnung der Kieferhöhle

harter Gaumen

Öffnung der Keilbeinhöhle

Keilbeinhöhle

Rachen

Die Keilbeinhöhlen liegen hinter dem Dach der Nasenhöhle, innerhalb des Keilbeinknochens. Die beiden Nebenhöhlen liegen Seite an Seite, getrennt durch eine dünne knöcherne Scheidewand und zum obersten Teil der Nasenhöhle hin geöffnet. Die Siebbeinhöhlen finden sich zwischen der dünnen inneren Wand der Augenhöhle und der Seitenwand der mittleren Nasenhöhle. Im Gegensatz zu den anderen Nasennebenhöhlen werden diese aus mehreren Verbindungshöhlen, den Siebbeinzellen, gebildet, die in die obere und mittlere Nasenhöhle ableiten. Die Kieferhöhlen sind die größten Nebenhöhlen und liegen innerhalb des Oberkiefers. Infektionen und Entzündungen kommen hier aufgrund des unzureichenden Abflusses von Sekreten häufiger vor als in den anderen Nebenhöhlen.

Körpersystem:	Atemwege
Lage:	in den Knochen, die die Nasenhöhle umgeben
Funktion:	tragen zur Stimmresonanz bei, verringern das Gewicht des Schädels; hindern kalte Luft daran, das Gehirn abzukühlen, produzieren Schleim
Bestandteile:	Kieferhöhlen, Siebbeinhöhlen, Stirnhöhlen, Keilbeinhöhlen
Verbundene Regionen:	Nasenhöhle, Schädel, Gehirn

Mundhöhle

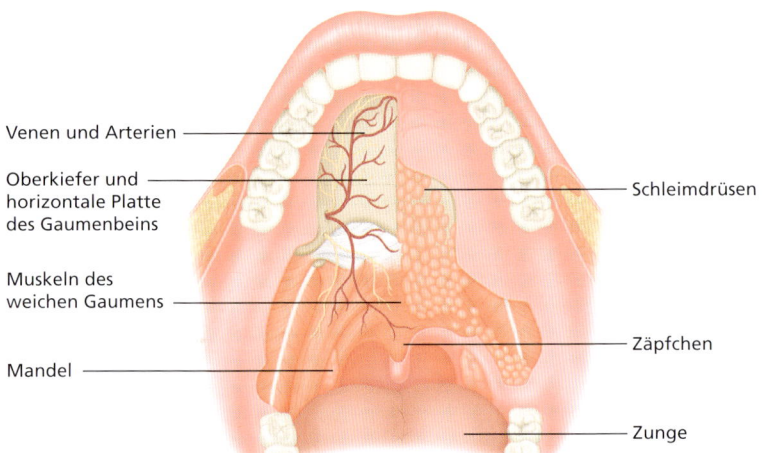

Venen und Arterien

Oberkiefer und horizontale Platte des Gaumenbeins

Muskeln des weichen Gaumens

Mandel

Schleimdrüsen

Zäpfchen

Zunge

Die Mundhöhle, die auch als Mund bekannt ist, erstreckt sich von den Lippen bis zum Schlund (der Öffnung, die zum Rachen führt). Das Dach des Mundes, das in der Abbildung in Schichten gezeigt wird, zeigt zwei charakteristische Strukturen: die Zahnreihe und den Gaumen. Bei der Zahnreihe handelt es sich um den gebogenen Teil des Oberkiefers vor und an den Seiten des Dachs; der Gaumen ist die weiche Gewebeplatte, die den Mund von der Nase trennt. Die vorderen zwei Drittel des Gaumens sind knochig und hart, während das hintere Drittel weich ist und aus Schleimdrüsen und Muskeln besteht. Diese Muskeln riegeln die Nasenhöhle vom Mund her während des Schluckens ab. Hinten in der Mundhöhle liegen die Mandeln (zwei Ringe lymphatischen Gewebes) und das Zäpfchen, eine hängende Verlängerung des weichen Gaumens.

Körpersystem:	Verdauungsapparat
Lage:	erstreckt sich von den Lippen bis zum Rachen
Funktion:	stellt einen Durchgang für Luft und Nahrung zur Verfügung, beherbergt Zunge und Zähne, produziert Speichel, um den Verdauungsvorgang zu beginnen
Bestandteile:	Lippen, Zähne, Zunge, weicher Gaumen, harter Gaumen, Mandeln, Zäpfchen
Verbundene Regionen:	Speicheldrüsen, Rachen, Nasenhöhle, Atemwege

Mundboden

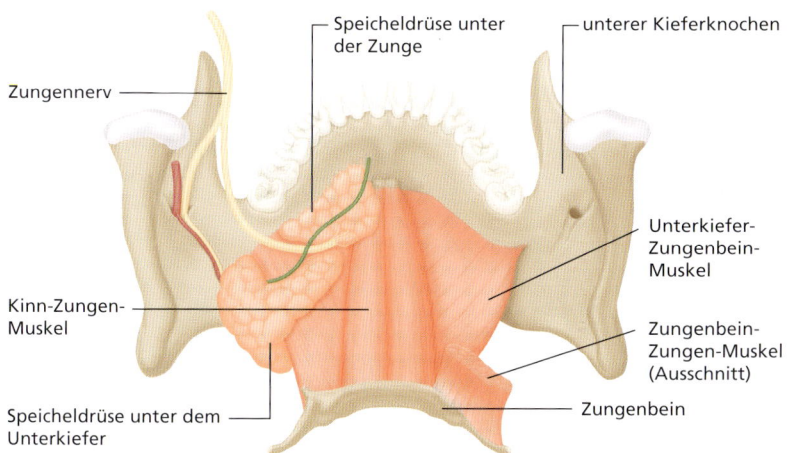

Speicheldrüse unter der Zunge

unterer Kieferknochen

Zungennerv

Unterkiefer-Zungenbein-Muskel

Kinn-Zungen-Muskel

Zungenbein-Zungen-Muskel (Ausschnitt)

Speicheldrüse unter dem Unterkiefer

Zungenbein

Die Grenzen des Mundbodens werden vom Unterkiefer und von den Zähnen gebildet. Der Boden selbst bildet die Basis für ein Netzwerk aus Muskeln und Drüsen, die unentbehrlich für die Funktion des Mundes sind. Die Zunge (nicht abgebildet) liegt über dem Unterkiefer-Zungenbein-Muskel und ist mit ihm verbunden, wobei dieser den Muskelboden des Mundes bildet. Der Zungenbein-Zungen-Muskel verankert die Zunge mit dem Zungenbein (beteiligt beim Schlucken) und sorgt für zusätzliche Kraft, während der Kinn-Zungen-Muskel verhindert, dass die Zunge nach hinten fällt und den Atemweg versperrt. Auf beiden Seiten des Mundbodens befindet sich je ein Paar Speicheldrüsen unter dem Unterkiefer und unter der Zunge, die dafür sorgen, dass regelmäßig Speichel in den Mund fließt

Körpersystem:	Verdauungsapparat
Lage:	erstreckt sich von den Lippen bis zum Rachen
Funktion:	stellt einen Durchgang für Luft und Nahrung zur Verfügung, beherbergt Zunge und Zähne, produziert Speichel, um den Verdauungsvorgang zu beginnen
Bestandteile:	Lippen, Zähne, Zunge, weicher Gaumen, harter Gaumen, Mandeln, Zäpfchen
Verbundene Regionen:	Speicheldrüsen, Rachen, Nasenhöhle, Atemwege

Zunge

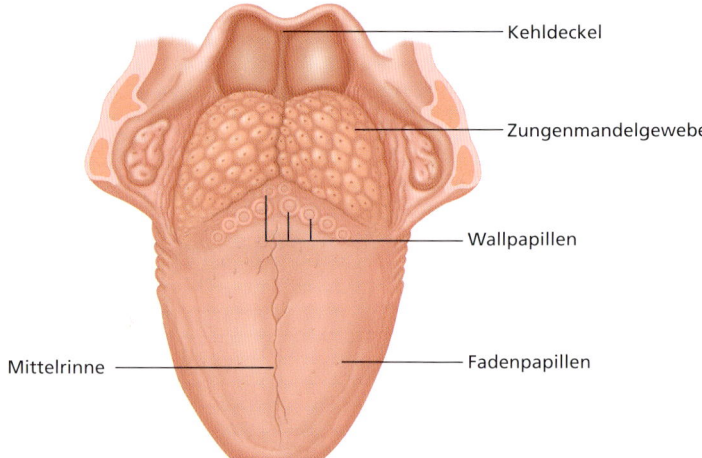

Kehldeckel

Zungenmandelgewebe

Wallpapillen

Fadenpapillen

Mittelrinne

Zu den zahlreichen Funktionen der Zunge gehören Sprechen, Kauen, Schlucken und Bereitstellung des Geschmackssinns. Die Zunge besteht im Grunde genommen aus Muskelmasse, deren Oberfläche mit zahlreichen fadenförmigen Papillen bedeckt ist, winzigen Vorsprüngen, durch die sich die Oberfläche rau anfühlt. Zwischen ihnen verstreut liegen größere pilzförmige und Wallpapillen – in den Wallpapillen liegen auch die meisten Geschmacksknospen. Das hintere Drittel der Zungenoberfläche hat ein kopfsteinpflasterartiges Aussehen aufgrund von 40 bis 100 Knötchen aus lymphatischem Gewebe. Diese bilden gemeinsam die Zungenmandel, einen Gewebering, der den Rachen schützt. Ganz hinten am Ende der Zunge liegt der Kehldeckel, der die Luftröhre während des Schluckens abriegelt.

Körpersystem:	Verdauungsapparat
Lage:	Mundhöhle
Funktion:	Sprechen, Kauen, Schlucken, Geschmack
Bestandteile:	Muskel, Papillen, lymphatisches Gewebe
Verbundene Regionen:	Zähne, Mundhöhle, Rachen

Geschmacksknospen

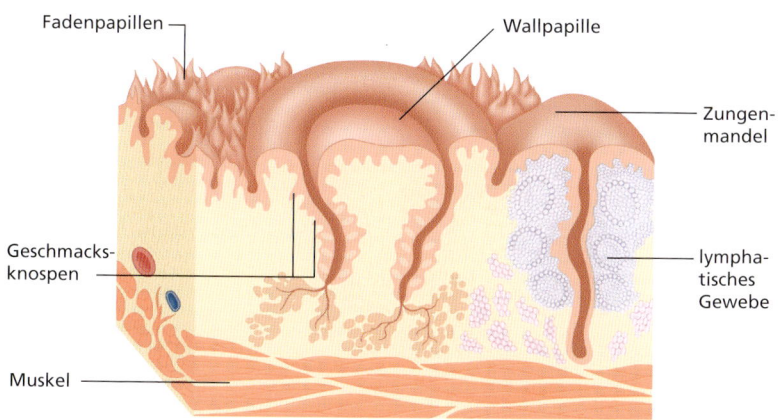

Fadenpapillen

Wallpapille

Zungen-
mandel

Geschmacks-
knospen

lympha-
tisches
Gewebe

Muskel

Die Geschmacksknospen bilden Nester aus Zellen, die sensitiv für gelöste Geschmackssubstanzen sind. Diese Zellen liegen hauptsächlich in den Strukturrinnen im hinteren Teil der Zunge, den Wallpapillen. Die Geschmacksknospen verteilen sich aber auch über den Rest der Zungenoberfläche und in der Wangen- und Rachendeckschicht. Traditionellerweise werden Geschmacksreize entweder als salzig, süß, bitter oder sauer beschrieben, doch ist die zentrale Verarbeitung von Geschmacksinformationen komplex. Es scheint, dass eine Nervenfaser auf einige oder alle vier dieser Grundgeschmacksempfindungen mit unterschiedlicher Empfindlichkeit reagiert, wenn sie Informationen von einer Geschmacksknospe überträgt. Darüber hinaus hängt der Geschmackssinn mit dem Geruchssinn zusammen, sodass Nahrung bei einer schweren Erkältung geschmacklos wird.

Körpersystem:	Verdauungsapparat
Lage:	hauptsächlich in den Rinnen der Wallpapillen
Funktion:	nehmen Geschmack wahr
Bestandteile:	Gruppen von geschmacksempfindlichen Zellen
Verbundene Regionen:	andere Regionen der Zunge, Gehirn, Nase

Zungenmuskeln

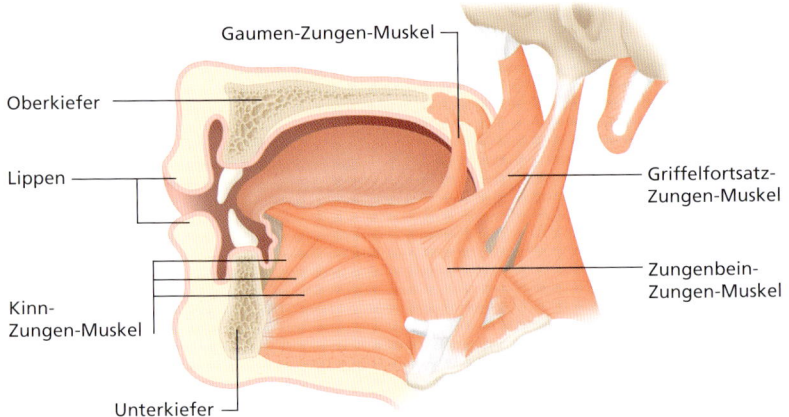

Gaumen-Zungen-Muskel

Oberkiefer

Lippen

Griffelfortsatz-Zungen-Muskel

Zungenbein-Zungen-Muskel

Kinn-Zungen-Muskel

Unterkiefer

Es gibt zwei Arten von Muskeln, die an der Zungenbewegung beteiligt sind: innere und äußere Muskeln. Die inneren Muskeln liegen innerhalb der Zunge. Sie bestehen aus Gruppen von Faserbündeln, die die Länge, Breite und Tiefe des Organs durchziehen. Die inneren Muskeln sind hauptsächlich dafür zuständig, die Zungenform zu verändern. Die äußeren Muskeln – der Kinn-Zungen-Muskel, Zungenbein-Zungen-Muskel, Griffelfortsatz-Zungen-Muskel und Gaumen-Zungen-Muskel – treten von außerhalb in die Zunge ein und können ihre Position verändern. Die Vielzahl an Muskeln macht die Zunge zu einem extrem beweglichen Organ, das beim Kauen und Schlucken helfen sowie seine Größe und Lage verändern kann, um als Resonator beim Sprechen zu fungieren.

Körpersystem:	Verdauungsapparat
Lage:	in der und um die Zunge herum
Funktion:	helfen beim Sprechen, Kauen und Schlucken
Bestandteile:	innere Zungenmuskeln, Kinn-Zungen-Muskel, Zungenbein-Zungen-Muskel, Griffelfortsatz-Zungen-Muskel, Gaumen-Zungen-Muskel
Verbundene Regionen:	Mundhöhle, Zähne, Rachen

Lymphdrainage der Zunge

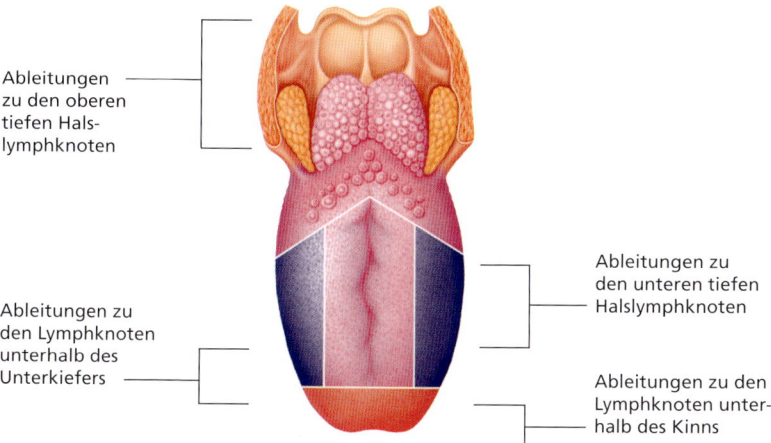

Ableitungen zu den oberen tiefen Hals-lymphknoten

Ableitungen zu den unteren tiefen Halslymphknoten

Ableitungen zu den Lymphknoten unterhalb des Unterkiefers

Ableitungen zu den Lymphknoten unter-halb des Kinns

Als Lymphe wird die Flüssigkeit innerhalb der Gefäße des lymphatischen Systems bezeichnet. Ihre Hauptfunktion liegt darin, überschüssige Flüssigkeit aus den Geweben zu sammeln und sie in den Blutkreislauf zurückzuleiten. Die Lymphgefäße der Zunge haben ihr eigenes Drainagemuster. Lymphe von beiden Seiten der Zungenspitze fließt in die Lymphknotengruppe unterhalb des Kinns ab. Die Lymphknoten unterhalb des Unterkiefers nehmen die Lymphe von den Zungenseiten auf. Das Zentrum der Zunge leitet die Lymphflüssigkeit zu den unteren tiefen Halslymphknoten ab, die parallel zur inneren Drosselvene tief im Hals liegen. Die oberen Halslymphknoten erhalten Lymphflüssigkeit vom hinteren Teil der Zunge.

Körpersystem:	lymphatisches System
Lage:	Lymphknoten im Hals
Funktion:	leiten überschüssige Flüssigkeit vom Zungengewebe ab
Bestandteile:	Lymphgefäße und Lymphknoten unterhalb des Kinns, unterhalb des Unterkiefers und im Hals
Verbundene Regionen:	andere Teile des lymphatischen Systems

Zähne

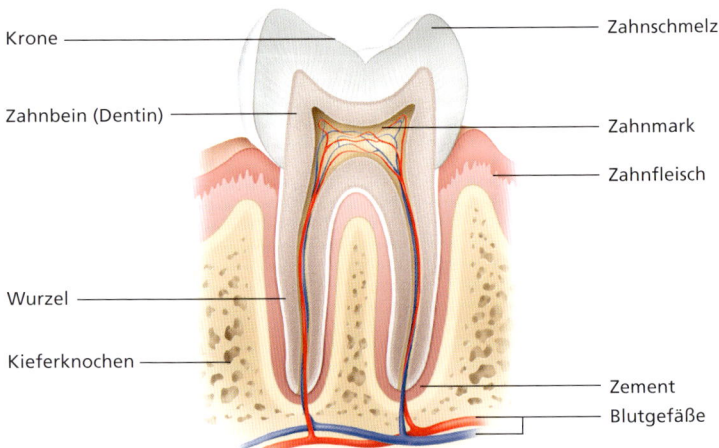

Krone — Zahnschmelz

Zahnbein (Dentin) — Zahnmark

Zahnfleisch

Wurzel

Kieferknochen

Zement

Blutgefäße

Zähne sind harte kegelförmige Strukturen, die zum Teil in den Kieferknochen eingebettet sind und mit denen feste Nahrung abgebissen und gekaut werden kann. Der sichtbare Teil des Zahns wird als Krone bezeichnet und besteht aus kalzifiziertem Material, dem Zahnbein, das wiederum mit Zahnschmelz bedeckt ist, der härtesten Substanz im Körper. Die Wurzel jedes Zahns ist in einem Fach (Alveole) im Kiefer eingebettet und wird von einer Schicht Zement bedeckt, die – zusammen mit den Wurzelhäuten – die Wurzel im Knochen verankert. Innerhalb jedes Zahns befindet sich eine innere Zahnhöhle, die weiches Bindegewebe, Blutgefäße und Nerven enthält. Bei Erwachsenen hat jede Seite (oder Quadrant) acht Zähne – zwei Schneidezähne, einen Eckzahn, zwei Backenzähne und drei Mahlzähne –, das ergibt zusammen also 32 Zähne.

Körpersystem:	Verdauungsapparat
Lage:	Mundhöhle
Funktion:	Beißen und Kauen
Bestandteile:	Zahnschmelz, Zahnbein (Dentin), Bindegewebe, Blutgefäße, Nerven
Verbundene Regionen:	Mundhöhle, Kieferknochen

Entwicklung der Zähne

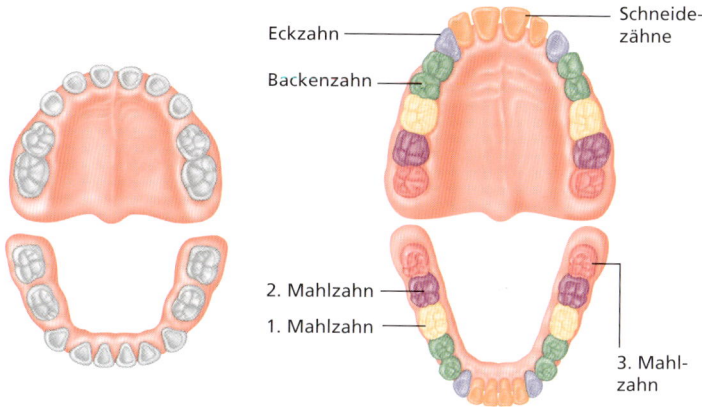

Eckzahn

Schneide-
zähne

Backenzahn

2. Mahlzahn

1. Mahlzahn

3. Mahl-
zahn

Milchzähne   **bleibende Zähne**

Während der Kindheit gibt es zwei größere Phasen der Zahnentwicklung, wodurch der Kopf wachsen und sich die Erwachsenenzähne entwickeln können. Etwa in der sechsten Schwangerschaftswoche beginnen sich Zähne im menschlichen Embryo zu entwickeln. Sechs bis acht Wochen nach der Geburt schiebt das Wurzelwachstum die Zahnkrone in einem Vorgang, der Zahnen genannt wird, durch das Zahnfleisch. Das erste Gebiss bilden die Erst- oder Ausfallzähne (Milchzähne). Sie erscheinen in einer bestimmten Reihenfolge – gewöhnlich zuerst die unteren mittleren Schneidezähne, dann die oberen mittleren Schneidezähne. Zahnknospen für die bleibenden (zweiten) Zähne entwickeln sich gleichzeitig mit dem Wachstum der Milchzähne, ruhen jedoch bis zum fünften bis siebten Lebensjahr und beginnen dann zu wachsen. Nach und nach fallen die Milchzähne aus, wenn die bleibenden Zähne erscheinen.

Körpersystem:	Verdauungsapparat
Lage:	Mundhöhle
Funktion:	Beißen und Kauen
Bestandteile:	Zahnschmelz, Zahnbein, Bindegewebe, Blutgefäße, Nerven
Verbundene Regionen:	Mundhöhle, Kieferknochen

Speicheldrüsen

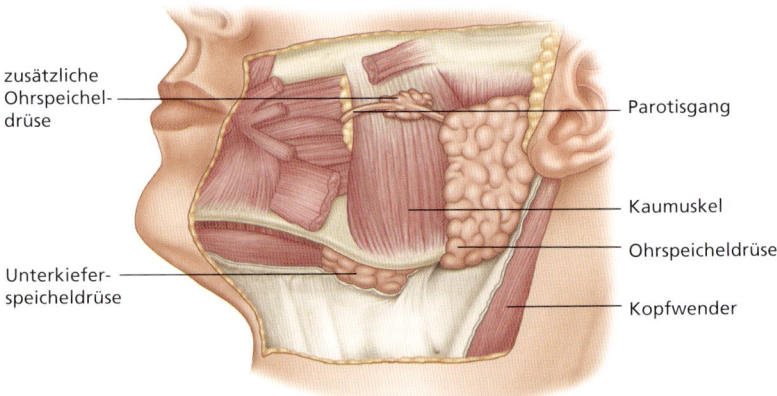

zusätzliche Ohrspeicheldrüse

Parotisgang

Kaumuskel

Ohrspeicheldrüse

Unterkieferspeicheldrüse

Kopfwender

Die Speicheldrüsen produzieren täglich zusammen zirka drei Viertel Liter an Speichel. Speichel spielt eine wichtige Rolle bei der Befeuchtung und dem Schutz von Mund und Zähnen und hilft beim Kauen und Herunterschlucken von Nahrung. Es gibt drei Hauptspeicheldrüsenpaare – die Ohrspeicheldrüsen (die größte Drüse, die kurz vor dem Ohr liegt), die Unterkieferspeicheldrüsen und die Unterzungenspeicheldrüsen, die ungefähr 90 Prozent des Speichels bereitstellen, während der Rest von kleineren Drüsen in den Wangen, den Lippen und dem Gaumen produziert wird. Es gibt zwei charakteristische Arten von Speichel produzierenden Zellen, die sich am Ende einer verästelten Reihe von Kanälen in den Drüsen befinden. Muköse (Schleim produzierende) Zellen bilden ein zähes, muzinreiches Produkt, und seröse (Serum absondernde) Drüsenzellen produzieren eine wässrige Flüssigkeit, die das Enzym Amylase enthält

Körpersystem:	Verdauungsapparat
Lage:	um die Mundhöhle herum
Funktion:	produzieren Speichel, der wichtig für die Befeuchtung ist und die erste Verdauung der Nahrung unterstützt
Bestandteile:	Ohrspeicheldrüsen, Unterkieferspeicheldrüsen, Unterzungenspeicheldrüsen
Verbundene Regionen:	Mundhöhle, einige Arterien und Nerven

Unterkieferspeicheldrüse und Unterzungenspeicheldrüse

kleine Ausführgänge der
Unterzungenspeicheldrüse

Unterzungen-
speicheldrüse

Unterkiefer-
körper

Wharton-Gang

Unterkiefer-
speicheldrüse

Die beiden kleineren Speicheldrüsenpaare sind die Unterkieferspeicheldrüsen und die Unterzungenspeicheldrüsen, die im Mundboden liegen. Die Unterkieferspeicheldrüsen haben die ungefähre Größe einer Walnuss und bestehen aus zwei Teilen – einem großen oberflächlichen Teil und einem kleineren tiefen Teil. Der Speichel, der in diesen Drüsen produziert wird, läuft über den Wharton-Gang zur Unterseite der Zunge. Die Unterzungenspeicheldrüsen sind die kleinsten der Hauptspeicheldrüsen. Sie liegen unterhalb der Zunge in der Unterzungengrube und reichen fast bis zur Mittelrinne der Zunge. Im Gegensatz zu den anderen Drüsen besitzen die Unterzungenspeicheldrüsen keinen größeren Sammelausführgang, sondern viele kleinere, die zum Mundboden oder zum Wharton-Gang führen.

Körpersystem:	Verdauungsapparat
Lage:	um die Mundhöhle herum
Funktion:	produzieren Speichel, der wichtig für die Befeuchtung ist und die erste Verdauung der Nahrung unterstützt
Bestandteile:	Ohrspeicheldrüsen, Unterkieferspeicheldrüsen, Unterzungenspeicheldrüsen
Verbundene Regionen:	Mundhöhle, einige Arterien und Nerven

Unterschläfengrube

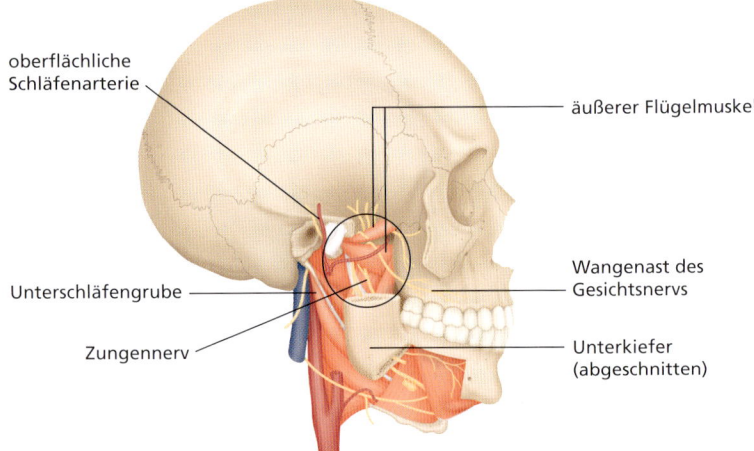

oberflächliche
Schläfenarterie

äußerer Flügelmuskel

Wangenast des
Gesichtsnervs

Unterschläfengrube

Zungennerv

Unterkiefer
(abgeschnitten)

Die Unterschläfengrube ist eine Höhle an der Schädelseite, in der eine Reihe von wichtigen Nerven, Blutgefäßen und Muskeln untergebracht sind, die am Kauvorgang beteiligt sind. Die Grube liegt im Schädel unterhalb des Wangenknochens und vor dem Ohr. Zu den Strukturen innerhalb der Unterschläfengrube gehören auch die Flügelmuskeln, die dabei helfen, den Kiefer zu öffnen, das Venengeflecht auf den Flügelmuskeln (ein Netzwerk aus Gefäßen, das die Muskeln umgibt) und die Oberkieferarterie. Darüber hinaus verlaufen mehrere wichtige Nerven, die das Gesicht versorgen, durch die Grube, vor allem Äste des Gesichtsnervs und des 3. Asts des Trigeminusnervs (des Unterkiefernervs) sowie des Arnold-Ganglions, eines Teils des vegetativen Nervensystems.

Körpersystem:	Bewegungsapparat
Lage:	Mulde an der Kopfseite
Funktion:	beherbergt Nerven, Blutgefäße und Muskeln
Bestandteile:	Bereich, der von den Schädelknochen umgeben ist
Verbundene Regionen:	Flügelmuskeln, Unterkieferast und Gesichtsnerv, Oberkieferarterie, Venengeflecht auf den Flügelmuskeln

Flügelgaumengrube

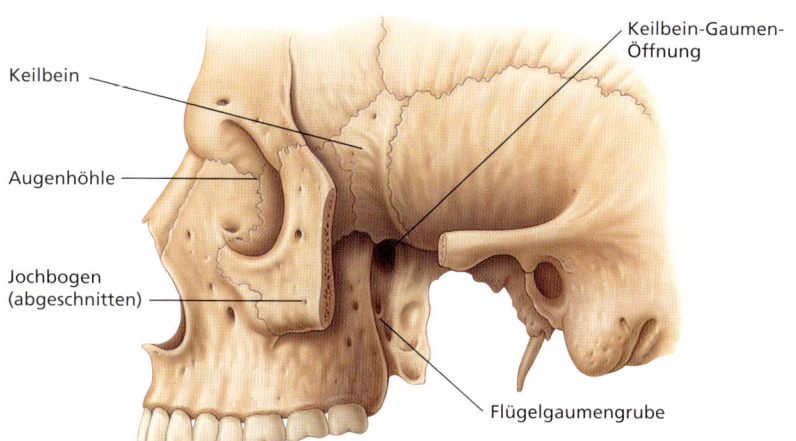

Keilbein-Gaumen-Öffnung

Keilbein

Augenhöhle

Jochbogen (abgeschnitten)

Flügelgaumengrube

Direkt hinter dem Oberkiefer liegt ein kleiner trichterförmiger Raum: die Flügelgaumengrube. Sie stellt ein Verteilungszentrum dar, das mit allen Hauptregionen des Kopfes in Verbindung steht, wie zum Beispiel dem Mund, der Nase, den Augen, dem Gesicht, der Unterschläfengrube und auch dem Gehirn. Die Flügelgaumengrube enthält wichtige Nerven und Blutgefäße, zu denen auch die Oberkieferarterie und der Oberkiefernerv sowie das Flügelgaumenganglion gehören, die alle den Bereich durch die Keilbein-Gaumen-Öffnung betreten und verlassen. Im Flügelgaumenganglion laufen viele verschiedene Nerven zusammen, die sich in der Flügelgaumengrube vereinen. Außerdem ist das Ganglion eine Schaltstation für Nervenfasern, die die Drüsensekretionen kontrollieren.

Körpersystem:	Bewegungsapparat
Lage:	hinter dem Oberkiefer
Funktion:	beherbergt Nerven und Blutgefäße
Bestandteile:	Bereich, der von den Schädelknochen umgeben ist
Verbundene Regionen:	Oberkieferarterie und Oberkieferast, Flügelgaumenganglion

Oberkieferarterie

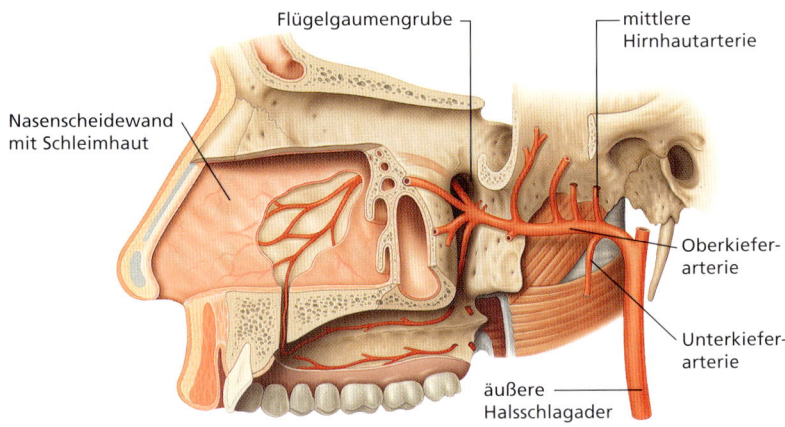

Flügelgaumengrube

mittlere Hirnhautarterie

Nasenscheidewand mit Schleimhaut

Oberkiefer-arterie

Unterkiefer-arterie

äußere Halsschlagader

Die Oberkieferarterie ist der größere der beiden Endäste der äußeren Halsschlagader im Hals. Fast unmittelbar am Anfang verlassen zahlreiche Äste, wie die Unterkieferarterie, die mittlere Hirnhautarterie und kleine Äste zum Innenohr, die Hauptader, die dann zum Unterkiefer hin und schließlich entlang des äußeren Flügelmuskels bis zur Flügelgaumengrube verläuft. In der Grube teilt sich die Arterie in viele kleinere Gefäße, die die oberen Zähne, die Oberlippe, die Nasenhöhle, den harten und den weichen Gaumen, die Haut des unteren Augenlids, die Nasennebenhöhlen, die Augenhöhle und die Nase mit sauerstoffreichem Blut versorgen. Die Kaumuskeln werden ebenfalls von der Oberkieferarterie versorgt.

Körpersystem:	Herz-Kreislauf-System
Lage:	Endast der äußeren Halsschlagader
Funktion:	versorgt viele Strukturen im Kopf mit sauerstoffreichem Blut
Bestandteile:	viele tiefe und oberflächliche Äste
Verbundene Regionen:	Gesicht, Nasenhöhle, harter und weicher Gaumen, Zähne des Oberkiefers, Nebenhöhlen, Innenohr, äußere Halsschlagader, Herz

Ohr

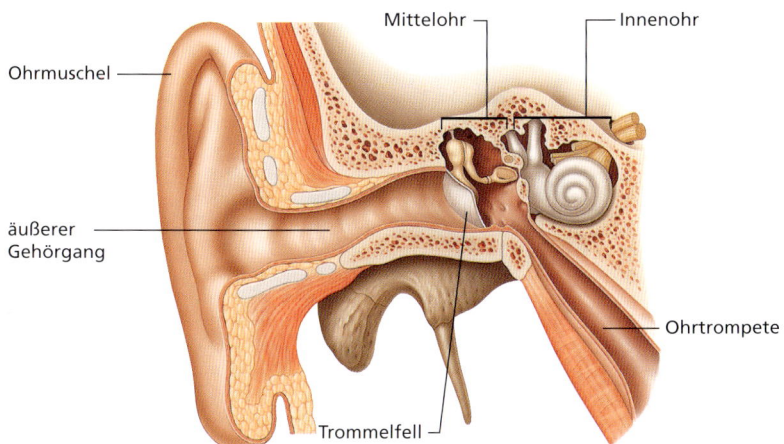

Mittelohr

Innenohr

Ohrmuschel

äußerer
Gehörgang

Ohrtrompete

Trommelfell

Das Ohr kann anatomisch in drei Teile geteilt werden: das äußere und das Mittelohr, beide sammeln und übermitteln Töne, und das Innenohr, das Hör- und Gleichgewichtsorgan. Das äußere Ohr setzt sich aus dem sichtbaren Teil, der Ohrmuschel, die aus Haut und Knorpel besteht, und dem äußeren Gehörgang, der Schallwellen zum Mittelohr leitet, zusammen. Im Inneren des äußeren Gehörgangs befinden sich winzige Härchen sowie Zeruminaldrüsen, die Ohrenschmalz (Wachs) absondern. Diese Kombination aus Wachs und Haaren hilft zu verhindern, dass Staub und Fremdkörper in das Ohr gelangen. Am inneren Ende des Gehörgangs liegt das Trommelfell, das als Antwort auf Schallwellen vibriert und die Grenze zwischen äußerem und Mittelohr markiert.

Körpersystem:	spezielle Sinne
Lage:	auf beiden Seiten des Kopfes, erstreckt sich nach innen
Funktion:	sammelt und übermittelt Schallwellen; Hör- und Gleichgewichtsorgan
Bestandteile:	äußeres, Mittel- und Innenohr
Verbundene Regionen:	Schädel, Hör- und Gleichgewichtsnerv, Gehirn

Mittelohr

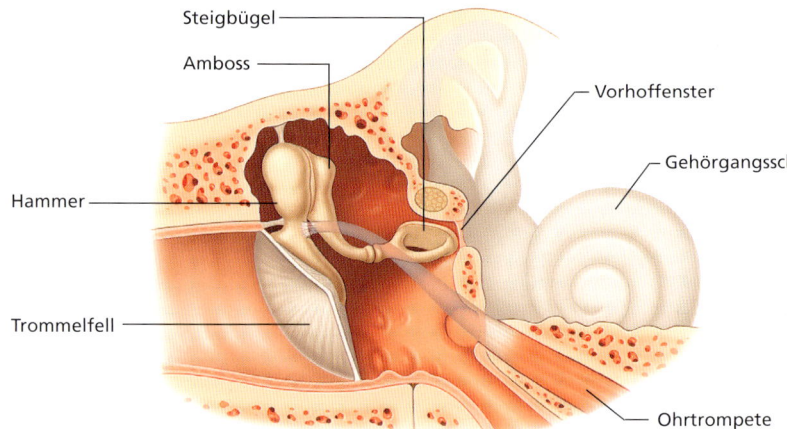

Steigbügel

Amboss

Vorhoffenster

Gehörgangssch

Hammer

Trommelfell

Ohrtrompete

Jenseits des Trommelfells befindet sich das Mittelohr, eine mit Luft gefüllte Höhle, die an der Übermittlung von Geräuschen zum Innenohr beteiligt und über die Ohrtrompete (Eustachi-Röhre) mit dem Rachen verbunden ist. Innerhalb des Mittelohrs gibt es drei winzige Knochen, die Gehörknöchelchen, die so miteinander verbunden sind, dass sie Bewegungen des Trommelfells zum Vorhoffenster am Eingang zum Innenohr übertragen. Der erste Knochen, der Hammer, ist an einem Ende mit der Innenfläche des Trommelfells und am anderen Ende mit dem zweiten Knochen, dem Amboss, verbunden. Der Steigbügel ist das dritte Gehörknöchelchen; er ist sowohl mit dem Amboss als auch mit dem Vorhoffenster verbunden. Alle drei Gehörknöchelchen werden durch winzige Bänder an ihrem Platz gehalten.

Körpersystem:	spezielle Sinne
Lage:	zwischen Trommelfell und Innenohr
Funktion:	überträgt Töne in Form von Vibrationen vom Trommelfell zum Innenohr; hält den richtigen Druck im Ohr aufrecht
Bestandteile:	Hammer, Amboss, Steigbügel, Ohrtrompete
Verbundene Regionen:	äußeres und Innenohr, Rachen

Innenohr

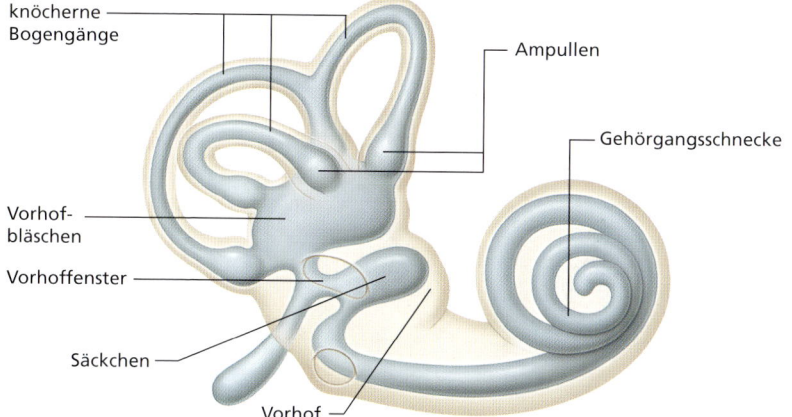

knöcherne Bogengänge

Ampullen

Gehörgangsschnecke

Vorhofbläschen

Vorhoffenster

Säckchen

Vorhof

Dieser Teil des Ohrs enthält die Hör- und Gleichgewichtsorgane. Das Innenohr hat zwei Abteilungen: Das äußere, knöcherne Labyrinth ist ein Kanalsystem und verfügt über drei Regionen: den Vorhof, die knöchernen Bogengänge und die Gehörgangsschnecke. Das innere, membranöse Labyrinth besteht aus einer Reihe von miteinander verbundenen Beuteln oder Kanälen, die im knöchernen Labyrinth liegen. Der Vorhof ist das Zentrum des knöchernen Labyrinths und enthält zwei membranöse Beutel, das Säckchen und das Vorhofbläschen, die Informationen über die Lage des Kopfes bereitstellen, während die knöchernen Bogengänge Rezeptoren enthalten, die Kopfbewegungen aufnehmen. Die Gehörgangsschnecke ist ein knöcherner, spiralförmiger Kanal, der das Hörorgan, das Corti-Organ, enthält.

Körpersystem:	spezielle Sinne
Lage:	tief im Schädel hinter der Augenhöhle
Funktion:	enthält Hör- und Gleichgewichtsorgane
Bestandteile:	äußeres knöchernes Labyrinth, das den Vorhof, die knöchernen Bogengänge und die Gehörgangsschnecke enthält, inneres membranöses Labyrinth
Verbundene Regionen:	äußeres und Mittelohr, Hör- und Gleichgewichtsnerv, Gehirn

Im Inneren des Halses

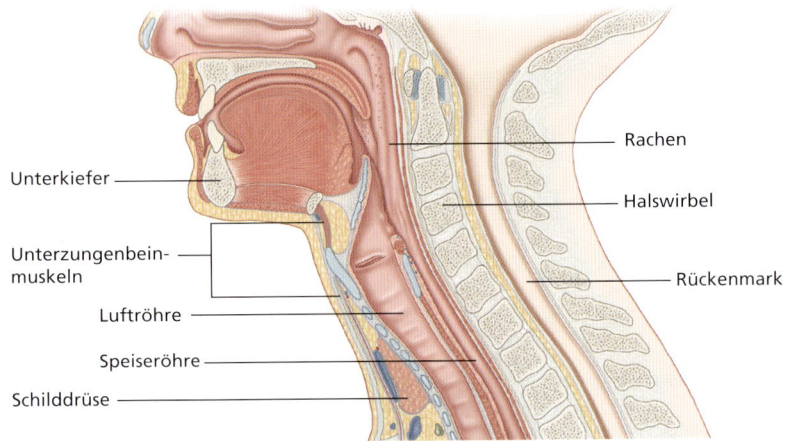

Rachen

Unterkiefer

Halswirbel

Unterzungenbein-
muskeln

Rückenmark

Luftröhre

Speiseröhre

Schilddrüse

Der Hals ist als die Region definiert, die zwischen dem unteren Teil des Unterkiefers und dem oberen Teil des Schlüsselbeins liegt. Innerhalb dieses relativ kleinen Bereichs befinden sich zahlreiche lebenswichtige Strukturen, die eng beieinander zwischen Schichten von Bindegewebe liegen, die dazu dienen, sie zu schützen und zu verankern. Sowohl die Luftröhre als auch die Speiseröhre ziehen vom Mund aus durch den Hals nach unten, um in die Lungen beziehungsweise den Magen zu münden. Um die Luftröhre gewickelt ist die Schilddrüse, die Hormone absondert, die bei der Kontrolle der inneren Umgebung des Körpers helfen. Die wichtigste Struktur ist das Rückenmark, das von Halswirbeln umhüllt und von ihnen geschützt wird.

Körpersystem:	verschieden
Lage:	zwischen dem Unterkiefer und dem Schlüsselbein
Funktion:	verbindet den Kopf mit dem Körper und lässt Kopfbewegungen zu; beherbergt wichtige Strukturen wie Luft- und Speiseröhre
Bestandteile:	Haut, Muskeln, Bindegewebe, Rückenmark, Halswirbel, Luftröhre, Speiseröhre, Schilddrüse
Verbundene Regionen:	Kopf, Brustkorb

Halsmuskeln

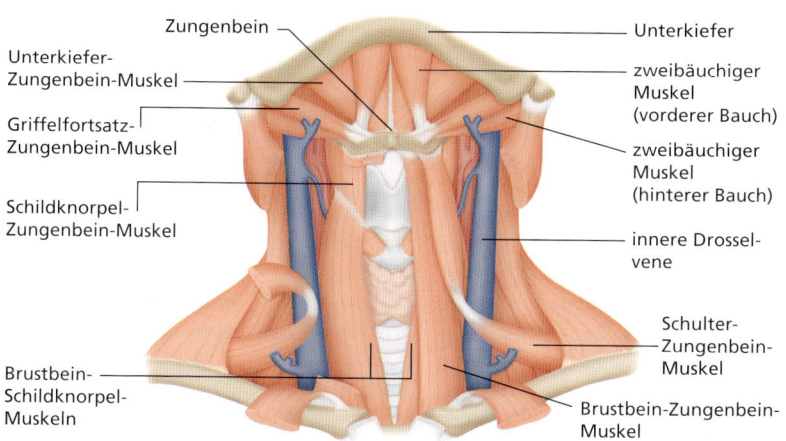

Zungenbein

Unterkiefer-Zungenbein-Muskel

Griffelfortsatz-Zungenbein-Muskel

Schildknorpel-Zungenbein-Muskel

Brustbein-Schildknorpel-Muskeln

Unterkiefer

zweibäuchiger Muskel (vorderer Bauch)

zweibäuchiger Muskel (hinterer Bauch)

innere Drossel-vene

Schulter-Zungenbein-Muskel

Brustbein-Zungenbein-Muskel

Zwei Muskelgruppen – die Muskeln oberhalb und die unterhalb des Zungenbeins – verlaufen vorne am Hals vom Kiefer bis zum Brustbein. Diese Muskeln sind für die Bewegungen des Unterkiefers, des Zungenbeins und des Kehlkopfes verantwortlich und haben eine besondere Bedeutung beim Schlucken. Die paarweise angeordneten Muskeln oberhalb des Zungenbeins liegen zwischen Unterkiefer und Zungenbein. Zu ihnen gehören der zweibäuchige Muskel, dessen Bäuche durch ein Band verbunden sind, der Griffelfortsatz-Zungenbein-Muskel, der Kinn-Zungenbein-Muskel und der Unterkiefer-Zungenbein-Muskel, der den Mundboden bildet. Die bandförmigen Unterzungenbeinmuskeln liegen zwischen Zungen- und Brustbein. Zu ihnen gehören der Brustbein-Zungenbein-Muskel, der Schulter-Zungenbein-Muskel, der Schildknorpel-Zungenbein-Muskel und die Brustbein-Schildknorpel-Muskeln.

Körpersystem:	Bewegungsapparat
Lage:	verlaufen längsseitig vorne am Hals
Funktion:	ermöglichen Bewegungen im Kiefer, Zungenbein und Kehlkopf; sie spielen eine besondere Rolle beim Schlucken.
Bestandteile:	Muskelgruppen oberhalb und unterhalb des Zungenbeins
Verbundene Regionen:	andere Strukturen im Hals, Unterkiefer, Schlüsselbein, Brustbein

Rippenhalter-Muskeln und vor der Wirbelsäule liegende Halsmuskeln

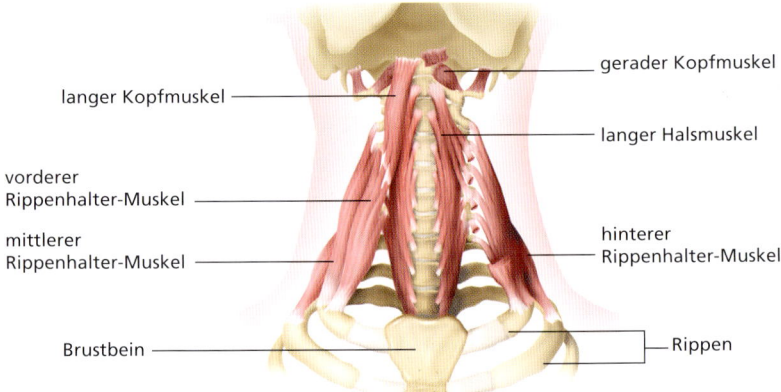

langer Kopfmuskel

gerader Kopfmuskel

langer Halsmuskel

vorderer Rippenhalter-Muskel

mittlerer Rippenhalter-Muskel

hinterer Rippenhalter-Muskel

Brustbein

Rippen

Der Schwerpunkt im Kopf liegt vor der Wirbelsäule; die Muskeln und Bänder des Rückens und des Halses müssen hart arbeiten, um zu verhindern, dass der Kopf nach vorne fällt. Ein Großteil der Bewegungen des Kopfes nach vorne und nach hinten wird durch die koordinierten Bewegungen der Beugemuskeln im Hals erreicht: die Rippenhalter-Muskeln, die prävertebralen Halsmuskeln und die mächtigen Kopfwender. Die drei Rippenhalter-Muskeln verlaufen an jeder Seite der Halswirbel und sind mit der ersten und zweiten Rippe verbunden. Diese Muskeln helfen auch dabei, die ersten beiden Rippen während des Einatmens zu heben. Die prävertebralen Muskeln liegen vor den Halswirbeln; einige erstrecken sich vom Schädel bis zu den ersten Halswirbeln und andere bis zum Brustbein.

Körpersystem:	Bewegungsapparat
Lage:	Die Rippenhalter-Muskeln verlaufen von den Halswirbeln bis zu den Rippen; die vor der Wirbelsäule liegenden (prävertebralen) Muskeln verlaufen vom Schädel bis zu den Halswirbeln oder zum Brustbein.
Funktion:	halten den Kopf stabil und aufrecht, ermöglichen Kopf- und Halsbewegungen, heben die beiden ersten Rippen während des Einatmens
Bestandteile:	vorderer Rippenhalter-Muskel, mittlerer Rippenhalter-Muskel, hinterer Rippenhalter-Muskel, langer Kopfmuskel und langer Halsmuskel
Verbundene Regionen:	Schädel, Wirbel, Rippen

Kopfwender

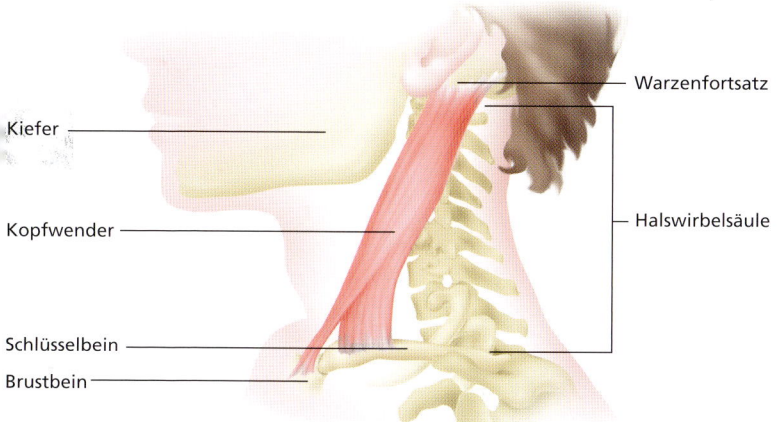

Kiefer

Kopfwender

Schlüsselbein

Brustbein

Warzenfortsatz

Halswirbelsäule

Die Kopfwender sind die Hauptbeugemuskeln des Kopfes. Diese mächtigen Muskeln sind vorne am Hals auf beiden Seiten deutlich unter der Haut sichtbar. Sie verlaufen vom Warzenfortsatz (einer Wölbung an der Schädelbasis) hinunter zum Brustbein und Schlüsselbein. Am unteren Ende teilt sich jeder Muskel in zwei Abschnitte auf; einer ist mit der Vorderseite des oberen Brustbeins verbunden, während der andere, tiefere Abschnitt mit dem Schlüsselbein verbunden ist. Die Kopfwender arbeiten mit den anderen Beugemuskeln im Hals zusammen, um den Hals zu beugen und zu drehen. Jeder Muskel für sich kann den Kopf zur gegenüberliegenden Schulter drehen, ihn neigen oder zur Seite beugen.

Körpersystem:	Bewegungsapparat
Lage:	verlaufen vom Warzenfortsatz zum Brust- und Schlüsselbein
Funktion:	neigen und beugen den Kopf, beugen und drehen den Hals
Bestandteile:	zweiköpfiger Skelettmuskel
Verbundene Regionen:	Schädel, Brustbein, Schlüsselbein, andere Beugemuskeln im Kopf

Rachen

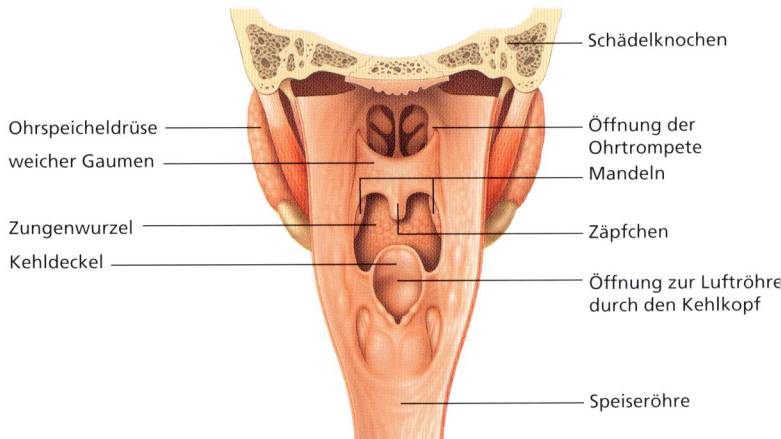

Schädelknochen

Ohrspeicheldrüse

weicher Gaumen

Öffnung der
Ohrtrompete

Mandeln

Zungenwurzel

Zäpfchen

Kehldeckel

Öffnung zur Luftröhre
durch den Kehlkopf

Speiseröhre

Der Rachen ist eine muskulöse Röhre auf der Hinterseite des Halses, die als Durchgang für Nahrung zur Speiseröhre und Luft zur Luftröhre dient. Diese Abbildung des offenen Rachens von hinten zeigt seine drei Teile. Der Nasenrachenraum liegt oberhalb des weichen Gaumens. Auf beiden Seiten des Nasenrachenraums befindet sich eine röhrenförmige Erhöhung, das Ende der Ohrtrompete, die es ermöglicht, den Luftdruck zwischen Rachen und Mittelohr auszugleichen. Der Mundrachenraum liegt hinten im Rachen. Sein Dach ist die Unterseite des weichen Gaumens und sein Boden wird von der Rückseite der Zunge gebildet. Der Kehlkopfrachenraum erstreckt sich vom Kehldeckel bis zum unteren Teil des Ringknorpels, wo er zur Speiseröhre wird.

Körpersystem:	Atemwege und Verdauungsapparat
Lage:	verläuft von der Nasenhöhle zur Spitze der Speiseröhre
Funktion:	dient als Durchgang für Nahrung und Luft
Bestandteile:	Nasenrachenraum, Mundrachenraum, Kehlkopfrachenraum
Verbundene Regionen:	Mund, Nasenhöhle, Speiseröhre, Luftröhre

Rachenmuskeln

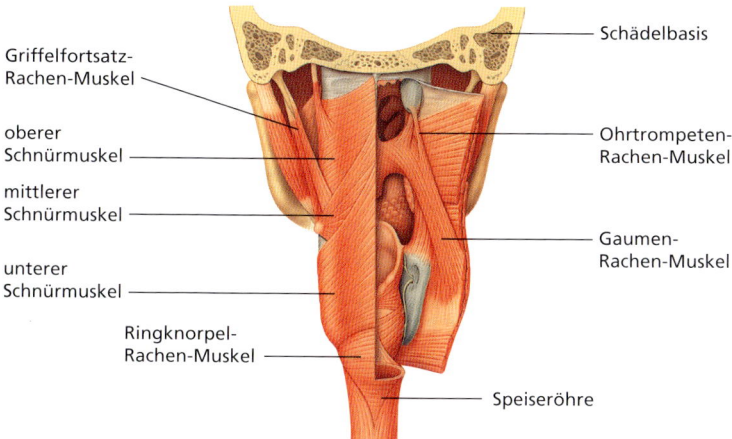

Griffelfortsatz-Rachen-Muskel

oberer Schnürmuskel

mittlerer Schnürmuskel

unterer Schnürmuskel

Ringknorpel-Rachen-Muskel

Schädelbasis

Ohrtrompeten-Rachen-Muskel

Gaumen-Rachen-Muskel

Speiseröhre

Es gibt sechs Muskelpaare, die den Rachen bilden. Eine Gruppe umfasst drei Paar Schnürmuskeln, die durch den Rachen verlaufen: den oberen, mittleren und unteren Schnürmuskel. Diese ziehen den Rachen zusammen, wobei sie Nahrung in die Speiseröhre hinunter drücken. Die Schnürmuskeln überlappen sich von unten nach oben (wie drei ineinandergesteckte Tassen) und wichtige Strukturen münden durch ihre Muskelzwischenräume in den Rachen. Die andere Gruppe wird aus drei Muskelpaaren gebildet, die von oberhalb des Rachens nach unten verlaufen: der Ohrtrompeten-Rachen-Muskel, der Griffelfortsatz-Rachen-Muskel und der Gaumen-Rachen-Muskel. Diese heben den Rachen während des Schluckens, wobei sie den Kehlkopf anheben und die Atemwege schützen.

Körpersystem:	Bewegungsapparat
Lage:	verlaufen durch den Rachen und von oben in den Rachen
Funktion:	drücken Nahrung nach unten in die Speiseröhre; heben den Rachen während des Schluckens an, heben den Kehlkopf und schützen die Atemwege
Bestandteile:	oberer, mittlerer und unterer Schnürmuskel, Ohrtrompeten-Rachen-Muskel, Griffelfortsatz-Rachen-Muskel und Gaumen-Rachen-Muskel
Verbundene Regionen:	Mund, Nasenhöhle, Speiseröhre, Luftröhre

Kehlkopf

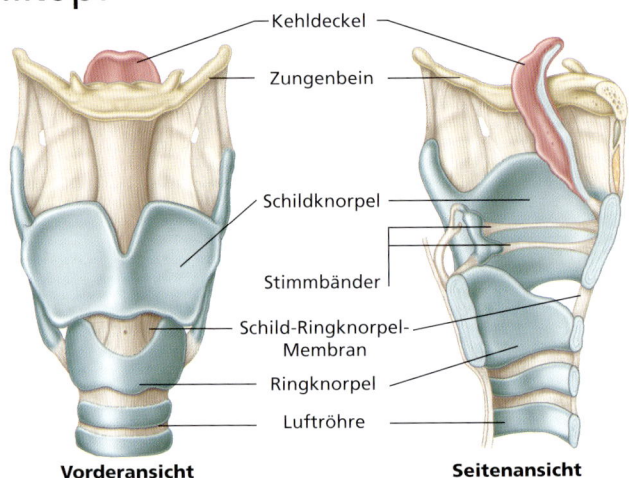

Kehldeckel

Zungenbein

Schildknorpel

Stimmbänder

Schild-Ringknorpel-
Membran

Ringknorpel

Luftröhre

Vorderansicht   **Seitenansicht**

Der Kehlkopf ist ein kurzer Durchgang im Hals zwischen Rachen und Luftröhre. Er hat drei wichtige Funktionen: Er stellt einen Durchgang für Nahrung und Luft dar, er verhindert mit Hilfe des Kehldeckels, eines löffelförmigen Knorpels, der den Durchgang beim Schlucken verschließt, dass Nahrung und Flüssigkeit in die Luftröhre gelangen, und er enthält die Stimmbänder und ist daher für die Stimmbildung verantwortlich. Das Organ besteht aus neun Knorpeln (drei einzelnen und drei paarigen), die durch Membranen, Bänder und Muskeln miteinander verbunden sind. Die großen einzelnen Knorpel sind der Schildknorpel (allgemein als Adamsapfel bekannt), der Kehldeckel und der Ringknorpel.

Körpersystem:	Atemwege
Lage:	im Hals zwischen Rachen und Speiseröhre
Funktion:	stellt Durchgang für Nahrung, Flüssigkeit und Luft zur Verfügung; verhindert, dass Nahrung und Flüssigkeit in die Atemwege gelangen; verantwortlich für die Lautbildung
Bestandteile:	neun Knorpel (drei einzelne und drei paarige), Stimmbänder
Verbundene Regionen:	Rachen, Speiseröhre, Schilddrüse

Kehlkopfmuskeln

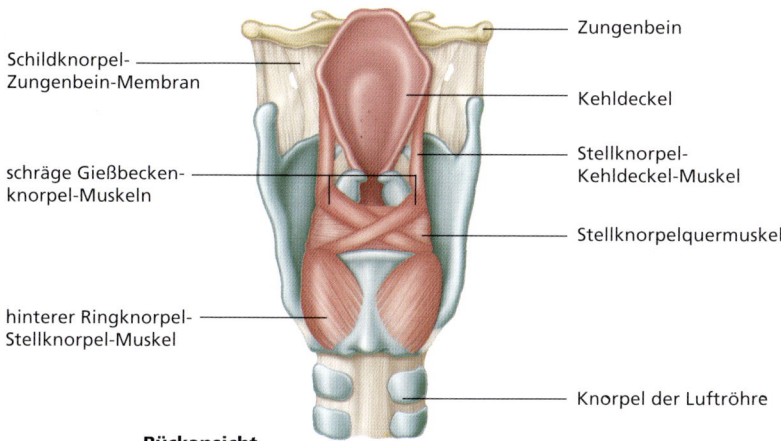

Schildknorpel-
Zungenbein-Membran

schräge Gießbecken-
knorpel-Muskeln

hinterer Ringknorpel-
Stellknorpel-Muskel

Zungenbein

Kehldeckel

Stellknorpel-
Kehldeckel-Muskel

Stellknorpelquermuskel

Knorpel der Luftröhre

Rückansicht

Die Kehlkopfmuskeln dienen dazu, den Eingang zu den Atemwegen während des Schluckens zu verschließen, um zu verhindern, dass Nahrung oder Flüssigkeit in die Luftröhre gelangt. Während des Schluckens wird der Kehldeckel, zusammen mit dem Rest des Kehlkopfs, angehoben. Trifft die vordere Oberfläche des Kehldeckels auf den hinteren Teil der Zunge, schnellt sie über den Kehlkopfeingang zurück. Die Stellknorpel-Kehldeckel-Muskeln sind direkt mit dem Kehldeckel verbunden und helfen in Verbindung mit den schrägen Gießbeckenknorpel-Muskeln dabei, ihn nach vorne zu ziehen. Der Stellknorpelquermuskel schließt den vorderen Teil der Glottis (der Lücke zwischen den Stimmbändern), die die Sprachbildung ermöglicht. Der hintere Ringknorpel-Stellknorpel-Muskel öffnet die Glottis.

Körpersystem:	Atemwege
Lage:	im Hals zwischen Rachen und Speiseröhre
Funktion:	verschließen den Kehldeckel, damit weder Nahrung noch Flüssigkeit in die Atemwege gelangen; öffnen und schließen die Glottis zur Sprachbildung
Bestandteile:	Stellknorpel-Kehldeckel-Muskel, Stellknorpelquermuskel, schräge Gießbeckenknorpel-Muskeln, hinterer Ringknorpel-Stellknorpel-Muskel
Verbundene Regionen:	Stimmbänder, Kehldeckel

Schilddrüse

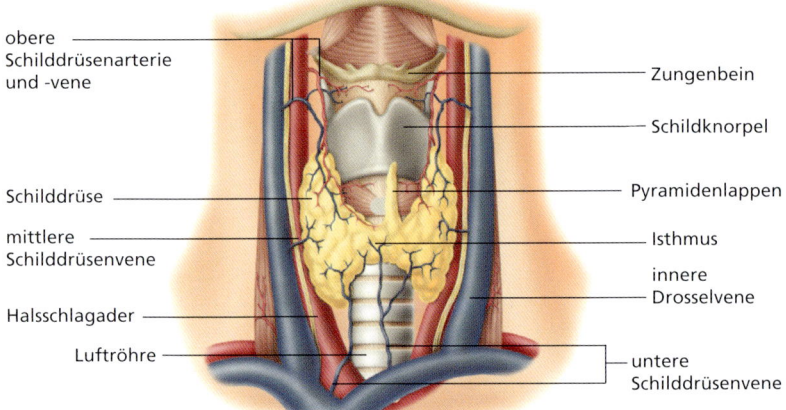

obere Schilddrüsenarterie und -vene

Zungenbein

Schildknorpel

Schilddrüse

Pyramidenlappen

mittlere Schilddrüsenvene

Isthmus

innere Drosselvene

Halsschlagader

Luftröhre

untere Schilddrüsenvene

Die Schilddrüse ist eine große schmetterlingsförmige endokrine Drüse, die knapp unter dem Kehlkopf um die Luftröhre gewickelt ist. Die Drüse produziert zwei wichtige Hormone – Trijodthyronin und Thyroxin –, die eine Rolle in der Wachstums- und Stoffwechselkontrolle spielen. Außerdem sondert sie das Hormon Kalzitonin ab, das die Regulierung des Kalziumspiegels im Blut unterstützt. Die Drüse, die aus hohlen, runden Beuteln besteht, hat zwei Lappen, die durch eine »Enge«, den Isthmus, verbunden sind. Darüber hinaus gibt es manchmal einen kleinen pyramidenartigen Fortsatz (Pyramidenlappen), der sich von der Enge aus erstreckt. Die obere und die untere Schilddrüsenarterie versorgen die Drüse mit 80 bis 120 Milliliter Blut pro Minute.

Körpersystem:	endokrines System
Lage:	unter dem Kehlkopf um die Luftröhre gewickelt
Funktion:	sondert Hormone ab, die an der Stoffwechsel-, Wachstums- und Kalziumregulierung beteiligt sind
Bestandteile:	zwei Lappen und ein verbindender Isthmus
Verbundene Regionen:	Blutkreislauf, Luftröhre

Nebenschilddrüsen

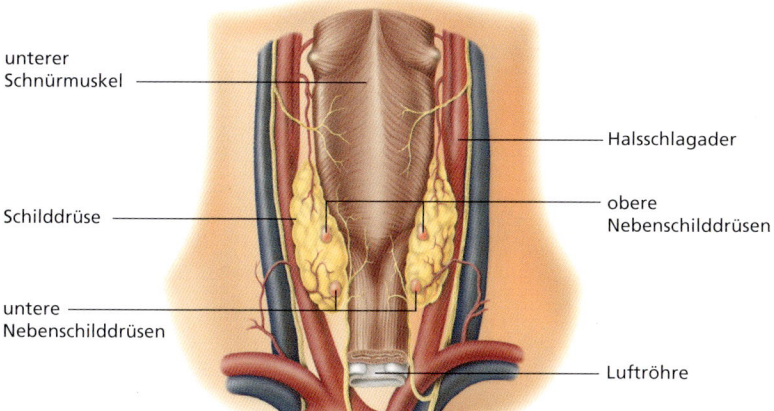

unterer
Schnürmuskel

Halsschlagader

obere
Nebenschilddrüsen

Schilddrüse

untere
Nebenschilddrüsen

Luftröhre

Die kleinen, erbsengroßen Nebenschilddrüsen (obere und untere) sind in der
hinteren Oberfläche der Schilddrüsenlappen eingebettet. Es gibt üblicherweise
vier Drüsen, aber ihre Zahl variiert von Mensch zu Mensch. Manchmal liegen die
Nebenschilddrüsen in anderen Teilen des Halses oder sogar im Brustkorb. Jede
Drüse enthält eine große Anzahl von »Hauptzellen«, die das Parathormon absondern.
Zusammen mit Kalzitonin und Vitamin D kontrolliert das Parathormon den Kal-
ziumspiegel im Körper. Parathormon wird ausgeschüttet, wenn der Kalziumgehalt
im Blut unter den normalen Wert fällt. Dann stimuliert es Knochen, Kalzium in den
Blutkreislauf abzugeben, und erhöht die Kalziumresorption durch die Nieren.

Körpersystem:	endokrines System
Lage:	üblicherweise eingebettet in der Rückseite der Schilddrüse
Funktion:	produzieren das Parathormon, das den Kalziumspiegel im Blut reguliert
Bestandteile:	Drüsengewebe, das sekretorische „Hauptzellen" enthält
Verbundene Regionen:	Schilddrüse, Knochen, Nieren

Lymphdrainage von Kopf und Hals

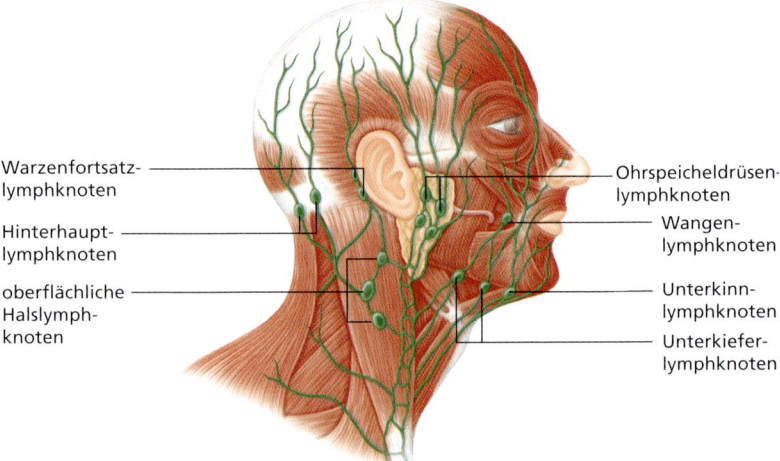

Warzenfortsatz-
lymphknoten

Hinterhaupt-
lymphknoten

oberflächliche
Halslymph-
knoten

Ohrspeicheldrüsen-
lymphknoten

Wangen-
lymphknoten

Unterkinn-
lymphknoten

Unterkiefer-
lymphknoten

Das lymphatische System ist ein Netzwerk aus Gefäßen und Knoten im ganzen Körper, dessen Rolle darin besteht, überschüssige Flüssigkeit vom Körpergewebe abzuleiten und in den Blutkreislauf zurückzuführen. Lymphknoten, oder -drüsen, filtern die sie durchlaufende Flüssigkeit, wobei sie Fremdkörper aufspüren und manchmal auch zerstören. Die Lymphknotengruppen des Kopfes und des Halses sind gemäß der in ihrer Nähe liegenden Strukturen benannt. So liegen zum Beispiel die Halslymphknoten im Bereich der Halswirbel und die Ohrspeicheldrüsenlymphknoten grenzen an die Ohrspeicheldrüsen. Die paarigen Zungenmandeln sind selbst Lymphknoten. Tief im Hals liegen andere Knoten, die den Rachen, den Kehlkopf und die Luftröhre umgeben und entwässern.

Körpersystem:	lymphatisches System
Lage:	Knoten und Gefäße, die im Kopf und im Hals verteilt sind
Funktion:	leiten überschüssige Flüssigkeit von Gewebezellen ab, schützen vor Infektionen
Bestandteile:	zahlreiche Gefäße, Hinterhaupt-, Warzenfortsatz-, Ohrspeicheldrüsen-, Wangen, Unterkiefer-, Unterkinn-, vordere Hals-, oberflächliche Halslymphknoten
Verbundene Regionen:	Strukturen in Kopf und Hals

Halswirbel und -bänder

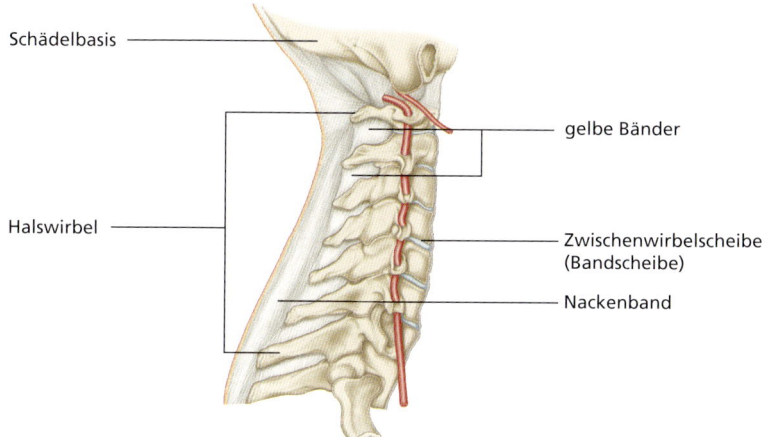

Schädelbasis

gelbe Bänder

Halswirbel

Zwischenwirbelscheibe
(Bandscheibe)

Nackenband

Es gibt sieben Halswirbel, die zusammen die Skelettstruktur des Halses bilden. Diese Wirbel schützen das Rückenmark, stützen den Schädel und ermöglichen Halsbewegungen. Der erste, der zweite und der siebte Halswirbel unterscheiden sich in der Struktur von den anderen. Der erste, der Atlas, besteht aus einem dünnen Knochenring, der direkt mit dem Schädel verbunden ist. Der zweite, der Axis, bildet eine stabile Basis für den Atlas. Der siebte Halswirbel hat den längsten Fortsatz der ganzen Wirbelsäule und kann leicht durch die Haut ertastet werden. Die Bänder im Hals spielen eine wichtige Rolle bei der Verbindung der Halswirbel miteinander, während sie eine große Anzahl an Bewegungen zulassen. Sie befestigen die Halswirbel aneinander und am Schädel.

Körpersystem:	Bewegungsapparat
Lage:	Die Wirbel liegen zwischen dem Schädel und den Brustwirbeln, die Bänder verlaufen zwischen den Wirbeln hoch zum Schädel.
Funktion:	Die Wirbel schützen und stützen das Rückenmark, stützen den Schädel und lassen Bewegungen zu; die Bänder stabilisieren und sichern die Halswirbel.
Bestandteile:	sieben Halswirbel, verschiedene tiefe und oberflächliche Bänder
Verbundene Regionen:	Schädel, Rückenmark, Brustwirbel

Wirbelsäule

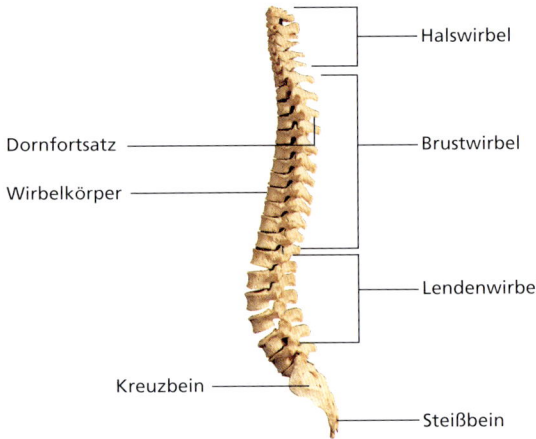

Halswirbel

Dornfortsatz

Brustwirbel

Wirbelkörper

Lendenwirbel

Kreuzbein

Steißbein

Die geschwungene Wirbelsäule, auch als Rückgrat bezeichnet, erstreckt sich vom Schädel bis zum Becken. Sie stützt und stabilisiert den ganzen Körper und bildet einen Verbindungspunkt für die Rippen und die Rückenmuskeln. Die Wirbelsäule beherbergt und schützt das empfindliche Rückenmark, das von der Hirnbasis kommend nach unten die zentrale Höhle der Wirbelsäule durchläuft. Die 26 Knochen, aus denen die Wirbelsäule besteht, sind so miteinander verbunden, dass sie Bewegungsflexibilität zulassen. Die Wirbelsäule wird in fünf Bereiche eingeteilt: sieben Halswirbel, zwölf Brustwirbel im Brustkorb, fünf Lendenwirbel, die den unteren Bereich des Rückens stützen, und schließlich das Kreuzbein und das Steißbein.

Körpersystem:	Bewegungsapparat
Lage:	verläuft vom Schädel bis zum Becken
Funktion:	stützt, stabilisiert und dient als Verbindungspunkt für Rippen und Muskeln; lässt flexible Bewegungen des Rückens zu, schützt das Rückenmark
Bestandteile:	Halswirbel, Brustwirbel, Lendenwirbel, Kreuzbein, Steißbein
Verbundene Regionen:	Schädel, Rippen, Becken, Muskeln und Bänder

Wirbel

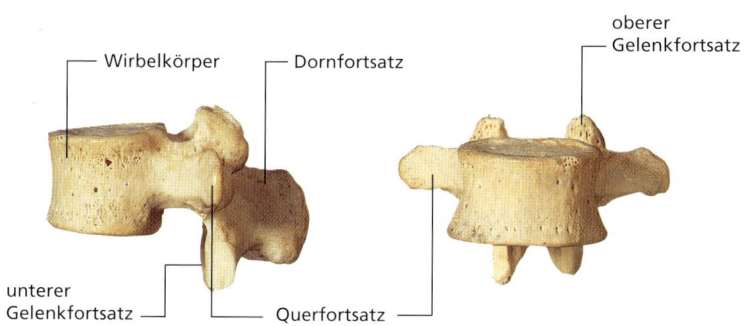

Wirbelkörper — Dornfortsatz — oberer Gelenkfortsatz

unterer Gelenkfortsatz — Querfortsatz —

Obwohl sich viele Wirbel der Wirbelsäule in Form und Größe unterscheiden, haben alle die gleiche grundlegende Struktur. Jeder Knochen besteht vorne aus einem zylindrischen Körper, dem Gewicht tragenden Bereich, einem Wirbelbogen hinter dem zylindrischen Körper und knöchernen Vorsprüngen, die Fortsätze genannt werden. Zwischen dem Körper und dem Wirbelbogen liegt das Wirbelloch, durch das das Rückenmark verläuft. Sieben Fortsätze ragen vom Wirbelbogen nach außen hervor. Dazu gehören der Dornfortsatz und zwei Querfortsätze, die als Verbindung für Muskeln und Bänder dienen. Andere Fortsätze, der obere und untere Gelenkfortsatz, bilden Gelenke zwischen den Wirbeln, um Bewegungen der Wirbelsäule zu ermöglichen.

Körpersystem:	Bewegungsapparat
Lage:	bilden die Wirbelsäule
Funktion:	stützen und stabilisieren und dienen als Verbindungspunkt für Rippen und Muskeln; lassen flexible Bewegungen des Rückens zu, schützen das Rückenmark
Bestandteile:	Körper, Wirbelbogen und Dornfortsatz, Querfortsätze, untere und obere Gelenkfortsätze
Verbundene Regionen:	Schädel, Rippen, Becken, Muskeln und Bänder

Bandscheiben

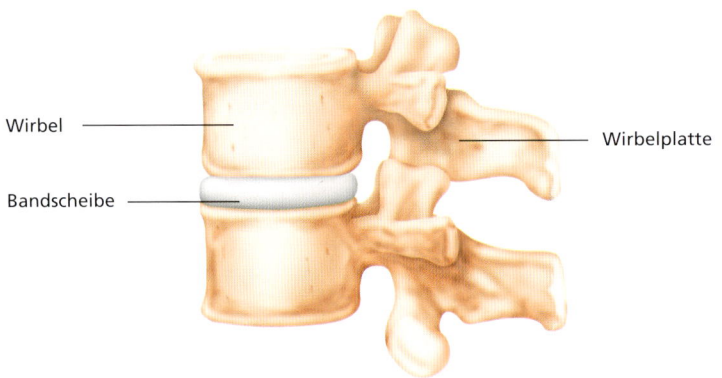

Wirbel

Bandscheibe

Wirbelplatte

Zwischen jedem Wirbel liegt eine flache scheibenförmige Struktur, die den Knochen abfedert und schützt und als Stoßdämpfer beim Laufen, Rennen und Springen dient. Ein Zusammendrücken der Scheiben ermöglicht außerdem leichte Bewegungen zwischen den einzelnen Knochen; zusammen ermöglicht dies der Wirbelsäule, sich über ihre volle Länge hinaus zu biegen. Jede Scheibe setzt sich aus Bindegewebe mit einem weichen zentralen Teil (dem geleeähnlichen Gallertkern) zusammen, das der Scheibe ihre Elastizität gibt und ein Zusammendrücken ermöglicht. Der Gallertkern ist vom Faserring umgeben, einer robusten Schicht fibrösen Bindegewebes, die die Ausweitung des Gallertkerns begrenzt und Widerstand gegen Spannungen in der Wirbelsäule leistet.

Körpersystem:	Bewegungsapparat
Lage:	zwischen jedem Wirbel in der Wirbelsäule
Funktion:	dient als Stoßdämpfer bei Bewegungen; verleiht der Wirbelsäule Flexibilität zum Dehnen und Beugen
Bestandteile:	zentraler Gallertkern und äußere fibröse Schicht, Faserring
Verbundene Regionen:	Wirbel, Wirbelbänder

Kreuz- und Steißbein

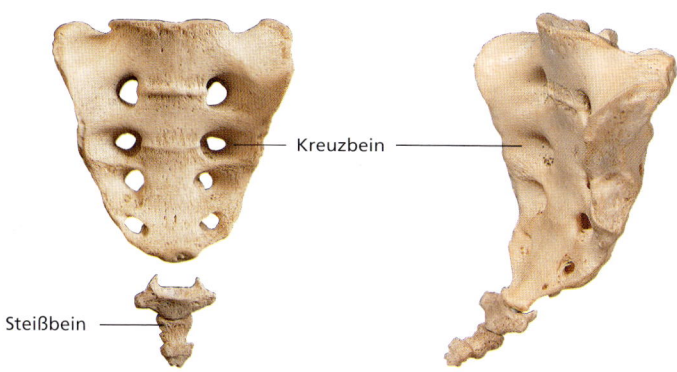

Kreuzbein

Steißbein

Innenfläche des Kreuzbeins

Seitenansicht des Kreuzbeins

Am Schwanzende der Wirbelsäule befinden sich zwei knöcherne Strukturen: das Kreuzbein und das Steißbein. Das Kreuzbein hat die Form eines umgedrehten Dreiecks und besteht aus fünf Kreuzbeinwirbeln. Es besitzt zahlreiche Funktionen: Es verbindet die Wirbelsäule mit den Knochen des Beckengürtels, wodurch das Körpergewicht gestützt wird, und schützt die Beckenorgane wie die Blase. Darüber hinaus dient es als Verbindung für die Muskeln, die den Oberschenkel bewegen. Das Steißbein ist an der Basis des Kreuzbeins befestigt und bildet den Rest des Schwanzes, der bei unseren Verwandten, den Primaten, zu sehen ist. Es besteht aus einem kleinen pyramidenförmigen Knochen und ermöglicht eine Anbindung der Bänder und Muskeln, die den Schließmuskel des Afters bilden.

Körpersystem:	Bewegungsapparat
Lage:	an der Basis der Wirbelsäule
Funktion:	verbinden die Wirbelsäule mit dem Beckengürtel, wodurch das Tragen des Körpergewichts unterstützt wird; schützen die Beckenorgane und stellen eine Anbindung für Muskeln zur Verfügung
Bestandteile:	neun verschmolzene Wirbel
Verbundene Regionen:	Wirbelsäule, Beckengürtel, verschiedene Muskeln

Kreuzbeingeflecht

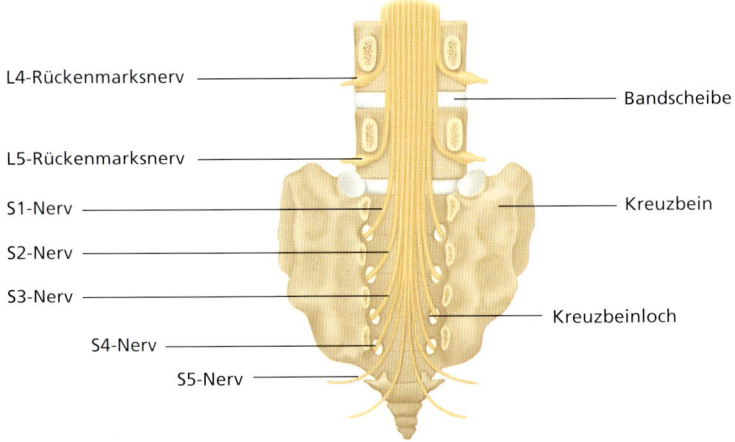

L4-Rückenmarksnerv

L5-Rückenmarksnerv

S1-Nerv

S2-Nerv

S3-Nerv

S4-Nerv

S5-Nerv

Bandscheibe

Kreuzbein

Kreuzbeinloch

Die Versorgung mit sensorischen und motorischen Nerven zum und vom Becken und zu und von den Beinen stammt von einem Netzwerk aus Nervenwurzeln, dem Kreuzbeingeflecht, das vor dem Kreuzbein liegt. Die Nerven im Kreuzbeingeflecht entspringen in der vierten und der fünften Lendennervenwurzel und der Kreuz–beinnervenwurzel. Am Kreuzbeingeflecht tauschen diese Wurzeln Fasern aus und formen sich zu Hauptnerven um. Hierzu gehören der obere und der untere Gesäßnerv, beide versorgen das Gesäß, sowie der Ischiasnerv, der die Beinmuskeln versorgt. Die parasympathischen Eingeweidenerven (S1, S2, S3) regulieren das Wasserlassen und die Darmentleerung, indem sie die inneren Schließmuskeln kontrollieren, und spielen auch eine Rolle bei der Erektion, indem sie die Arterien im Penis ausdehnen.

Körpersystem:	Zentralnervensystem
Lage:	die hintere Wand der Beckenhöhle vor dem Kreuzbein
Funktion:	Netzwerk aus Nerven, die das Gesäß, die Beine und die Genitalien versorgen; sie kontrollieren außerdem das Wasserlassen, die Darmentleerung und die Peniserektion
Bestandteile:	Kreuzbeinnervenwurzeln S1–S5, Lendennervenwurzeln L4–L5
Verbundene Regionen:	Rückenmark, zahlreiche Nerven

Rückenmark

Das Rückenmark ist eine Kommunikationsbahn in beiden Richtungen zwischen dem Gehirn und dem Körper. 31 Paare Rückenmarksnerven verlassen das Rückenmark durch Öffnungen in der Wirbelsäule; dadurch ist es Signalen möglich, nach unten zu wandern, um die Körperfunktionen zu kontrollieren, und nach oben, um Informationen zum Gehirn zurückzubringen. Das Rückenmark ist eine leicht flache, zylindrische Struktur von zirka 42 Zentimeter Länge. Es beginnt als Verlängerung des Marks, dem unteren Teil des Hirnstamms, und verläuft den Rücken entlang im Wirbelkanal, geschützt von den knöchernen Wirbeln. Das Rückenmark selbst endet am Markkegel, von wo aus Nerven als »Pferdeschweif« (Cauda equina) weiter nach unten verlaufen. Wie das Gehirn wird das Rückenmark von drei Häuten – der harten Rückenmarkshaut, der Spinnwebhaut und der weichen Rückenmarkshaut – bedeckt und geschützt und ist von Rückenmarksflüssigkeit umgeben.

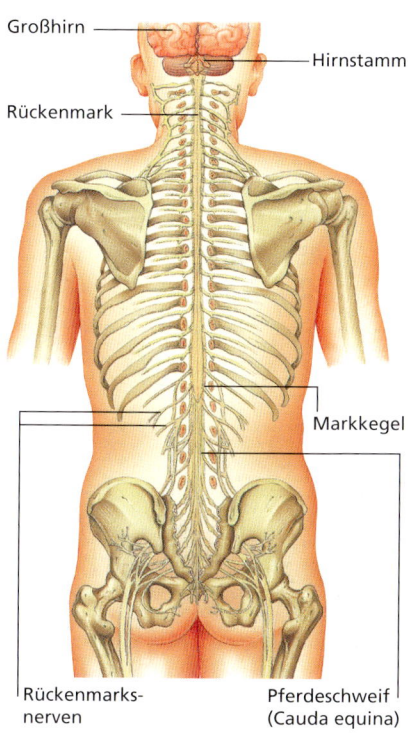

Großhirn

Hirnstamm

Rückenmark

Markkegel

Rückenmarksnerven

Pferdeschweif (Cauda equina)

Körpersystem:	Zentralnervensystem
Lage:	erstreckt sich vom Mark im Hirnstamm bis zu den Lendenwirbeln
Funktion:	Bahnen in beide Richtungen zwischen dem Gehirn und dem Körper, die es lebenswichtigen Nervenimpulsen ermöglichen, zwischen ihnen hin- und herzuwandern
Bestandteile:	graue Substanz und weiße Substanz, die Nervenzellen enthalten
Verbundene Regionen:	Wirbelsäule, Gehirn, viele andere Bereiche des Körpers

Rückenmarksbahnen

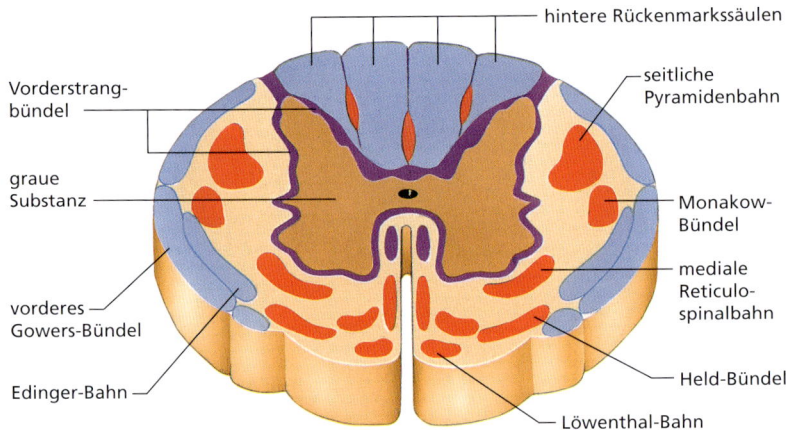

hintere Rückenmarkssäulen

seitliche Pyramidenbahn

Vorderstrang-bündel

graue Substanz

Monakow-Bündel

mediale Reticulo-spinalbahn

vorderes Gowers-Bündel

Edinger-Bahn

Held-Bündel

Löwenthal-Bahn

Im Querschnitt besitzt das Rückenmark typischerweise ein Zentrum grauer Substanz in Schmetterlingsform, umgeben von weißer Substanz. Innerhalb der weißen Substanz liegen zahlreiche paarige Bahnen, oder Ansammlungen von Nervenaxonen, die alle die gleiche Herkunft, das gleiche Ziel und die gleiche Funktion aufweisen. Aufsteigende Bahnen (hier blau eingezeichnet) übermitteln sensorische Informationen zu Berührung, Druck, Schmerz und Temperatur vom Körper zum Gehirn. Die absteigenden Bahnen (rot) transportieren Signale vom Gehirn zum Körper und sind insbesondere an der Bewegungskontrolle beteiligt. Extrapyramidale Bahnen (lila) besitzen Nervenfasern, die in beide Richtungen verlaufen, und sind an der Kontrolle des Gleichgewichts und der Koordinierung sowie der Körperhaltung und des Muskeltonus beteiligt.

Körpersystem:	Zentralnervensystem
Lage:	innerhalb der weißen Substanz des Rückenmarks
Funktion:	übermitteln sensorische Informationen vom Körper zum Gehirn; übermitteln Signale vom Gehirn, die Bewegungen, Gleichgewicht und Haltung betreffen
Bestandteile:	aufsteigende Bahnen, absteigende Bahnen, extrapyramidale Bahnen
Verbundene Regionen:	Wirbelsäule, Gehirn, viele Strukturen im Körper

Rückenmarksnerven

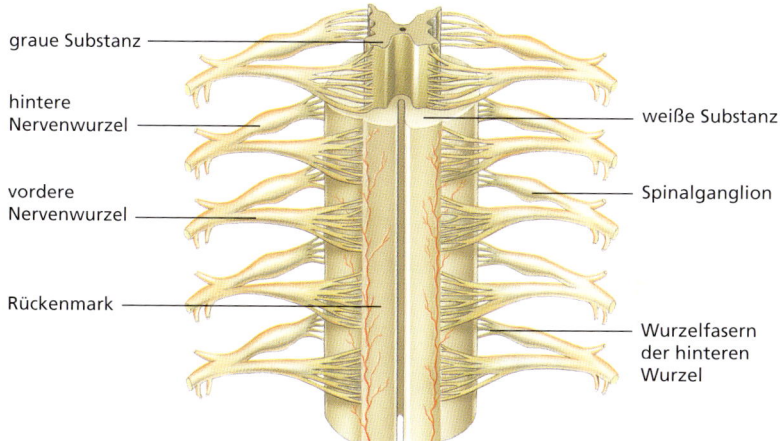

graue Substanz

hintere
Nervenwurzel

vordere
Nervenwurzel

Rückenmark

weiße Substanz

Spinalganglion

Wurzelfasern
der hinteren
Wurzel

Es gibt 31 Paare Rückenmarksnerven, angeordnet entlang des Rückenmarks auf beiden Seiten. Die Paare sind in Regionen eingeteilt: acht Hals-, zwölf Brust-, fünf Lenden-, fünf Kreuzbeinnerven und ein Steißbeinnerv. Jeder Rückenmarksnerv hat zwei Wurzeln. Die vordere (oder Bauch-)Wurzel enthält die Axone motorischer Nerven, die Impulse zur Kontrolle der Muskelbewegungen senden. Die hintere (oder Rücken-)Wurzel enthält Axone sensorischer Nerven, die sensorische Informationen vom Körper ins Rückenmark auf ihrem Weg zum Gehirn transportieren. Jede Wurzel wird aus einer Reihe von Wurzelfasern gebildet, die sie mit dem Rückenmark verbinden. Der Abschnitt des Rückenmarks, der die Wurzelfasern für eine hintere Wurzel zur Verfügung stellt, wird als Segment bezeichnet.

Körpersystem:	Zentralnervensystem
Lage:	entlang des Rückenmarks auf beiden Seiten angeordnet
Funktion:	übermitteln sensorische Informationen vom Körper zum Gehirn; übermitteln motorische Informationen vom Gehirn zu den Muskeln
Bestandteile:	acht Halsnerven, zwölf Brustnerven, fünf Lendennerven, fünf Kreuzbeinnerven, ein Steißbeinnerv
Verbundene Regionen:	Gehirn, Rückenmark, viele Strukturen im Körper

Rückenmarkshäute

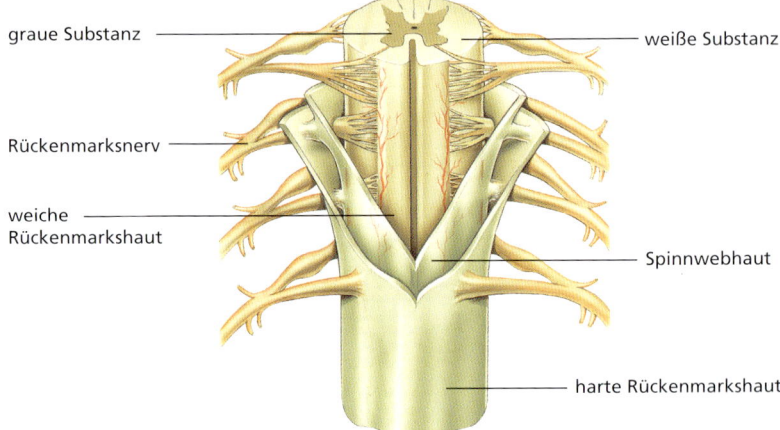

graue Substanz — weiße Substanz

Rückenmarksnerv

weiche Rückenmarkshaut

Spinnwebhaut

harte Rückenmarkshaut

Die Knochen der Wirbelsäule bilden den Hauptschutz für das Rückenmark, doch wie das Gehirn hat das Rückenmark einen zusätzlichen Schutz durch drei Häute – die Rückenmarkshäute –, die vom Inneren des Schädels nach unten verlaufen. Die harte Rückenmarkshaut ist die robuste Außenhaut und wird von den Wirbeln durch den Epiduralraum getrennt, der Fettgewebe und Venen enthält. Die mittlere Haut ist die empfindliche Spinnwebhaut. Zwischen ihr und der harten Rückenmarkshaut befindet sich ein dünner Film Rückenmarksflüssigkeit. Die innere Haut, die weiche Rückenmarkshaut, liegt dem Rückenmark an und wird reich mit feinen Blutgefäßen versorgt. Zwischen der Spinnwebhaut und der weichen Rückenmarkshaut liegt der Subarachnoidalraum, der Rückenmarksflüssigkeit zur Abfederung des Rückenmarks enthält.

Körpersystem:	Zentralnervensystem
Lage:	umgeben das Rückenmark
Funktion:	geben dem Rückenmark Schutz; Rückenmarksflüssigkeit dient als Abfederung und hilft bei der Entfernung chemischer Abfallprodukte
Bestandteile:	harte Rückenmarkshaut, Spinnwebhaut, weiche Rückenmarkshaut
Verbundene Regionen:	Gehirn, Rückenmark

Oberflächliche Rückenmuskeln

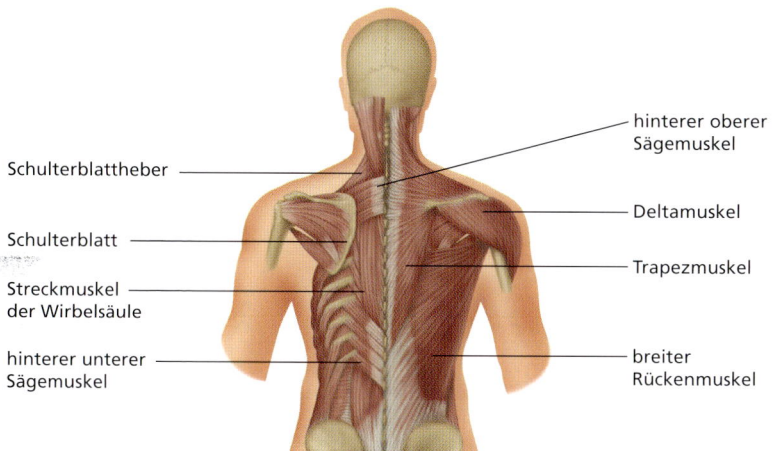

Schulterblattheber

Schulterblatt

Streckmuskel
der Wirbelsäule

hinterer unterer
Sägemuskel

hinterer oberer
Sägemuskel

Deltamuskel

Trapezmuskel

breiter
Rückenmuskel

Die oberflächlichen Muskeln des Rückens arbeiten mit anderen Muskeln zusammen, um den Hals, den Rücken, die Schultern und die Oberarme zu bewegen. Der Trapezmuskel ist ein großer fächerförmiger Muskel, dessen oberster Rand die sichtbare Neigung vom Hals bis zu den Schultern bildet. Er ist mit der Schädelbasis verbunden und hilft dabei, den Kopf aufrecht zu halten und zu drehen und die Schultern zurückzuschieben. Der größte und stärkste Muskel im Rücken, der breite Rückenmuskel, ist mit der Wirbelsäule verbunden und verläuft bis zum Becken hinunter. Dieser Muskel ermöglicht es dem Arm, auf einer Linie mit dem Rumpf nach hinten gezogen zu werden. Die Rotatorenmanschette ist eine Gruppe kleinerer Muskeln, die zwischen Schulterblatt und Kopf des Humerus (des Oberarmknochens) verläuft. Zusammen halten sie den Humerus fest im Schultergelenk.

Körpersystem:	Bewegungsapparat
Lage:	zwischen Hals und Becken
Funktion:	ermöglichen Bewegungen des Halses, Rückens und der Arme; eine Muskelgruppe hebt den Brustkorb während des Atmens an.
Bestandteile:	Trapezmuskel, breiter Rückenmuskel, Schulterblattheber, Rotatorenmanschette, Streckmuskel der Wirbelsäule, hinterer Sägemuskel
Verbundene Regionen:	Schädel, Wirbelsäule, Rippen, Humerus, Schultern

Tiefe Rückenmuskeln

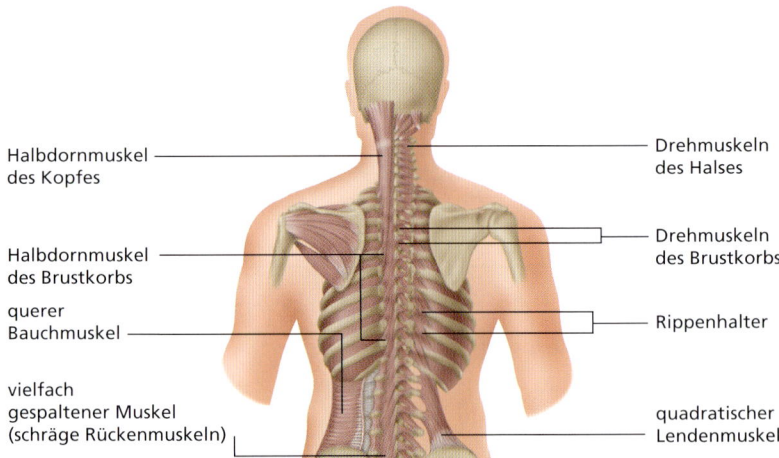

Halbdornmuskel des Kopfes

Halbdornmuskel des Brustkorbs

querer Bauchmuskel

vielfach gespaltener Muskel (schräge Rückenmuskeln)

Drehmuskeln des Halses

Drehmuskeln des Brustkorbs

Rippenhalter

quadratischer Lendenmuskel

Unterhalb der oberflächlichen Muskelschicht liegen tiefere Muskeln, die mit den Wirbeln, Rippen, der Basis des Schädels sowie dem Becken verbunden sind. Diese Muskeln sind für die sanften Bewegungen der Wirbelsäule verantwortlich und sind in Schichten angeordnet. Die Muskeln, die am tiefsten liegen, sind sehr kurz und verlaufen schräg von einem Wirbel zum darüber liegenden. Darüber liegen Muskeln, die länger sind und zwischen zahlreichen Wirbeln und nahe liegenden Rippen verlaufen. Weiter oben werden die Muskeln noch länger. Einige sind mit den Beckenknochen und dem Hinterhaupt verbunden. Alle diese Muskeln arbeiten zusammen, um die Wirbelsäule in einer S-förmigen Gestalt zu halten, wodurch ihre fließenden Bewegungen und aufrechte Haltung ermöglicht werden.

Körpersystem:	Bewegungsapparat
Lage:	zwischen Hals und Becken
Funktion:	ermöglichen sanfte Bewegungen der Wirbelsäule und erhalten die aufrechte Haltung
Bestandteile:	Halbdornmuskel des Kopfes, Halbdornmuskel des Halses, vielfach gespaltener Muskel (schräge Rückenmuskeln), Drehmuskeln des Halses, Drehmuskeln des Brustkorbs, Rippenheber, quadratischer Lendenmuskel
Verbundene Regionen:	Schädel, Wirbelsäule, Rippen, Becken

Schlüsselbein

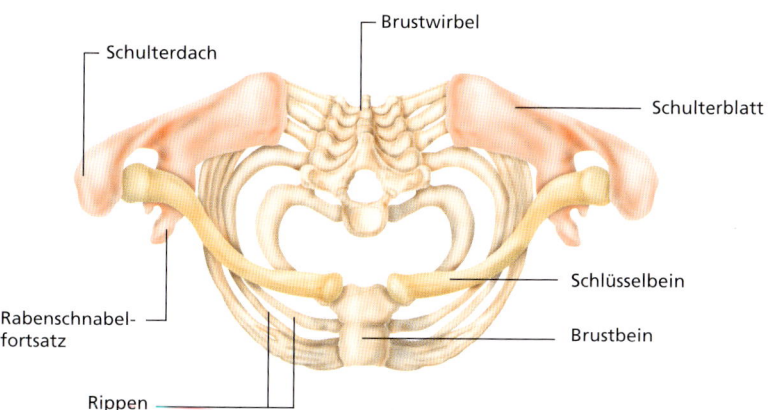

Schulterdach

Brustwirbel

Schulterblatt

Rabenschnabel-
fortsatz

Rippen

Schlüsselbein

Brustbein

Die Arme sind mit dem Skelett am Schultergürtel verbunden, der aus dem Schlüsselbein und dem Schulterblatt besteht. Das Schlüsselbein ist ein schmaler S-förmiger Knochen, der horizontal an der oberen Grenze des Oberkörpers liegt und als Stütze dient, um die oberen Gliedmaße vom Brustkorb fernzuhalten. Die vordere und die obere Fläche des Schlüsselbeins sind weitestgehend glatt, während die unteren Flächen von den Bänder- und Muskelverbindungen zerfurcht und mit Rillen versehen sind. Das innere Ende des Schlüsselbeins hat eine große, ovale Seite für eine Verbindung mit dem Brustbein am inneren Schlüsselbeingelenk. Eine kleinere Seite liegt am anderen Ende, wo das Schlüsselbein mit dem Schulterdach (einem knöchernen Vorsprung am Schulterblatt) am äußeren Schlüsselbeingelenk verbunden ist.

Körpersystem:	Bewegungsapparat
Lage:	liegt horizontal über dem oberen Rand des Oberkörpers
Funktion:	Verbindung für Muskeln und Bänder; hält die oberen Gliedmaße vom Brustkorb fern
Bestandteile:	zwei Knochen, von denen jeder mit dem Brustbein und dem Schulterblatt verbunden ist
Verbundene Regionen:	Humerus, Brustbein, Schulterblatt, Rippen, Muskeln

Das innere Schlüsselbeingelenk

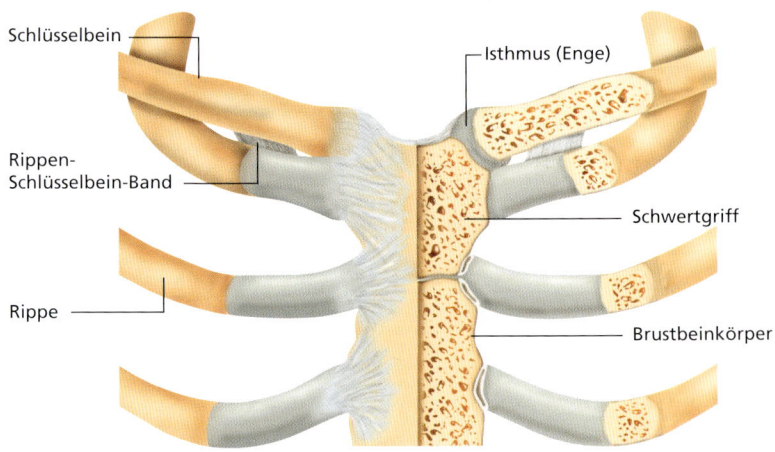

Schlüsselbein

Isthmus (Enge)

Rippen-
Schlüsselbein-Band

Schwertgriff

Rippe

Brustbeinkörper

Das innere Schlüsselbeingelenk ist die einzige knöcherne Verbindung zwischen dem Schultergürtel und dem Rest des Skeletts. Das Gelenk kann man unter der Haut fühlen, da das Brustbeinende des Schlüsselbeins ziemlich groß ist und sich über die Spitze des Schwertgriffs (des oberen Abschnitts des Brustbeins) erstreckt, wobei beide Seiten zusammen die bekannte Brustbeinkerbe an der Halsbasis bilden. Im Inneren des Gelenks befindet sich eine Gelenkzwischenscheibe aus Faserknorpel, die den Sitz der Knochen verbessert und sie stabil hält. Das Gelenk wird außerdem durch das Rippen-Schlüsselbein-Band stabilisiert, das seine Unterseite an der ersten Rippe verankert. Nur ein geringer Grad an Bewegung ist am inneren Schlüsselbeingelenk möglich, obwohl sich das äußere Ende des Schlüsselbeins nach oben bewegen kann wie beim Schulterzucken.

Körpersystem:	Bewegungsapparat
Lage:	zwischen Schlüssel- und Brustbein
Funktion:	stabilisiert die Verbindung von Schlüssel- und Brustbein
Bestandteile:	Gelenkzwischenscheibe, Rippen-Schlüsselbein-Band
Verbundene Regionen:	Rippen

Schulterblatt

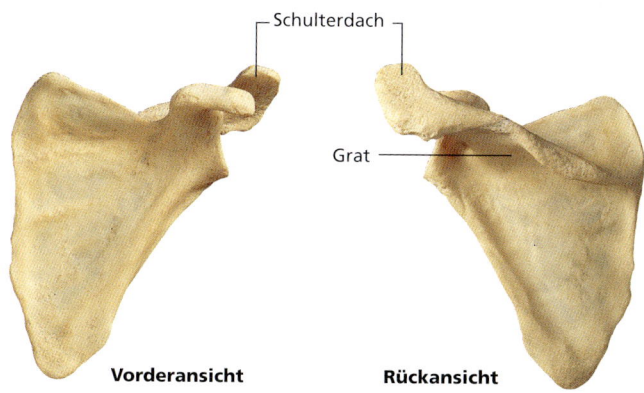

Schulterdach

Grat

Vorderansicht   **Rückansicht**

Zusammen mit dem Schlüsselbein bildet das Schulterblatt die knöcherne Struktur des Schultergürtels. Es ist ein dünner, flacher, dreieckiger Knochen mit zwei Oberflächen: der vorderen und der hinteren. Die vordere Oberfläche oder Rippenfläche liegt gegen die Rippen an der Brustrückseite und ist nach innen gewölbt – der hohle Bereich, der als Unterschulterblattgrube bekannt ist, stellt eine große Oberfläche für die Verbindungen der Muskeln zur Verfügung. Die hintere Oberfläche wird von einem vorstehenden Grat geteilt, der horizontal über die Rückseite des Schulterblatts verläuft und unter der Haut des oberen Rückens erfühlt werden kann. Dieser Grat ist mit dem Schulterdach, dem knöchernen Fortsatz, verbunden, der die Spitze der Schulter bildet und wiederum mit dem Schlüsselbein verbunden ist.

Körpersystem:	Bewegungsapparat
Lage:	liegt gegen die Rückseite des Brustkorbs zwischen der zweiten und siebten Rippe
Funktion:	bietet eine Befestigung für Muskeln und Bänder; hält die oberen Gliedmaße von der Brusthöhle entfernt
Bestandteile:	dreiseitiger flacher Knochen, Grat, Schulterdach, Unterschulterblattgrube
Verbundene Regionen:	Humerus (Oberarmknochen), Schlüsselbein, Rippen

Brustkorb

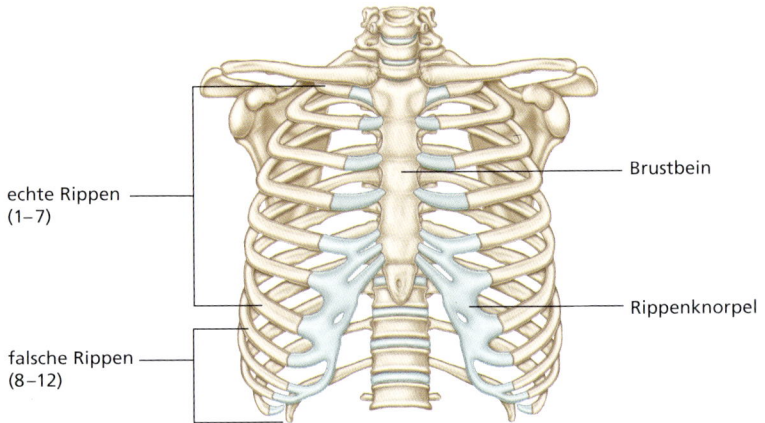

echte Rippen (1–7)

falsche Rippen (8–12)

Brustbein

Rippenknorpel

Der Brustkorb schützt die lebenswichtigen Organe in der Brust und bietet gleichzeitig eine Befestigungsstelle für Muskeln im Rücken, in der Brust und den Schultern. Er besteht aus zwölf paarigen Rippen, den Rippenknorpeln und dem Brustbein. Der Brustkorb wird hinten von den zwölf Brustwirbeln gestützt. Jede Rippe ist mit dem entsprechend nummerierten Wirbel verbunden. Dann wölben sich die Rippen nach unten und um die Brust herum zur Vorderseite des Körpers. Die Rippen werden in zwei Gruppen aufgeteilt – echte Rippen und falsche Rippen – entsprechend ihrer vorderen Verbindungsstelle. Die ersten sieben Paare bilden die echte Rippen und sind durch einzelne Rippenknorpel direkt mit dem Brustbein verbunden. Die Rippenpaare 8 bis 10 sind mit ihm indirekt durch verschmolzene Knorpel verbunden und die Paare 11 und 12 sind »schwebende« Rippen.

Körpersystem:	Bewegungsapparat
Lage:	unterhalb des Halses, den Oberkörper umfassend
Funktion:	schützt lebenswichtige Organe, dient als Befestigungsstelle für verschiedene Muskeln
Bestandteile:	Rippen, Rippenknorpel, Brustbein
Verbundene Regionen:	Wirbelsäule, Schultergürtel, Lungen

Brustbein

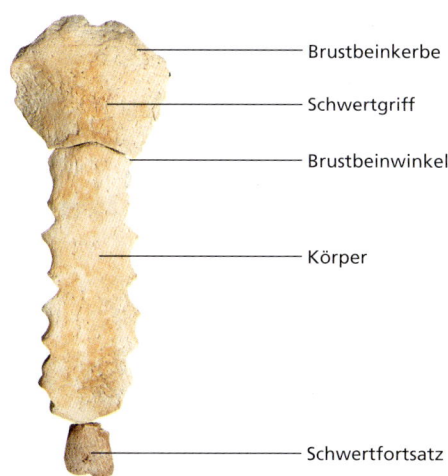

Brustbeinkerbe

Schwertgriff

Brustbeinwinkel

Körper

Schwertfortsatz

An der Vorderseite des Brustkorbs befindet sich ein langer flacher Knochen, das Brustbein. Er besteht aus drei Teilen: dem Schwertgriff, dem Körper und dem Schwertfortsatz. Der Schwertgriff bildet den oberen Teil des Brustbeins und hat die Form eines groben Dreiecks mit einer auffallenden und fühlbaren Kerbe in seinem Zentrum. Der Körper bildet das größere Stück des Brustbeins und befindet sich in einem leichten Winkel zum Schwertgriff, wodurch ein kleines Gelenk gebildet wird, das Bewegungen während des Atmens zulässt. Am unteren Ende des Brustbeins befindet sich der Schwertfortsatz, ein kleiner spitzer Knochen, der nach unten und leicht nach hinten ragt und eine Befestigungsstelle für einige Unterleibsmuskeln bildet. Bei jungen Menschen kann er knorpelig sein, doch verknöchert er normalerweise zwischen dem 40. und 50. Lebensjahr.

Körpersystem:	Bewegungsapparat
Lage:	an der Vorderseite des Brustkorbs
Funktion:	bildet die vordere Seite des Brustkorbs und schützt die lebenswichtigen Organe im Brustkorb; bildet eine Befestigungsstelle für einige Unterleibsmuskeln
Bestandteile:	Schwertgriff, Körper, Schwertfortsatz
Verbundene Regionen:	Rippen, Schultergürtel

Rippenknorpel

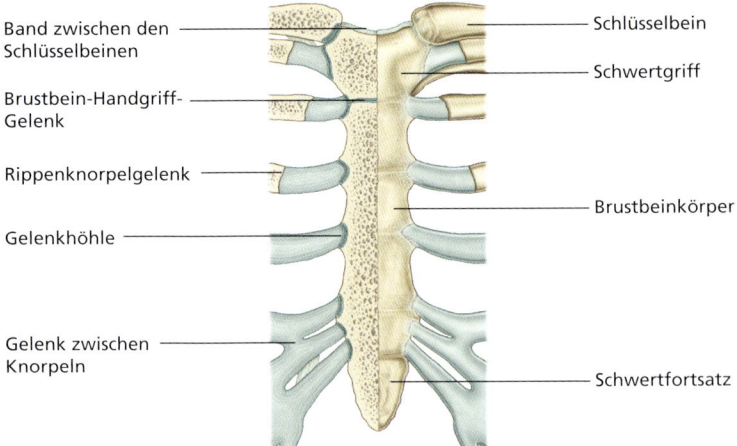

Band zwischen den Schlüsselbeinen

Brustbein-Handgriff-Gelenk

Rippenknorpelgelenk

Gelenkhöhle

Gelenk zwischen Knorpeln

Schlüsselbein

Schwertgriff

Brustbeinkörper

Schwertfortsatz

Die Rippen sind mit dem Brustbein durch Rippenknorpel verbunden. Diese flexiblen und elastischen Strukturen bestehen aus hyalinem Knorpel (hyalin = transparent), der robust, aber elastisch ist, weshalb sie zur Mobilität der Brustkorbwand beitragen. Während des Atemvorgangs dehnen und drehen sich die Rippenknorpel und ermöglichen es dem Brustkorb, sich zu heben und zu weiten, wenn Luft in die Lungen eingeatmet wird, und anschließend »zurückzuspringen«, um ihre ursprüngliche Form und Lage wieder einzunehmen. Die ersten sieben Rippenknorpel sind direkt mit dem Brustbein verbunden und die nächsten drei direkt mit dem Rippenknorpel über ihnen, während es sich bei den letzten beiden eigentlich nur um Knorpelkapseln an den Enden der Rippenschäfte handelt, die lediglich mit den Weichteilen der seitlichen Bauchwand verbunden sind.

Körpersystem:	Bewegungsapparat
Lage:	zwischen Rippen und Brustbein
Funktion:	sorgen für Bewegungsflexibilität des Brustkorbs
Bestandteile:	hyaliner/transparenter Knorpel
Verbundene Regionen:	Rippen, Brustbein, Lungen

Zwischenrippenmuskeln

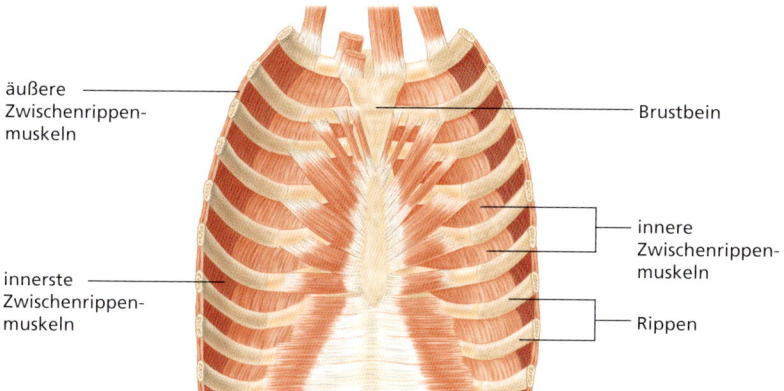

äußere
Zwischenrippen-
muskeln

Brustbein

innere
Zwischenrippen-
muskeln

innerste
Zwischenrippen-
muskeln

Rippen

Das knöcherne Skelett des Brustkorbs wird von mehreren Muskelschichten umhüllt, zu denen auch viele der kräftigen Muskeln der oberen Gliedmaße und des Rückens gehören. Die wesentlichen Muskeln des Brustkorbs sind allerdings nur an der Atmung beteiligt. Sie helfen dabei, die Struktur der Brustkorbwand zu bilden, und schließen die inneren Organe des Brustkorbs ein. Die Zwischenrippenmuskeln füllen die elf Zwischenrippenräume zwischen den Rippen aus und liegen in Schichten übereinander. Die äußeren Zwischenrippenmuskeln sind oberflächlich und ihre Kontraktion dient dazu, die Rippen beim Einatmen anzuheben. Die inneren Zwischenrippenmuskeln dienen ebenfalls als Hilfe bei der Atmung. Die innersten Zwischenrippenmuskeln liegen am tiefsten und sind von den inneren Zwischenrippenmuskeln durch Bindegewebe, das Nerven und Blutgefäße enthält, getrennt.

Körpersystem:	Bewegungsapparat
Lage:	zwischen den Rippen
Funktion:	ermöglichen es dem Brustkorb, sich während des Atmens zu weiten und zusammenzuziehen
Bestandteile:	innere, äußere und innerste Zwischenrippenmuskeln
Verbundene Regionen:	Rippen, Brustbein, Brustwand, (Atem-) Hilfsmuskeln, Lungen

Bewegungen des Brustkorbs

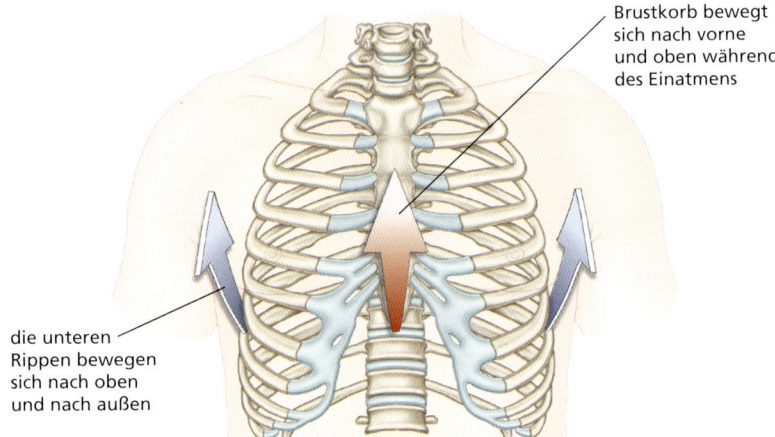

Brustkorb bewegt
sich nach vorne
und oben während
des Einatmens

die unteren
Rippen bewegen
sich nach oben
und nach außen

Damit Einatmen möglich ist, muss der Druck in den Lungen niedriger sein als der Druck in der Atmosphäre. Dieser Druckunterschied wird erreicht, indem das Lungenvolumen erweitert wird (Boyles Gesetz), und als Folge fließt Luft in die Lungen, um den Druck auszugleichen. Die grundlegenden Strukturen, die an diesem Vorgang beteiligt sind, sind die äußeren Zwischenrippenmuskeln und das Zwerchfell; sie ziehen sich zusammen, wodurch sich der Brustkorb nach außen und oben weitet. Ausatmen ist ein passiverer Vorgang. Die Muskeln, die während des Einatmens benutzt werden, entspannen sich, die Rippen bewegen sich nach unten und das Zwerchfell nach oben, wodurch die Lungen zu ihrer Ruhegröße zurückkehren und die Luft nach außen gedrückt wird.

Körpersystem:	Bewegungsapparat
Lage:	unterhalb des Halses, die Brust umhüllend
Funktion:	erhöhen das Volumen der Lungen, verringern Druck und bewirken das Einatmen von Luft
Bestandteile:	innere Zwischenrippenmuskeln, Zwerchfell, Brustkorb
Verbundene Regionen:	Lungen

Atemhilfsmuskeln

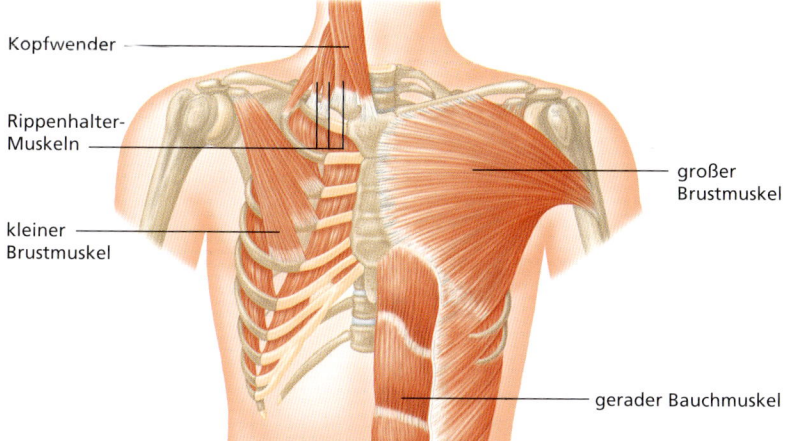

Kopfwender

Rippenhalter-
Muskeln

kleiner
Brustmuskel

großer
Brustmuskel

gerader Bauchmuskel

Es gibt Situationen, in denen ein höheres Luftvolumen in die Lungen gelangen muss (zum Beispiel beim Sport) oder in denen es aufgrund einer Lungenkrankheit einen erhöhten Widerstand gegen den Eintritt von Luft gibt. In diesen Fällen kommen die zusätzlichen Atemmuskeln ins Spiel. Dies sind Muskeln, die sowohl mit dem Brustkorb als auch mit anderen Teilen des oberen Knochengerüsts verbunden sind und deren übliche Funktion darin liegt, den Kopf, den Hals oder die oberen Gliedmaße zu bewegen. Die kräftigen Kopfwender im Hals zum Beispiel drehen normalerweise den Kopf, können aber auch beim tiefen Luftholen eingesetzt werden. Die Brustmuskeln in der Brustwand helfen dabei, den Brustkorb nach oben und nach außen zu ziehen, und der gerade Bauchmuskel leistet Unterstützung bei der erzwungenen Atmung (zum Beispiel Husten).

Körpersystem:	Bewegungsapparat
Lage:	verschiedene Stellen im Oberkörper
Funktion:	helfen beim Atmen, wenn die Atemmuskeln möglicherweise nicht dazu ausreichen
Bestandteile:	Kopfwender, Rippenhalter-Muskeln, großer und kleiner Brustmuskel, gerader Bauchmuskel
Verbundene Regionen:	Brustkorb, Brustbein, Schultergürtel, Lungen

Arterien der Brustkorbwand

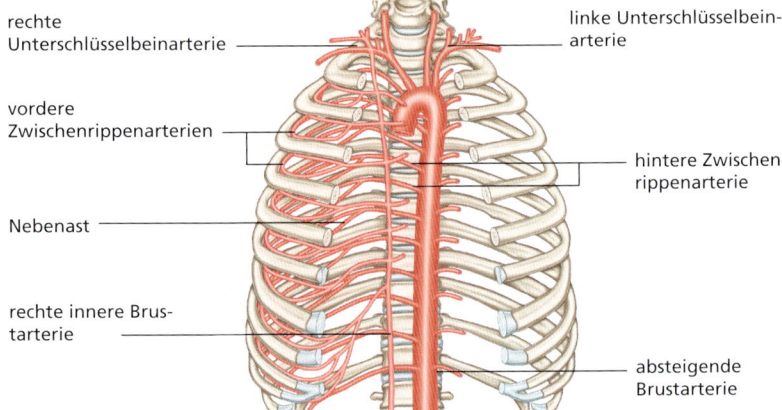

rechte
Unterschlüsselbeinarterie

linke Unterschlüsselbein-
arterie

vordere
Zwischenrippenarterien

hintere Zwischen-
rippenarterie

Nebenast

rechte innere Brus-
tarterie

absteigende
Brustarterie

Die Brustkorbwand (der Brustkorb sowie die umgebenden Muskeln und Gewebe) besitzt eine umfangreiche Blutversorgung durch die Zwischenrippenarterien, die in den Räumen zwischen den Rippen verlaufen. Die Arterien bilden ein Netzwerk aus Blutgefäßen, das die Brustkorbwand umgibt und all ihre Strukturen versorgt. In jedem Zwischenrippenraum befinden sich eine hintere Zwischenrippenarterie, die nahe der Wirbelsäule entspringt, und zwei vordere Zwischenrippenarterien, die von den inneren Brustarterien abzweigen, die vertikal auf beiden Seiten des Brustbeins hinunter verlaufen. Jede hintere Arterie hat einen hinteren Ast, der zurückwandert, um die Wirbelsäule und die Rückenmuskeln zu versorgen, und eine kleine Seitenarterie, die entlang der oberen Außenseite der darunter liegenden Rippe verläuft.

Körpersystem:	Herz-Kreislauf-System
Lage:	umgeben die innere Brustkorbwand
Funktion:	versorgen den Brustkorb sowie die umgebenden Muskeln und Gewebe mit sauerstoff- und nährstoffreichem Blut
Bestandteile:	hintere und vordere Zwischenrippenarterien, innere Brustarterien
Verbundene Regionen:	Schlagader, Unterschlüsselbeinarterie

Venen der Brustkorbwand

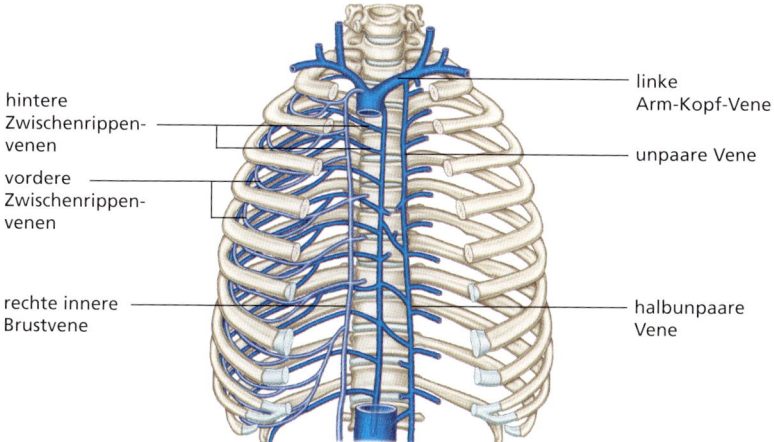

hintere Zwischenrippen-venen

vordere Zwischenrippen-venen

rechte innere Brustvene

linke Arm-Kopf-Vene

unpaare Vene

halbunpaare Vene

Die Zwischenrippenvenen verlaufen zusammen mit den Zwischenrippenarterien in den Räumen zwischen den Rippen und leiten sauerstoffarmes Blut vom Brustkorb sowie den umgebenden Muskeln und Geweben ab. Es gibt elf hintere Zwischenrippenvenen und eine Unterrippenvene (unterhalb der zwölften Rippe) auf jeder Seite des Brustbeins, die wie die Arterien mit den entsprechenden vorderen Zwischenrippengefäßen in Verbindung stehen und ein Netzwerk im Brustkorb bilden. Die hinteren Venen leiten Blut zurück zum Azygossystem, das vor der Wirbelsäule auf der Rückseite der Brustkorbwand liegt. Wie die Arterien in der gleichen Position leiten die vorderen Venen in die inneren Brustvenen ab, die neben den inneren Brustarterien verlaufen.

Körpersystem:	Herz-Kreislauf-System
Lage:	umgeben die innere Brustkorbwand
Funktion:	leiten sauerstoffarmes Blut vom Brustkorb sowie den umgebenden Muskeln und Geweben ab
Bestandteile:	hintere und vordere Zwischenrippenvenen, innere Brustwandvenen
Verbundene Regionen:	unpaare Venen, obere Hohlvene, Arm-Kopf-Vene

Zwischenrippennerven

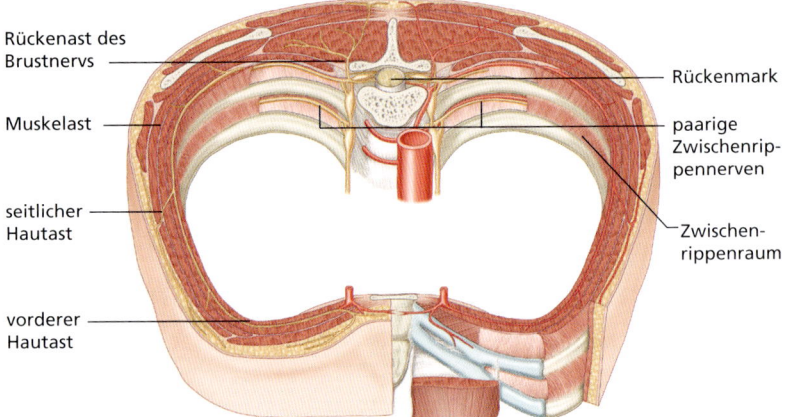

Rückenast des Brustnervs

Muskelast

seitlicher Hautast

vorderer Hautast

Rückenmark

paarige Zwischenrippennerven

Zwischenrippenraum

Es gibt zwölf Paar Rückenmarksnerven, die vom Brustabschnitt des Rückenmarks stammen, der in den Brustwirbeln liegt. Diese geben hintere Äste ab, die die Haut und die Muskeln des Rückens versorgen. Die vorderen Äste der Brustnerven werden zu den Zwischenrippennerven (abgesehen vom zwölften Nerv, der zum Unterrippennerv wird). Jeder Zwischenrippennerv verläuft zusammen mit seiner entsprechenden Arterie und Vene, geschützt in der Rippenfurche, am unteren Rand jeder Rippe entlang. Ein typischer Zwischenrippennerv hat sowohl sensorische als auch motorische Fasern und vier Äste: einen Nebenast, einen seitlichen Hautast, einen vorderen Hautast und einen Muskelast. Diese Äste versorgen die Muskeln und einige Gewebe in der Brustkorbwand.

Körpersystem:	Nervensystem
Lage:	stammen vom Rückenmark und verlaufen in der Brustkorbwand
Funktion:	motorische und sensorische Nervenversorgung der Muskeln und Gewebe der Brustkorbwand
Bestandteile:	Neben-, seitlicher Haut-, vorderer Haut-, Muskelast
Verbundene Regionen:	Rückenmark, andere Strukturen der Brustkorbwand

Männliche Brust

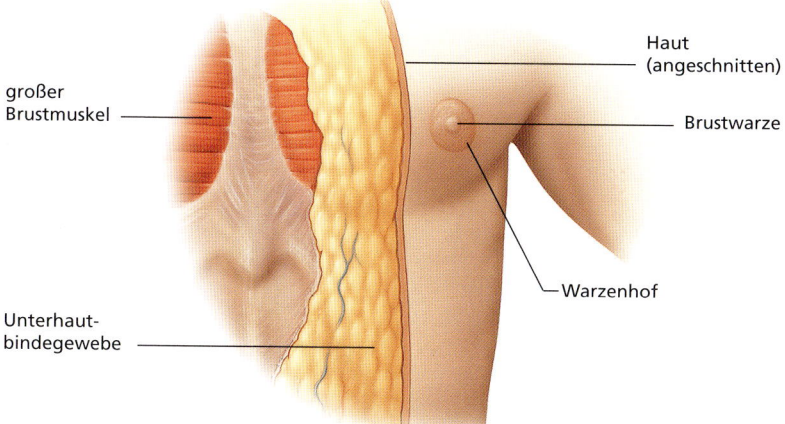

Haut
(angeschnitten)

großer
Brustmuskel

Brustwarze

Warzenhof

Unterhaut-
bindegewebe

Sowohl Männer als auch Frauen haben Brustgewebe, doch sind die Brüste normalerweise nur bei Frauen gut entwickelte Strukturen. Obwohl die männliche Brust ganz anders aussieht als die weibliche Brust, ist ihre Struktur ähnlich. Beide werden aus Fett und Drüsengewebe gebildet und verfügen über eine zentrale Brustwarze, die Gänge enthält und von einer pigmentierten Fläche umgeben ist – dem Warzenhof. Der Unterschied liegt darin, dass während der Pubertät die Hormone, die die Vergrößerung und weitere Entwicklung des Brustgewebes bei Frauen stimulieren, bei Männern nicht vorhanden sind. Die männliche Brust liegt über dem großen Brustmuskel, einem großen fächerförmigen Muskel an der Vorderseite des Oberkörpers. Ist dieser Muskel gut entwickelt, kann die männliche Brust vorspringen.

Körpersystem:	Hautsystem
Lage:	über dem großen Brustmuskel an der Vorderseite des Oberkörpers
Funktion:	Bei Männern hat die Brust keine offenkundige Funktion.
Bestandteile:	Fett und unentwickeltes Drüsengewebe
Verbundene Regionen:	großer Brustmuskel

Weibliche Brust

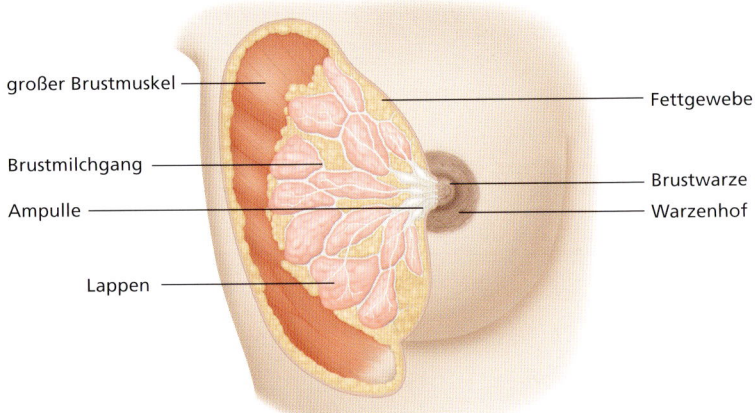

großer Brustmuskel

Fettgewebe

Brustmilchgang

Brustwarze

Ampulle

Warzenhof

Lappen

Die weibliche Brust, oder Brustdrüse, hat die Form einer Halbkugel und erstreckt sich von der Höhe der zweiten Rippe oben bis zur sechsten Rippe unten. Darüber hinaus kann es eine Erweiterung des Brustgewebes zur Achselhöhle hin geben, bekannt als Achselfortsatz. Gleich unter dem Zentrum jeder Brust befindet sich eine pigmentierte Fläche, der Warzenhof, die die Brustwarze umgibt. Innerhalb jeder Brust gibt es zirka 15 bis 20 Lappen, die kleinere Strukturen, die Läppchen, enthalten – das Drüsengewebe, das Milch nach der Geburt absondert. Ein System aus Milchgängen leitet die Milch an die Brustwarze weiter, wo sich die Gänge zur Hautoberfläche hin öffnen. Bei nicht schwangeren Frauen besteht das Brustgewebe größtenteils aus Fett und die Drüsenstruktur bleibt unentwickelt.

Körpersystem:	Fortpflanzungssystem
Lage:	an der Vorderseite der Brustwand
Funktion:	produziert Brustmilch, um ein Neugeborenes zu ernähren
Bestandteile:	Fett, Drüsengewebe, Brustwarze, Warzenhof
Verbundene Regionen:	großer Brustmuskel

Blutversorgung der Brust

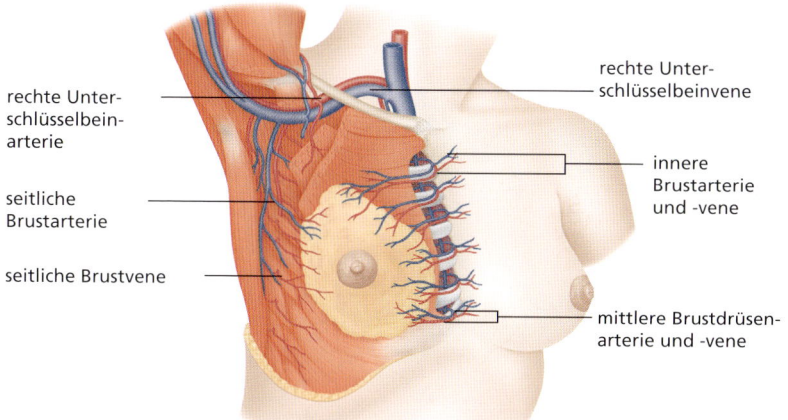

rechte Unter-
schlüsselbein-
arterie

seitliche
Brustarterie

seitliche Brustvene

rechte Unter-
schlüsselbeinvene

innere
Brustarterie
und -vene

mittlere Brustdrüsen-
arterie und -vene

Die Versorgung der Brust mit sauerstoffreichem Blut erfolgt aus einer Vielzahl von Quellen; hierzu gehören die innere Brustarterie, die längs an der Vorderseite der Brust verläuft und aus der Äste entspringen, die in das Brustgewebe eindringen, und die seitliche Brustarterie, die den äußeren Teil der Brust versorgt. Ein Netzwerk aus oberflächlichen Venen liegt unter der Haut der Brust, besonders im Bereich des Warzenhofs. Diese Venen werden häufig während einer Schwangerschaft gut sichtbar. Das Blut, das in diesen Venen gesammelt wird, läuft in verschiedene Richtungen ab, wobei es einem ähnlichen Muster wie dem der arteriellen Versorgung folgt, und fließt durch die inneren Brustvenen und die hinteren Zwischenrippenvenen zu den großen Venen, die das Blut zum Herzen zurückführen.

Körpersystem:	Herz-Kreislauf-System
Lage:	innerhalb der Brustwand und des Brustgewebes
Funktion:	liefert sauerstoff- und nährstoffreiches Blut zum Brust-gewebe und bringt sauerstoffarmes Blut zurück zum Herzen
Bestandteile:	seitliche Brustarterie und -vene, Brustdrüsenarterie und -vene, innere Brustarterie und -vene, Unterschlüsselbein-arterie und -vene
Verbundene Regionen:	andere Blutgefäße in der Nähe, Herz

Lymphdrainage der Brust

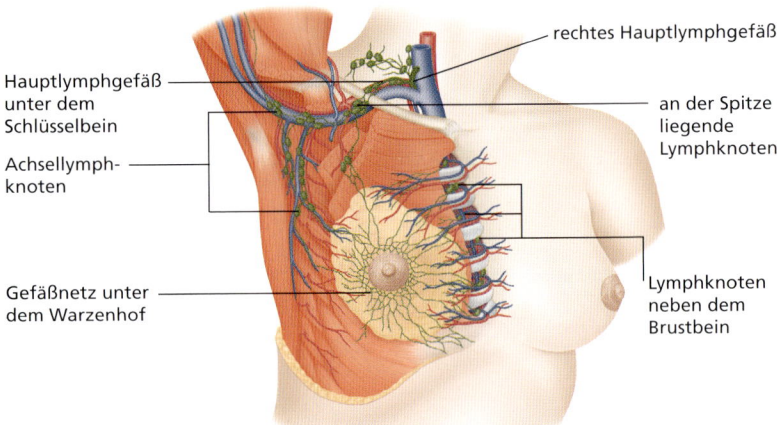

rechtes Hauptlymphgefäß

Hauptlymphgefäß
unter dem
Schlüsselbein

Achsellymph-
knoten

an der Spitze
liegende
Lymphknoten

Gefäßnetz unter
dem Warzenhof

Lymphknoten
neben dem
Brustbein

Lymphflüssigkeit, die Flüssigkeit, die aus Blutgefäßen in die Räume zwischen den Zellen sickert, wird durch das lymphatische System in den Blutkreislauf zurückgeführt. Lymphknoten, die in regelmäßigen Abständen voneinander im System liegen, dienen als Filter, um Bakterien, Zellen und andere Partikel zu entfernen. Lymphflüssigkeit fließt von der Brustwarze, dem Warzenhof und der Brustdrüse in das Lymphgefäßnetz unter dem Warzenhof, ab. Ungefähr 75 Prozent der Lymphflüssigkeit dieses Lymphgefäßnetzes fließt zu Lymphknoten in der Achselhöhle und von dort aus zum Hauptlymphgefäß unter dem Schlüsselbein ab. Die übrig bleibende Lymphflüssigkeit, größtenteils von den inneren Quadranten der Brust, wird zu den Lymphknoten neben dem Brustbein geleitet.

Körpersystem:	lymphatisches System
Lage:	innerhalb des Brustgewebes, Achselhöhle, Brustwand
Funktion:	leitet überschüssige Flüssigkeit vom Bereich um die Zellen des Brustgewebes herum ab; filtert Flüssigkeit, um Bakterien und Partikel zu entfernen
Bestandteile:	Gefäßnetz unter dem Brustwarzenhof, Achsellymphknoten, Brustwandlymphknoten, Hautlymphgefäße unter dem Schlüsselbein, Lymphknoten neben dem Brustbein
Verbundene Regionen:	Blutgefäße

Bauchoberfläche des Zwerchfells

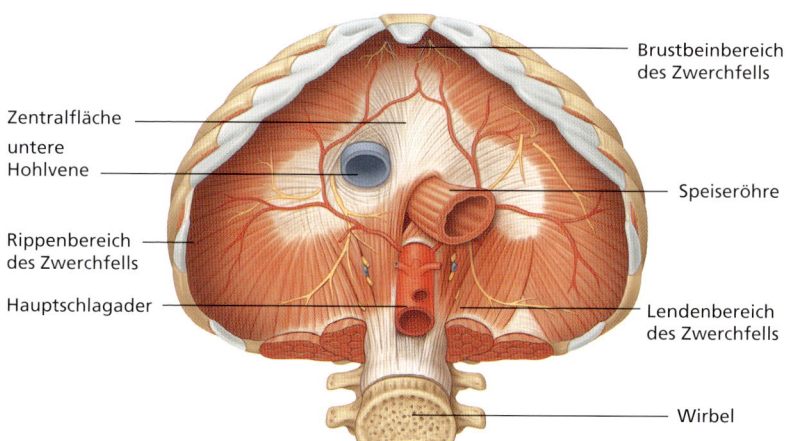

Brustbeinbereich des Zwerchfells

Zentralfläche

untere Hohlvene

Speiseröhre

Rippenbereich des Zwerchfells

Hauptschlagader

Lendenbereich des Zwerchfells

Wirbel

Das Zwerchfell ist eine kräftige Muskelplatte, die den Brustkorb vom Bauch trennt. Es ist der Hauptmuskel, der an der Atmung beteiligt ist, und verfügt über verschiedene Öffnungen, die den Durchgang wichtiger Strukturen, wie zum Beispiel Speiseröhre und Hauptblutgefäße, ermöglichen. Das Muskelgewebe des Zwerchfells stammt von drei Bereichen der Brustwand, die gemäß ihres Ursprungs unterschiedlich benannt werden: dem Brustbein-, Rippen- und Lenden- bzw. Wirbelbereich. Die Bereiche verschmelzen zu einer durchgehenden Platte, die auf einer zentralen Sehnenplatte zusammenläuft, die als Ansatzstelle für Muskeln dient. Die Zentralfläche hat eine charakteristische dreiblättrige Form und ist, im Gegensatz zu anderen Sehnenplatten, nicht mit einem Knochen verbunden.

Körpersystem:	Bewegungsapparat
Lage:	trennt den Brustkorb vom Bauch
Funktion:	Hauptatemmuskel; seine Kontraktion weitet die Brusthöhle, wodurch Luft in die Lungen gelangt.
Bestandteile:	Brustbein-, Rippen- und Lendenbereich, zentrale Sehnenplatte
Verbundene Regionen:	Strukturen in der Brusthöhle und im Unterleib, Hauptblutgefäße, Wirbel, Rippen

Brustkorboberfläche des Zwerchfells

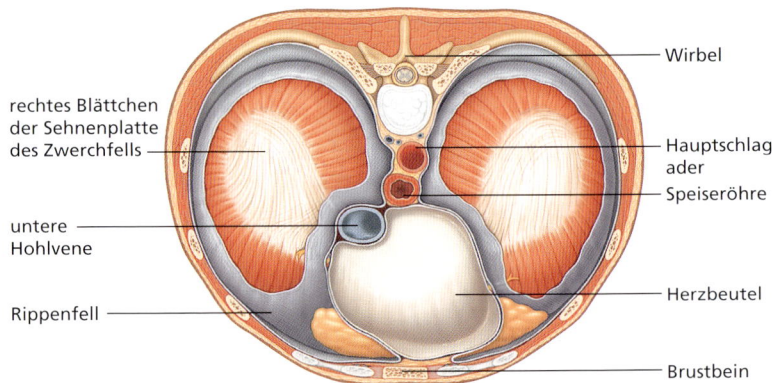

rechtes Blättchen
der Sehnenplatte
des Zwerchfells

Wirbel

Hauptschlag-
ader

Speiseröhre

untere
Hohlvene

Rippenfell

Herzbeutel

Brustbein

Der obere Teil des Zwerchfells ist nach außen gewölbt und bildet den Boden der Brusthöhle. Er ist von Hauptgefäßen und Strukturen durchzogen, die durch die Muskelplatte passieren müssen, um den Bauchraum zu erreichen. Die drei größten Öffnungen im Zwerchfell sind die Hohlvenenöffnung, durch die die untere Hohlvene verläuft, die Speiseröhrenöffnung, die es der Speiseröhre ermöglicht, in den Bauch zu gelangen, und die Hauptschlagaderöffnung neben der Wirbelsäule, durch die die Hauptschlagader hindurchzieht. Der zentrale Bereich der Zwerchfelloberfläche wird vom Herzbeutel bedeckt, der Membran, die das Herz umgibt. Auf beiden Seiten ist die Oberfläche von dem Teil des Rippenfells (der dünnen Membran, die die Brusthöhle auskleidet) überzogen, der auf dem Zwerchfell liegt.

Körpersystem:	Bewegungsapparat
Lage:	trennt den Brustkorb vom Bauch
Funktion:	Hauptatemmuskel; seine Kontraktion weitet die Brusthöhle, wodurch Luft in die Lungen gelangt
Bestandteile:	Öffnungen, Herzbeutel, Rippenfell, Muskel, Sehnenblatt
Verbundene Regionen:	Strukturen in der Brusthöhle und im Bauch, Hauptblutgefäße, Wirbel, Rippen

Nervenversorgung des Zwerchfells

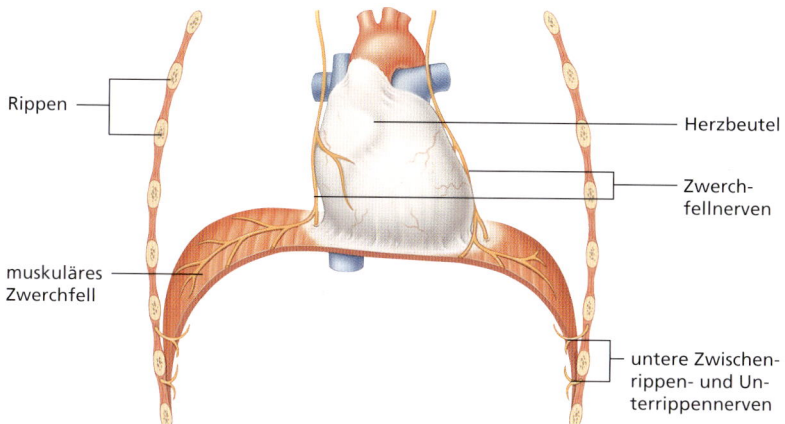

Rippen

Herzbeutel

Zwerch-
fellnerven

muskuläres
Zwerchfell

untere Zwischen-
rippen- und Un-
terrippennerven

Die motorische Nervenversorgung des Zwerchfells (die die Kontraktion der Muskelfasern bewirkt) erfolgt komplett über die Zwerchfellnerven, die über die Oberfläche des Muskels verteilt sind. Diese paarigen Nerven entspringen dem Halsgeflecht (einem miteinander verflochtenen Nervennetzwerk) und nähern sich dem Zwerchfell entlang des fibrösen Herzbeutels, der äußeren Schicht des Herzens. Die Zwerchfellnerven stellen außerdem eine sensorische Nervenversorgung für den zentralen Bereich des Zwerchfells zur Verfügung, nehmen Schmerzen wahr und übermitteln Informationen über den Ort der Schmerzen. Eine Irritation dieser Nerven kann zu periodisch auftretenden Krämpfen des Zwerchfells führen, allgemein als Schluckauf bekannt. Die Ränder des Zwerchfells erhalten eine sensorische Nervenversorgung von den unteren Zwischenrippen- und den Unterrippennerven.

Körpersystem:	Nervensystem
Lage:	Zwerchfellnerven verlaufen vom Halsgeflecht bis zum Zwerchfell.
Funktion:	Die Nervenversorgung des Zwerchfells sorgt dafür, dass sich die Muskelfasern zusammenziehen.
Bestandteile:	Zwerchfellnerven, Zwischenrippennerven, Unterrippennerven
Verbundene Regionen:	Rückenmark, Herz

Speiseröhre

Die Speiseröhre ist eine flexible muskuläre Röhre, die einen Durchgang für Nahrung vom Mund zum Magen zur Verfügung stellt. Wenn die Speiseröhre leer ist, ist die Röhre »kollabiert« und die innere Deckschicht liegt in Falten, die den Hohlraum, oder zentralen Raum, ausfüllen. Wenn Nahrung heruntergeschluckt wird und nach unten wandert, dehnt sie die Deckschicht und die Wände der Speiseröhre und wird von Wellen einer Muskelkontraktion (Peristaltik) die Speiseröhre hinunter transportiert. Die Speiseröhre durchdringt das Zwerchfell an der Speiseröhrenöffnung und tritt am Magenmund in den Magen ein. Im Querschnitt hat die Speiseröhre vier Schichten: die innerste Schleimhautschicht, die gegen Abschürfungen durch die Nahrung resistent ist; die Submukosa mit Drüsen, die Schleim absondern, damit die Nahrung besser gleitet; die Muskelschicht und die Adventitia, eine Deckschicht aus fibrösem Bindegewebe.

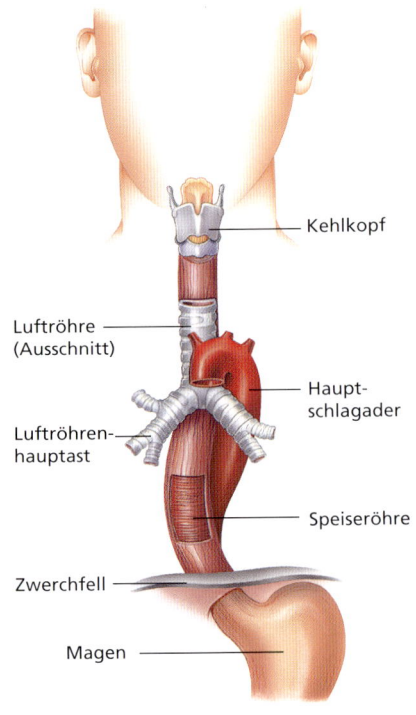

Kehlkopf

Luftröhre (Ausschnitt)

Haupt-schlagader

Luftröhren-hauptast

Speiseröhre

Zwerchfell

Magen

Körpersystem:	Verdauungsapparat
Lage:	verläuft vom Rachen bis zum Magen
Funktion:	stellt einen Durchgang für Nahrung vom Mund zum Magen zur Verfügung; treibt Nahrung durch Muskelkontraktionen abwärts
Bestandteile:	Schleimhautschicht, Submukosa, Muskelschicht, Adventitia
Verbundene Regionen:	Mund, Rachen, Magen, Zwerchfell, Luftröhre, Hauptschlagader

Nerven der Speiseröhre

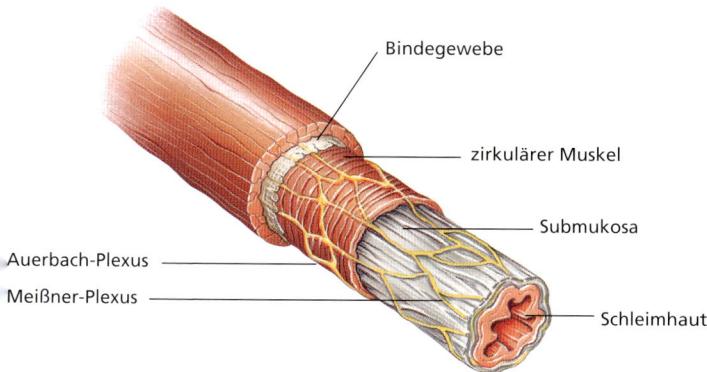

Bindegewebe

zirkulärer Muskel

Submukosa

Auerbach-Plexus

Meißner-Plexus

Schleimhaut

Genau wie der Rest des Magen-Darm-Trakts hat auch die Speiseröhre ihre eigene endogene Nervenversorgung, die es ihr ermöglicht, sich während des Peristaltik-Vorgangs (Wellen von Muskelkontraktion) ohne irgendwelche Stimulierungen von außen zusammenzuziehen und zu entspannen. Diese endogene Nervenversorgung geht von zwei Hauptnervengeflechten (Nervennetzwerken) innerhalb der Wände der Speiseröhre aus, dem Meißner-Plexus und dem Auerbach-Plexus. Diese sind miteinander verbunden und regulieren gemeinsam die Drüsenabsonderung und die Bewegungen der Speiseröhre. Die Funktionsweise des endogenen Systems kann vom vegetativen Nervensystem modifiziert werden, das die innere Umgebung des Körpers reguliert.

Körpersystem:	Nervensystem
Lage:	innerhalb der Wände der Speiseröhre
Funktion:	stimuliert die Muskelwände der Speiseröhre, sich zusammen-zuziehen und zu entspannen, wobei Nahrung hinunter zum Magen transportiert wird
Bestandteile:	Meißner-Plexus und Auerbach-Plexus
Verbundene Regionen:	Grenzstrang und Vagus (»umherschweifender« Nerv)

Lungen

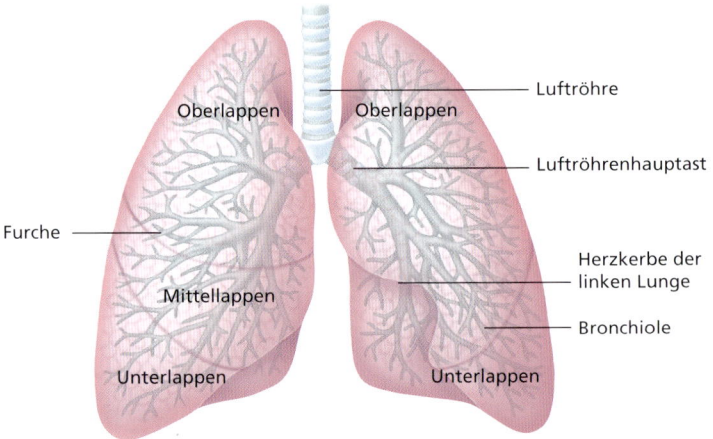

Luftröhre

Oberlappen

Oberlappen

Luftröhrenhauptast

Furche

Herzkerbe der linken Lunge

Mittellappen

Bronchiole

Unterlappen

Unterlappen

Die paarigen Lungen sind weiche, schwammartige, kegelförmige Atmungsorgane, die die Brusthöhle einnehmen und auf beiden Seiten des Herzens liegen. Jede Lunge ist in einem membranösen Beutel, dem Brustfellsack, eingeschlossen und besitzt eine Spitze, die nach oben in die Halsbasis hinter dem Schlüsselbein ragt, eine Basis, die auf der oberen Außenseite des Zwerchfells ruht, sowie eine nach innen gewölbte Oberfläche zum Mittelfellraum hin. Die Lungen sind durch tiefe Furchen, die von einer Brustfellschicht umgeben sind, in Abschnitte eingeteilt, die als Lappen bezeichnet werden. Die rechte Lunge besteht aus drei Lappen, während die linke Lunge, die etwas kleiner ist (aufgrund der Lage des Herzens), nur zwei Lappen hat. Jeder Lappen ist unabhängig von den anderen und erhält eingeatmete Luft durch seinen eigenen Luftröhrenast (Atemweg).

Körpersystem:	Atemwege
Lage:	in der Brusthöhle auf beiden Seiten des Herzens
Funktion:	versorgen den Körper kontinuierlich mit Sauerstoff und den Hilfsmitteln zur Beseitigung überschüssigen Kohlendioxids
Bestandteile:	Lungenbläschen, kleine Verzweigungen der Luftröhrenäste, Luftröhrenäste, Brustfell
Verbundene Regionen:	Herz-Kreislauf-System, obere Atemwege

Brustfell

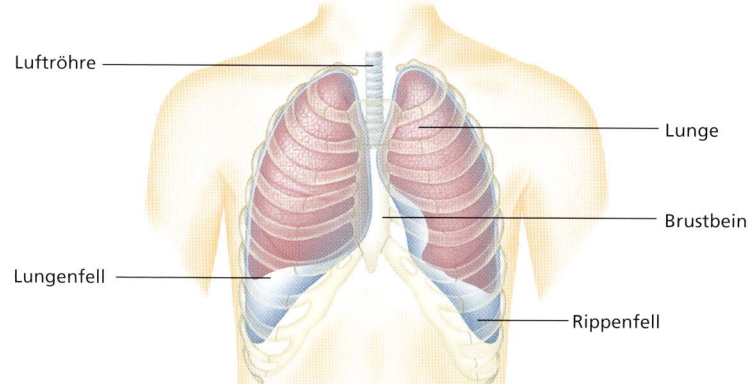

Luftröhre

Lunge

Brustbein

Lungenfell

Rippenfell

Jede Lunge ist mit einer dünnen Schicht bedeckt, die als Brustfell (Pleura) bezeichnet wird und die sowohl die Außenfläche der Lunge (Lungenfell) als auch die Innenfläche der Brustwand (Rippenfell) umgibt. Das Lungenfell bedeckt die Lungenoberfläche, wobei es in die Furchen zwischen den Lappen eintaucht. Das Rippenfell erstreckt sich vom Lungenfell an der Lungenwurzel aus und bedeckt die Brustwand und die Strukturen in der Brusthöhle. Das Rippenfell selbst ist in Abschnitte aufgeteilt: Der Abschnitt unter den Rippen umgibt das Innere des Brustkorbs, die Mittelfellpleura bedeckt den Mittelfellraum, die Zwerchfellpleura umgibt die obere Außenseite des Zwerchfells, und die Pleurakuppel bedeckt die Lungenspitze dort, wo diese in den Hals ragt.

Körpersystem:	Atemwege
Lage:	bedeckt die Lungen
Funktion:	sorgt für eine glatte, rutschige Oberfläche, wodurch die Lungen während des Atmens leicht gegen den Brustkorb gleiten können
Bestandteile:	Rippenfell, Lungenfell
Verbundene Regionen:	Lungen, Brustkorb, Zwerchfell, Mittelfellraum

Brustfellhöhle und -buchten

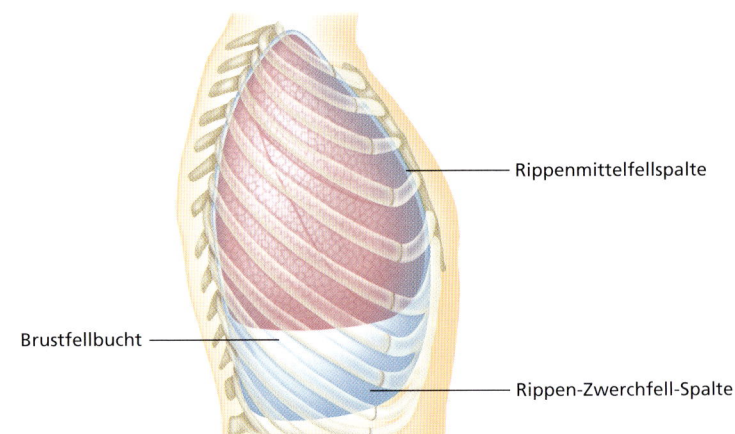

Rippenmittelfellspalte

Brustfellbucht

Rippen-Zwerchfell-Spalte

Die Brustfellhöhle, die zwischen den Schichten des Lungen- und des Rippenfells liegt, ist ein enger Raum, der mit einer kleinen Menge an Brustfellflüssigkeit gefüllt ist. Die Flüssigkeit schmiert die Bewegungen der Lunge in der Brusthöhle und dient gleichzeitig als dichter Verschluss, der mittels Oberflächenspannung die Lunge von der Brustwand und vom Zwerchfell entfernt hält. Dieser Verschluss zwingt das elastische Gewebe der Lungen, sich zu weiten, wenn sich das Zwerchfell zusammenzieht und der Brustkorb sich während des Einatmens hebt. Während des ruhigen Atmens füllen die Lungen die Brustfellhöhlen, in denen sie liegen, nicht komplett aus. Platz, um sich auszuweiten, bieten die Brustfellbuchten, doch die Lungen weiten sich in diese Buchten nur während des tiefen Luftholens aus.

Körpersystem:	Atemwege
Lage:	zwischen dem Lungenfell und dem Rippenfell
Funktion:	Brustfellflüssigkeit schmiert die Felle und sorgt für einen dichten Verschluss; Ausbuchtungen ermöglichen es den Lungen, sich während des tiefen Luftholens auf maximale Größe zu weiten.
Bestandteile:	Brustfellflüssigkeit, Rippenmittelfellspalte, Rippen-Zwerchfell-Spalte, Brustfellbucht
Verbundene Regionen:	Lungen, Brustkorb

Luftröhre und Luftröhrenäste (Bronchien)

Querschnitt durch die Luftröhre

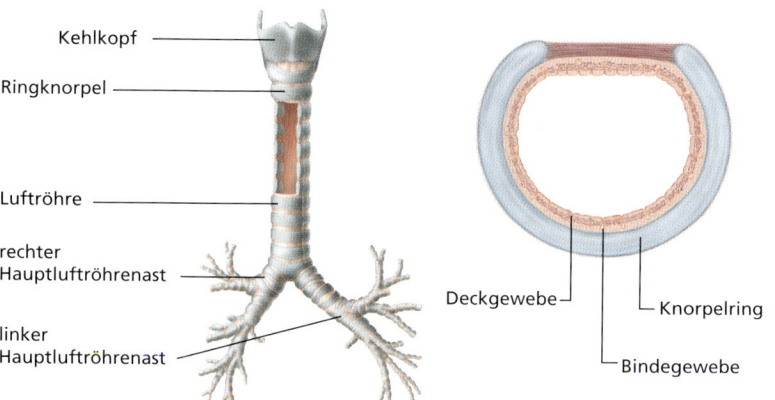

Kehlkopf

Ringknorpel

Luftröhre

rechter Hauptluftröhrenast

linker Hauptluftröhrenast

Deckgewebe

Knorpelring

Bindegewebe

Wenn geatmet wird, gelangt Luft in den Körper und fließt durch den Kehlkopf zur Luftröhre. Die Luftröhre erstreckt sich vom Ringknorpel direkt unter dem Kehlkopf bis zur Brust, wo sie sich in die beiden Hauptluftröhrenäste aufteilt, die zur Lunge führen. Die Luftröhre besteht aus starkem fibroelastischem Gewebe, in dem eine Reihe von unvollständigen hyalinen Knorpelringen eingebettet ist – die Luftröhrenknorpel. Die Rückseite der Luftröhre besitzt keinen Knorpel und liegt nahe an der Speiseröhre. Wenn sie in die Lunge gelangen, teilen sich die beiden Hauptluftröhrenäste wiederholt in kleinere Luftröhrenäste; bei jeder Teilung werden die Atemwege kleiner. Die Luftröhrenäste haben eine ähnliche Struktur wie die Luftröhre, allerdings besitzen sie auch Muskelfasern in ihren Wänden.

Körpersystem:	Atemwege
Lage:	Die Luftröhre verläuft vom Ringknorpel bis zur Höhe des Brustbeinwinkels, die Luftröhrenäste verzweigen sich von der Luftröhre.
Funktion:	bringen Luft in die Lungen; die Deckschicht der Atemwege sondert Schleim ab, um winzige Partikel einzufangen.
Bestandteile:	Luftröhre, rechter und linker Hauptluftröhrenast, zahlreiche kleinere Luftröhrenäste
Verbundene Regionen:	Mund, Nase, Kehlkopf, Lungen

Bronchiolen und Lungenbläschen

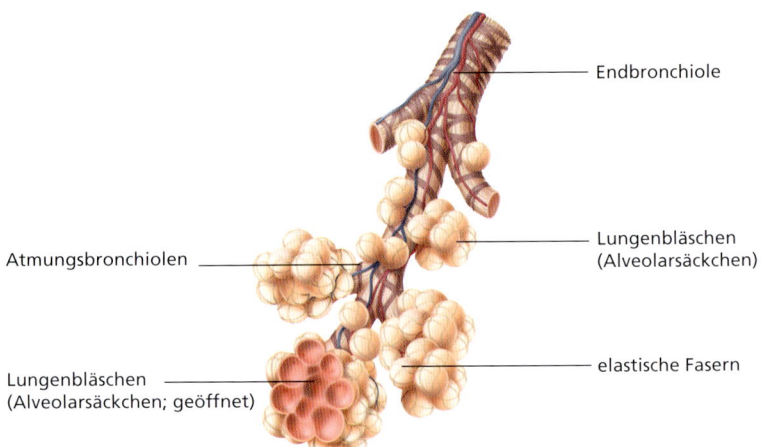

Endbronchiole

Lungenbläschen
(Alveolarsäckchen)

Atmungsbronchiolen

elastische Fasern

Lungenbläschen
(Alveolarsäckchen; geöffnet)

Wenn die Atemwege einen inneren Durchmesser von weniger als einem Millimeter besitzen, werden sie als Bronchiolen bezeichnet. Bronchiolen unterscheiden sich von Luftröhrenästen (Bronchien) dadurch, dass sie weder Knorpel in ihren Wänden noch irgendwelche Schleim absondernden Zellen in ihrer Deckschicht aufweisen. Weitere Teilungen führen zur Bildung von Endbronchiolen, die wiederum zu Atmungsbronchiolen werden, den kleinsten aller Atemwege. Es gibt Millionen von Lungenbläschen in jeder Lunge (zusammen haben sie eine Oberfläche von zirka 140 Quadratmetern), die wie Trauben dicht um die Atmungsbronchiolen verteilt sind. Diese kleinen hohlen Säckchen besitzen dünne Wände, durch die Sauerstoff aus der Luft in den Lungenblutkreislauf diffundiert und Kohlendioxid vom Blut in die Lungen fließt.

Körpersystem:	Atemwege
Lage:	in den Lungen
Funktion:	Bronchiolen leiten Luft zu den Lungenbläschen, den Funktionsteilen der Lunge, in denen der Gasaustausch stattfindet.
Bestandteile:	End- und Atmungsbronchiolen, Lungenbläschengänge, Lungenbläschen
Verbundene Regionen:	Luftröhrenäste, Luftröhre, Blutgefäße

Lungenkreislauf

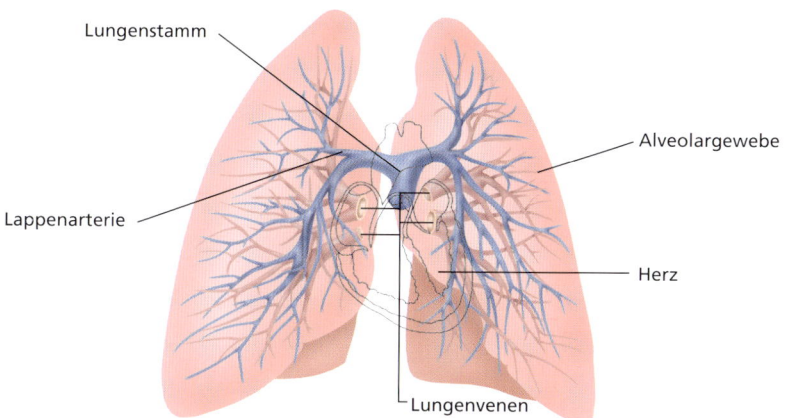

Lungenstamm

Alveolargewebe

Lappenarterie

Herz

Lungenvenen

Die Hauptfunktion der Lungen besteht darin, dem Blut, das von den Körpergeweben genutzt wurde, wieder Sauerstoff zuzufügen und überschüssiges Kohlendioxid zu entfernen. Eine große Arterie, die als Lungenstamm bezeichnet wird, transportiert sauerstoffarmes Blut von der rechten Herzkammer zu den Lungen. Der Lungenstamm teilt sich in zwei kleinere Äste, die rechte und die linke Lungenarterie, die die Lunge an demselben Punkt erreichen wie die beiden Luftröhrenäste (Atemwege). Innerhalb der Lungen teilen sich die Arterien, um jeden Lappen der jeweiligen Lunge zu versorgen, zwei auf der linken und drei auf der rechten Seite, und enden in einem Netzwerk aus Kapillargefäßen, in denen der Gasaustausch stattfindet. Frisch mit Sauerstoff versorgtes Blut kehrt durch ein System von Lungenvenen, die neben den Arterien verlaufen, zum Herzen zurück.

Körpersystem:	Atemwege
Lage:	in den Lungen
Funktion:	bringen sauerstoffarmes Blut zu den Lungen für eine erneute Sauerstoffversorgung und zur Entfernung des überschüssigen Kohlendioxids
Bestandteile:	Lungenstamm, Lungenarterien, Lappenarterien, Lungenvenen
Verbundene Regionen:	andere nahe gelegene Blutgefäße, Herz

Kapillarnetz um die Lungenbläschen

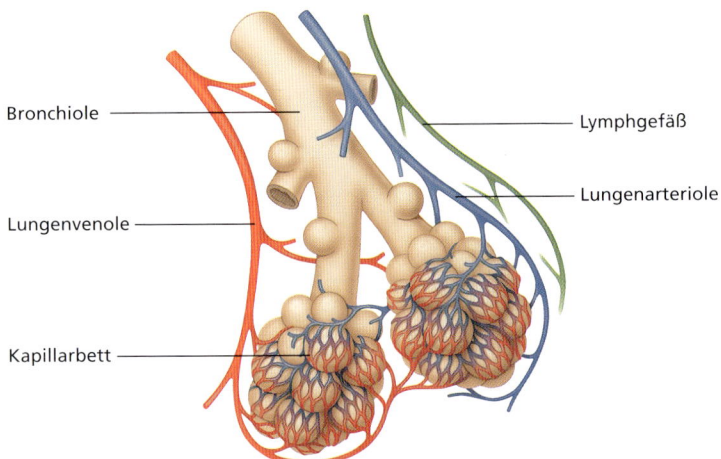

Bronchiole

Lymphgefäß

Lungenarteriole

Lungenvenole

Kapillarbett

I nnerhalb der Lunge führt eine wiederholte Teilung der Lungenarterien zu einem Netzwerk (Plexus) aus winzigen Blutgefäßen (Kapillaren), das jedes der Millionen von Lungenbläschen umgibt. Die Wände der Kapillaren sind extrem dünn, was dem Blut in ihnen ermöglicht, in engen Kontakt mit den Wänden der Alveolen zu treten. Sauerstoff diffundiert von den Lungen in das Lungenblut und Kohlendioxid läuft vom Blut zurück in die Lunge, um ausgeatmet zu werden. Das neu mit Sauerstoff versorgte Blut wird in den winzigen Venen, den Venolen, gesammelt, die in jedes Kapillarnetz abfließen und sich schließlich zu den Lungenvenen zusammenschließen. Diese vervollständigen den Lungenkreislauf, indem sie das Blut zum Herzen zurückleiten.

Körpersystem:	Herz-Kreislauf-System
Lage:	umgeben die Lungenbläschen
Funktion:	ermöglichen den Gasaustausch zwischen Blut und Lungengewebe
Bestandteile:	Lungenarteriolen, Lungenvenolen, Kapillarbett
Verbundene Regionen:	Lungen, Kreislauf

Lymphgefäße der Lunge

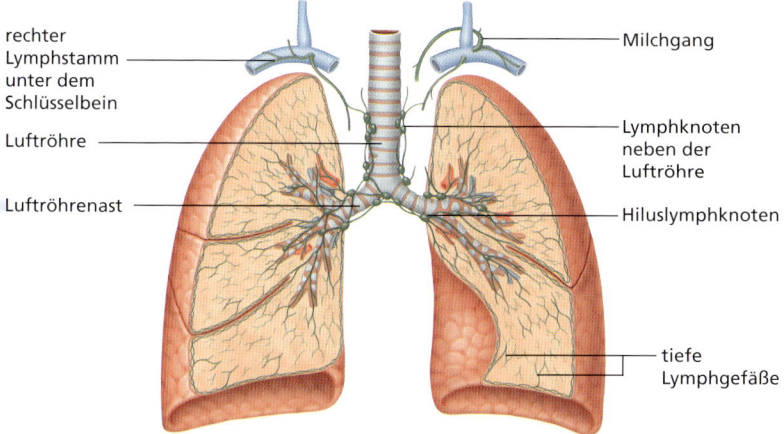

rechter Lymphstamm unter dem Schlüsselbein

Luftröhre

Luftröhrenast

Milchgang

Lymphknoten neben der Luftröhre

Hiluslymphknoten

tiefe Lymphgefäße

Die Lymphdrainage der Lungen entspringt in zwei Hauptnetzwerken oder Geflechten. Das oberflächliche Geflecht ist ein Netzwerk aus feinen Lymphgefäßen, das sich über die Lungenoberfläche direkt unterhalb des Lungenfells erstreckt und Lymphflüssigkeit von den Lungen zu den Luftröhrenästen und der Luftröhre ableitet, wo sich die Hauptgruppen von Lymphknoten befinden. Die Lymphgefäße des tiefen Lymphgeflechts entwässern das tiefere Lungengewebe und entspringen dem Bindegewebe, das die kleinen Atemwege (Luftröhrenäste oder Bronchien und Bronchiolen) umgibt. Es gibt auch kleine Lymphgefäße innerhalb der Deckschicht der größeren Atemwege. Lymphknoten verteilen sich rund um die Hauptatemwege und filtern die Lymphflüssigkeit, wodurch sie eine wichtige Rolle bei der Verhinderung von Infektionen spielen.

Körpersystem:	lymphatisches System
Lage:	im und um das Lungengewebe herum
Funktion:	leiten überschüssige Flüssigkeit von den Körperzellen ab und führen sie in den Kreislauf zurück; filtern Lymphflüssigkeit, um Partikel und Bakterien zu entfernen
Bestandteile:	oberflächliches und tiefes Geflecht (Plexus), Lymphknoten
Verbundene Regionen:	Arm-Kopf-Vene, Venen unter dem Schlüsselbein, Atemwege

Mittelfellraum

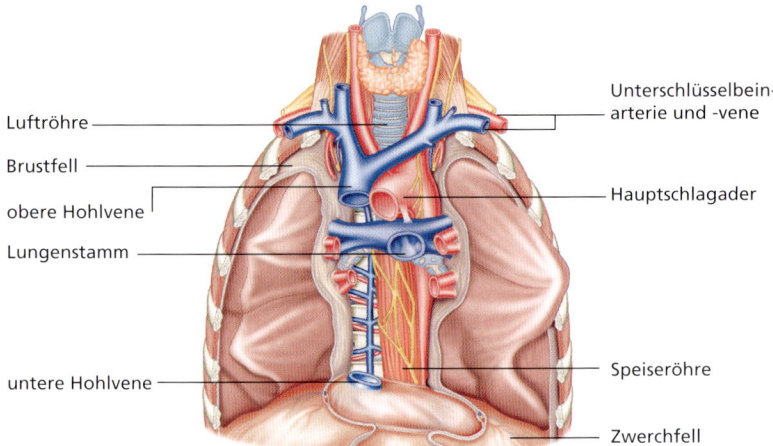

Luftröhre

Brustfell

obere Hohlvene

Lungenstamm

untere Hohlvene

Unterschlüsselbein-
arterie und -vene

Hauptschlagader

Speiseröhre

Zwerchfell

Der Mittelfellraum ist die zentrale Höhle in der Brust, die das Herz und andere lebenswichtige Strukturen enthält. Die Höhle erstreckt sich von der Halsbasis bis zum Zwerchfell und vom Brustbein bis zur Wirbelsäule. Auf beiden Seiten wird sie von Brustfell (der Haut, die die Lungen umgibt) überzogen. Neben Herz und wichtigen Blutgefäßen liegen die Thymusdrüse, die Luftröhre, die Speiseröhre und einige wichtige Nerven, zu denen auch der Vagus (Eingeweidenerv) und der Zwerchfellnerv gehören, im Mittelfellraum. Die Strukturen innerhalb des Mittelfellraums werden nur locker von Fett-Bindegewebe zusammengehalten, das Bewegungen im Brustkorb während des Atmens und bei Änderungen der Körperlage zulässt.

Körpersystem:	beherbergt Strukturen vieler Körpersysteme
Lage:	in der Mitte der Brusthöhle
Funktion:	enthält lebenswichtige Strukturen wie Herz, Speiseröhre und Luftröhre
Bestandteile:	An die Höhle grenzen Lungen, Brustbein und Wirbelsäule.
Verbundene Regionen:	Brustorgane

Thymus

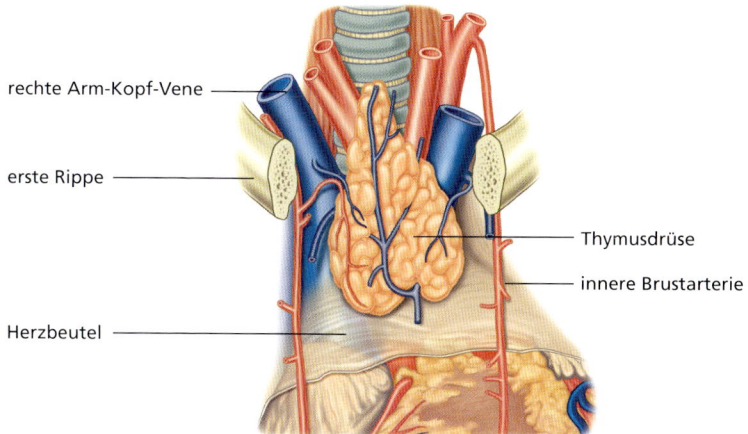

rechte Arm-Kopf-Vene

erste Rippe

Thymusdrüse

innere Brustarterie

Herzbeutel

Die Thymusdrüse ist eine rosafarbene abgeflachte Struktur, die im Mittelfellraum (der zentralen Höhle im Brustkorb) liegt und sich vor den großen Blutgefäßen und der Luftröhre nach oben erstreckt. Sie wird üblicherweise aus zwei Lappen (zweilappig) gebildet, die beide in kleinere, von einer Bindegewebskapsel eingeschlossene Läppchen aufgeteilt sind. Der Thymus ist während der ersten Lebensjahre sehr aktiv, wenn er eine wichtige Rolle in der Entwicklung des Immunsystems spielt. Hormone, die im Thymus gebildet werden, helfen bei der Produktion spezieller weißer Blutkörperchen, den T-Lymphozyten, die Infektionen bekämpfen. Die Thymusdrüse erreicht ihre maximale Größe in der Pubertät, doch während des Erwachsenwerdens schrumpft sie und ist im hohen Alter fast völlig verschwunden.

Körpersystem:	endokrines und lymphatisches System
Lage:	innerhalb des Mittelfellraums hinter dem Brustbein
Funktion:	produziert Hormone, die die Reifung von T-Lymphozyten ermöglichen; T-Lymphozyten spielen eine wichtige Rolle bei der Bekämpfung von Infektionen
Bestandteile:	zwei in zahlreiche Läppchen geteilte Lappen
Verbundene Regionen:	Blutkreislauf, Immunsystem

Herz

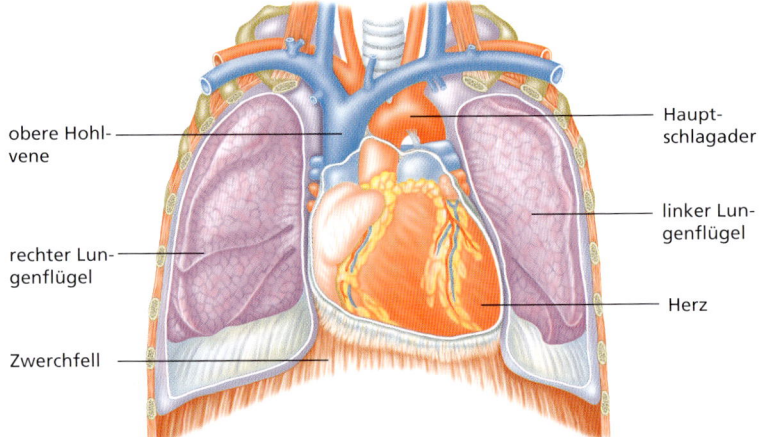

obere Hohl-
vene

Haupt-
schlagader

linker Lun-
genflügel

rechter Lun-
genflügel

Herz

Zwerchfell

Das Herz ist eine effiziente und kraftvolle Pumpe, die fast völlig aus Muskelmasse
besteht. Diese schlägt unermüdlich und endlos, damit Blut stetig durch den
Körper fließt. Mit der ungefähren Größe einer zusammengeballten Faust und geformt
wie ein stumpfer Kegel, liegt das Herz im Mittelfellraum in der Brusthöhle, umgeben
von den Lungen und auf der Zentralfläche des Zwerchfells ruhend. Ungefähr zwei
Drittel des Herzens liegen links von der Mittellinie der Brust, das letzte Drittel
befindet sich rechts davon. Das Organ hat vier hohle Kammern, zwei Vorhöfe, die
Blut ins Herz »aufnehmen«, und zwei Kammern, die alle 24 Stunden zirka 3800 Liter
Blut in das Gefäßsystem zurückpumpen.

Körpersystem:	Herz-Kreislauf-System
Lage:	im Mittelfellraum zwischen den Lungen und hinter dem Brustbein
Funktion:	pumpt sauerstoffarmes Blut in die Lungen zur Anreicherung mit Sauerstoff; pumpt sauerstoff- und nährstoffreiches Blut zu den Körpergeweben
Bestandteile:	Herzbeutel, zwei Vorhöfe, zwei Kammern, Klappen
Verbundene Regionen:	Arterien und Venen, Lungen

Herzbeutel

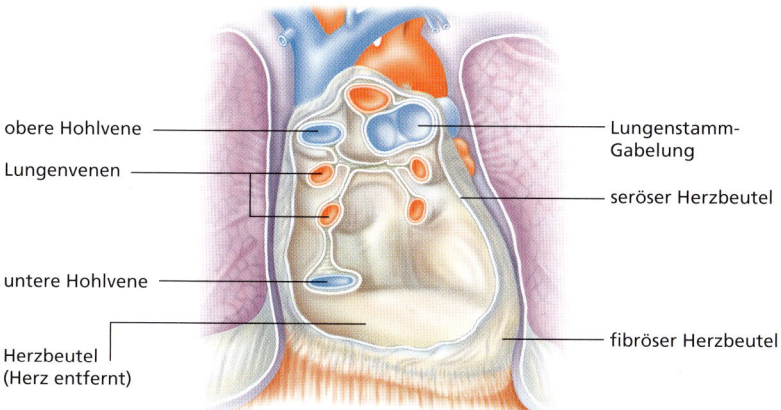

obere Hohlvene

Lungenvenen

untere Hohlvene

Herzbeutel
(Herz entfernt)

Lungenstamm-Gabelung

seröser Herzbeutel

fibröser Herzbeutel

Das Herz wird von einem dreiwandigen Beutel aus Bindegewebe, dem Herzbeutel, eingeschlossen. Der Herzbeutel besteht aus zwei Teilen – dem fibrösen Herzbeutel, der robusten Außenschicht, und dem serösen Herzbeutel, einer dünnen Haut, die das Herz selbst bedeckt und umgibt. Der fibröse Herzbeutel ist stark genug, um einen gewissen Schutz vor Verletzungen zu bieten. Da er nicht elastisch ist, verhindert er, dass sich das Herz über ein sicheres Maß hinaus mit Blut weitet. Der seröse Herzbeutel hat zwei durchgehende Schichten (Perikard und Epikard), zwischen denen eine schlitzartige Höhle liegt, die mit einer kleinen Menge an Flüssigkeit gefüllt ist. Dies ermöglicht es den Herzkammern, sich frei im Herzbeutel zu bewegen, während das Herz schlägt.

Körpersystem:	Herz-Kreislauf-System
Lage:	umschließt das Herz
Funktion:	Schutz; hilft dabei, das Herz mit den umgebenden Strukturen zu verankern; sorgt für Gleitfähigkeit, damit sich das Herz im Beutel bewegen kann
Bestandteile:	fibröser Herzbeutel, seröser Herzbeutel
Verbundene Regionen:	Herz, nahe gelegene Blutgefäße, Brustbein

Herzwand

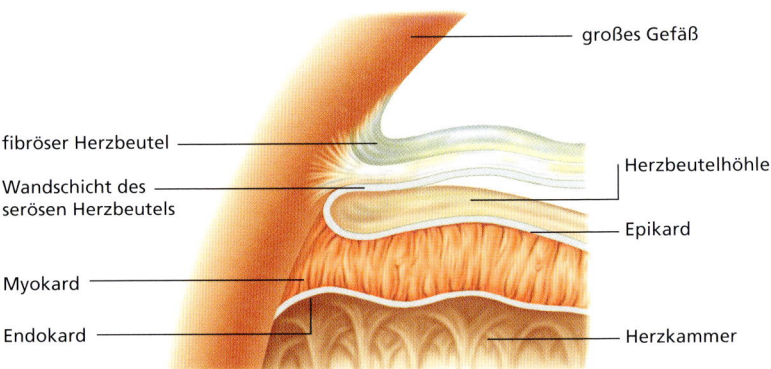

großes Gefäß

fibröser Herzbeutel

Wandschicht des
serösen Herzbeutels

Myokard

Endokard

Herzbeutelhöhle

Epikard

Herzkammer

Innerhalb des Herzbeutels besteht die Herzwand aus drei Schichten: der inneren
Schicht des Herzbeutels (Epikard), der Herzmuskulatur (Myokard) und der Herzinnenhaut (Endokard). Das Epikard ist die Eingeweideschicht des serösen Herzbeutels,
die die äußere Oberfläche des Herzens bedeckt und fest mit ihm verbunden ist. Die
zentrale Schicht, das Myokard, macht den Hauptteil der Herzwand aus und besteht
aus speziellen Herzmuskelfasern, die es nur im Herzen gibt und die an die besondere
Rolle, die sie spielen, angepasst sind. Die Muskelfasern im Myokard werden von
miteinander verflochtenen Bindegewebsfasern unterstützt und zusammengehalten.
Das Endokard ist eine empfindliche Haut, die von einer sehr dünnen Zellschicht
gebildet wird. Sie umgibt die Innenfläche der Herzkammern und -klappen.

Körpersystem:	Herz-Kreislauf-System
Lage:	die äußere Wand, die das Herz umschließt
Funktion:	bildet den Hauptteil des Herzens; Muskelfasern ziehen sich zusammen, um Blut in den Kreislauf zu drücken.
Bestandteile:	Epikard, Myokard, Endokard
Verbundene Regionen:	Herzbeutel, Herzklappen

Herzkammern

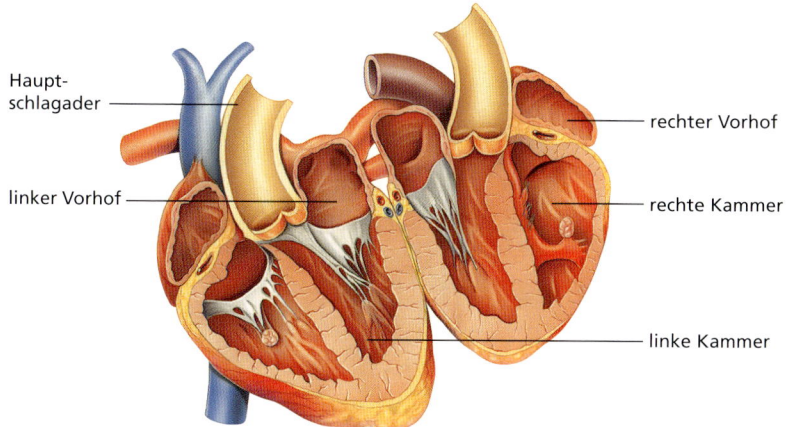

Haupt-
schlagader

linker Vorhof

rechter Vorhof

rechte Kammer

linke Kammer

Das Herz ist in eine linke und eine rechte Seite eingeteilt, von denen jede zwei Kammern, oder Höhlen, besitzt (hier aufgeschnitten abgebildet). Die oberen Kammern werden als Vorhöfe bezeichnet, die durch Klappen, die den Rückfluss des Bluts verhindern, zu den unteren Kammern führen. Die beiden Kammern machen den größten Teil des Herzmuskels aus. Die linke Kammer ist größer und stärker als die rechte und erhält durch den linken Vorhof sauerstoffreiches Blut aus den Lungen. Starke Kontraktionen pumpen dann das Blut zur Verteilung im arteriellen System aus dem Herzen in die Hauptschlagader. Die rechte Kammer erhält »benutztes« Blut vom rechten Vorhof und pumpt es dann zu den Lungen zur Sauerstoffanreicherung.

Körpersystem:	Herz-Kreislauf-System
Lage:	im Herzen
Funktion:	erhalten zirkulierendes Blut und leiten dieses entweder zu den Lungen zur Anreicherung mit Sauerstoff oder zu den Körpergeweben weiter
Bestandteile:	linker und rechter Vorhof, linke und rechte Kammer
Verbundene Regionen:	Venen und Arterien

Kammerwände

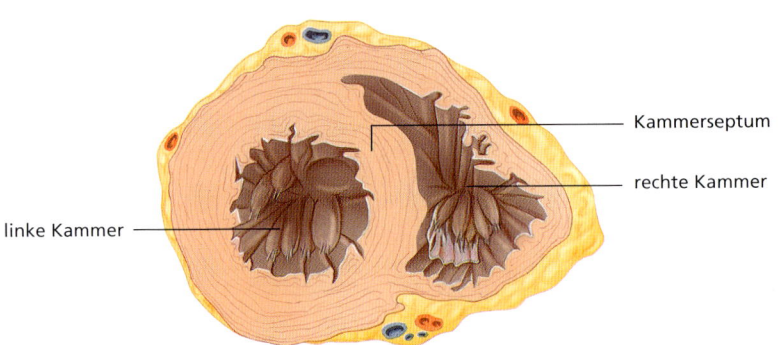

Kammerseptum

rechte Kammer

linke Kammer

Die Wände der linken Kammer sind zweimal so dick wie die der rechten und bilden im Querschnitt einen groben Kreis, während die rechte Kammer von der muskulöseren linken Kammer zusammengepresst erscheint. Der Unterschied in der Muskeldicke zwischen den beiden Kammern reflektiert den Druck, der nötig ist, um jede zu leeren, wenn sich der Muskel zusammenzieht. Von den Wänden beider Kammern gehen Papillarmuskeln aus, die spitz zulaufen und Sehnenfäden tragen, die mit der dreizipfligen Segelklappe (Trikuspidalklappe) und der zweizipfligen Segelklappe (Mitralklappe) verbunden sind und sie stabilisieren. Die Innenflächen der Kammern, besonders dort, wo Blut eintritt, werden von unregelmäßigen Muskelkanten, den Muskelbälkchen, aufgeraut, die für glattere Oberflächen nahe der Abflusskanäle den Weg frei machen.

Körpersystem:	Herz-Kreislauf-System
Lage:	im Herzen unter den Vorhöfen
Funktion:	Muskelwände pumpen sauerstoffarmes Blut zu den Lungen oder sauerstoffreiches Blut durch den Körper.
Bestandteile:	Muskel, Sehnenfäden, Klappen
Verbundene Regionen:	Vorhöfe, Arterien und Venen, Lungen

Vorhöfe

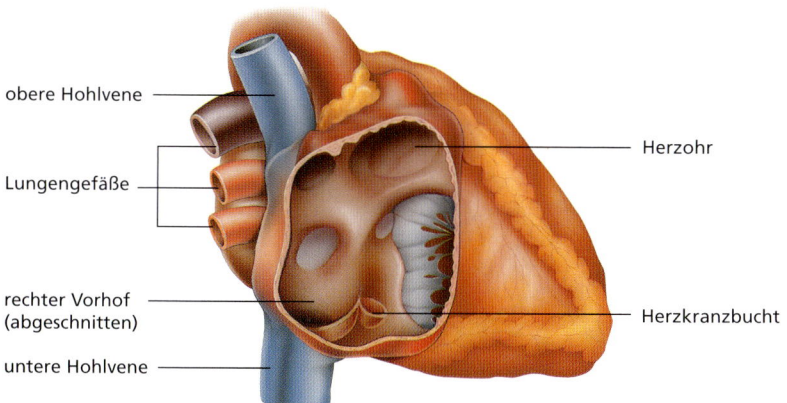

obere Hohlvene

Lungengefäße

rechter Vorhof
(abgeschnitten)

untere Hohlvene

Herzohr

Herzkranzbucht

Die Vorhöfe sind zwei kleinere, dünnwandige Herzkammern. Sie befinden sich oberhalb der Kammern und werden von ihnen durch Vorhof-Kammer-Klappen getrennt. Das gesamte venöse Blut des Körpers wird durch die beiden großen Venen, die obere und die untere Hohlvene, zum rechten Vorhof gebracht. Die Herzkranzbucht leitet ebenfalls venöses Blut vom Herzmuskel in diese Kammer ab. Der linke Vorhof ist kleiner als der rechte und erhält sauerstoffreiches Blut von den Lungen durch die Lungenvenen. Das Innere jedes Vorhofs ist glatt bis auf die Vorderwände, die durch Muskelbündel, die Muskelbälkchen, zerfurcht sind. In jedem Vorhof befindet sich ein Fortsatz, das Herzohr (es wird aufgrund seiner Ähnlichkeit mit einem Ohr so bezeichnet), das die Oberfläche vergrößert.

Körpersystem:	Herz-Kreislauf-System
Lage:	im Herzen oberhalb der Kammern
Funktion:	erhalten venöses Blut vom Körper und dem Herzmuskel selbst sowie sauerstoffreiches Blut von den Lungen
Bestandteile:	Muskelgewebe, Klappen
Verbundene Regionen:	Kammern, Arterien und Venen, Lungen

Herzklappen

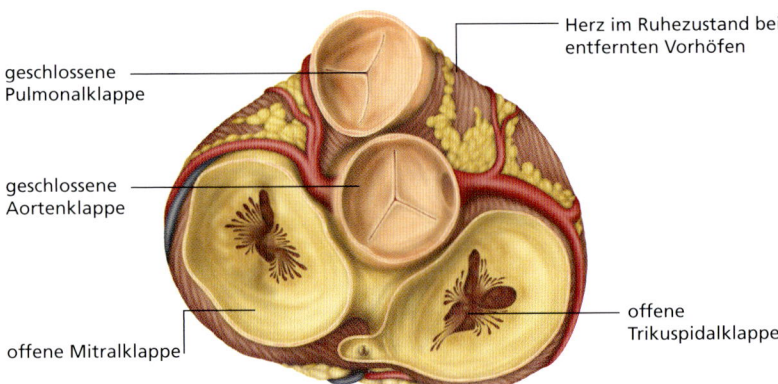

Herz im Ruhezustand bei entfernten Vorhöfen

geschlossene Pulmonalklappe

geschlossene Aortenklappe

offene Mitralklappe

offene Trikuspidalklappe

Blut fließt nur in eine Richtung durch das Herz, ein Rückfluss wird von den vier Herzklappen verhindert. Auf der rechten Seite des Herzens liegt die Trikuspidalklappe zwischen Vorhof und Kammer; die Pulmonalklappe liegt an der Verbindung von Kammer und Lungenstamm. Auf der linken Seite trennt die Mitralklappe Vorhof und Kammer, während die Aortenklappe zwischen Kammer und Hauptschlagader liegt. Die Trikuspidalklappe und die Mitralklappe, auch als Vorhof-Kammer-Klappen bezeichnet, bestehen aus robustem Bindegewebe, das mit Endokard bedeckt ist, der dünnen Zellschicht, die das ganze Herz auskleidet. Die Trikuspidalklappe hat drei Klappenzipfel (Lappen), die sich öffnen und schließen, während die Mitralklappe nur zwei besitzt.

Körpersystem:	Herz-Kreislauf-System
Lage:	zwischen den Vorhöfen und Kammern des Herzens und zwischen den Kammern und Hauptgefäßen
Funktion:	stellen sicher, dass Blut nur in eine Richtung durch das Herz fließt
Bestandteile:	Trikuspidal-, Pulmonal-, Aorten- und Mitralklappe
Verbundene Regionen:	Vorhöfe, Kammern, Sehnenfäden

Halbmondförmige Taschenklappen

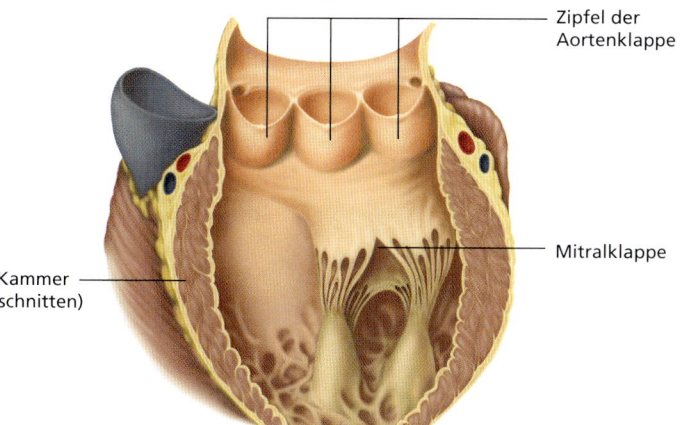

Zipfel der
Aortenklappe

Mitralklappe

linke Kammer
(abgeschnitten)

Auch bekannt als halbmondförmige Taschenklappen, bewachen die Aortenklappe und die Pulmonalklappe die Austrittswege des Blutes aus dem Herzen (die Hauptschlagader beziehungsweise der Lungenstamm) und verhindern das Zurückfließen des Blutes, wenn sich die Kammern nach einer Kontraktion entspannen. Jede dieser beiden Klappen besteht aus drei taschenähnlichen halbmondförmigen Zipfeln oder Lappen, die einen mit einer Endothelschicht (Endothel = Innenhaut) bedeckten Kern aus Bindegewebe besitzen und mit der Arterienwand verbunden sind. Diese glatte Deckschicht stellt eine ideale Oberfläche für den Blutdurchfluss sicher. Die Aortenklappe ist viel stärker und robuster als die Pulmonalklappe, da sie mit dem höheren Druck des Arterienkreislaufs zurechtkommen muss.

Körpersystem:	Herz-Kreislauf-System
Lage:	an der Verbindung der Kammern mit der Hauptschlagader und dem Lungenstamm
Funktion:	verhindern, dass Blut ins Herz zurückfließt
Bestandteile:	drei halbmondförmige Zipfel
Verbundene Regionen:	Kammern, Aorta, Lungenstamm

Klappenbewegungen

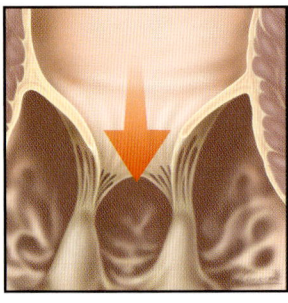
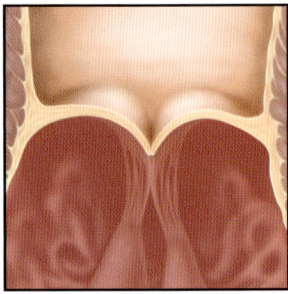

offene Klappe   **geschlossene Klappe**

Wenn sich die Vorhöfe zusammenziehen, fließt Blut durch die offene Trikuspidalklappe und die offene Mitralklappe in die Kammern. Wenn die Kammern sich im Gegenzug zusammenziehen, sorgt der plötzlich ansteigende Blutdruck innerhalb jeder Kammer dafür, dass sich die Klappen schließen, sodass ein Zurückfließen des Blutes in die Vorhöfe verhindert wird. Der Zug der Sehnenfäden (diese sind an Muskeln verankert, die aus den Kammerwänden hervortreten) sichert die Klappen und ermöglicht es ihnen, dem Druck des Blutes in der Kammer standzuhalten. Wenn die Vorhof-Kammer-Klappen geschlossen sind, muss das Blut hinauf- und durch die Taschenklappen in den Lungenstamm und die Hauptschlagader hinausfließen. Diese Klappen werden durch den hohen Druck des Blutflusses aufgedrückt, aber schnappen sofort wieder zu, wenn sich die Kammern entspannen.

Körpersystem:	Herz-Kreislauf-System
Lage:	im Herzen zwischen den Vorhöfen und Kammern und zwischen den Kammern und der Hauptschlagader und der Lungenarterie
Funktion:	verhindern den Rückfluss des Blutes
Bestandteile:	Trikuspidalklappe, Mitralklappe, Pumonalklappe, Aortenklappe
Verbundene Regionen:	Herz, Hauptschlagader, Lungenstamm

Große Gefäße

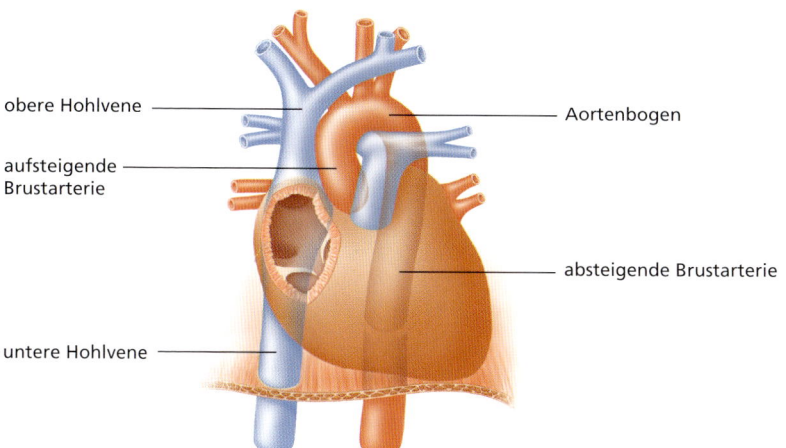

obere Hohlvene

aufsteigende Brustarterie

untere Hohlvene

Aortenbogen

absteigende Brustarterie

Blut wird von den Körpergeweben durch zwei große Venen – die obere und die untere Hohlvene – zum Herzen gebracht und von dort in die Hauptschlagader gepumpt. Diese Gefäße sind allgemein als große Gefäße bekannt. Die obere Hohlvene leitet Blut vom Oberkörper zum rechten Herzvorhof ab und wird aus dem Zusammenschluss der rechten und der linken Kopf-Arm-Vene gebildet. Die untere Hohlvene ist die größte Vene im Körper, doch nur ihr letzter Abschnitt liegt innerhalb des Brustkorbs, dort wo sie durch das Zwerchfell hinauf verläuft, um Blut zum rechten Vorhof zu bringen. Die Hauptschlagader ist die größte Arterie im Körper, mit einem Durchmesser von zweieinhalb Zentimetern bei Erwachsenen. Ihre dicke Wand enthält elastisches Gewebe, das es ihr erlaubt, sich zu weiten, wenn Blut mit hohem Druck in sie gepumpt wird.

Körpersystem:	Herz-Kreislauf-System
Lage:	Obere und untere Hohlvene leiten in den rechten Vorhof ab, die Hauptschlagader verlässt die linke Kammer.
Funktion:	transportieren sauerstoffarmes Blut zum Herzen; die Hauptschlagader bringt sauerstoffreiches Blut vom Herzen zum Körper.
Bestandteile:	untere und obere Hohlvene, Hauptschlagader
Verbundene Regionen:	Herz, andere Venen und Arterien

Herzkranzgefäße

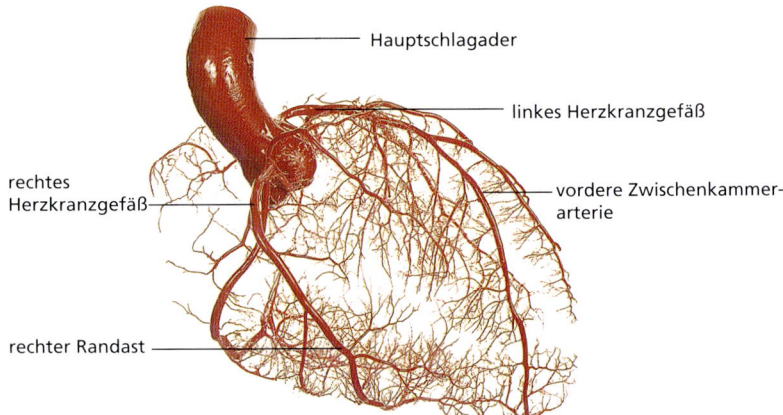

Hauptschlagader

linkes Herzkranzgefäß

rechtes Herzkranzgefäß

vordere Zwischenkammer-arterie

rechter Randast

Obwohl das Herz stetig mit Blut gefüllt wird, benötigen Muskel und Herzbeutel ihre eigene Blutversorgung, um Sauerstoff und Nährstoffe für die Gewebe zur Verfügung zu stellen. Hierfür sorgen die beiden Herzkranzgefäße, die von der aufsteigenden Hauptschlagader direkt über der Aortenklappe abgehen und um das Herz herum unterhalb des Epikards verlaufen, eingebettet in Fett. Das linke Herzkranzgefäß versorgt die linke Seite des Herzens und gabelt sich in zwei Hauptgefäße, die vordere Zwischenkammerarterie und die Kranzarterie. Das rechte Herzkranzgefäß teilt sich ebenfalls in zwei Äste auf, die Rand- und die hintere Zwischenkammerarterie. Diese großen Arterien umgeben das Herz und senden zahlreiche kleinere Äste aus, um für eine ausreichende Blutversorgung zu sorgen.

Körpersystem:	Herz-Kreislauf-System
Lage:	entspringen der aufsteigenden Hauptschlagader und umkreisen das Herz
Funktion:	versorgen den Herzmuskel und die Herzgewebe mit Sauerstoff und Nährstoffen
Bestandteile:	linkes und rechtes Herzkranzgefäß
Verbundene Regionen:	Hauptschlagader, Herzmuskel, Herzbeutel

Erregungsleitungssystem

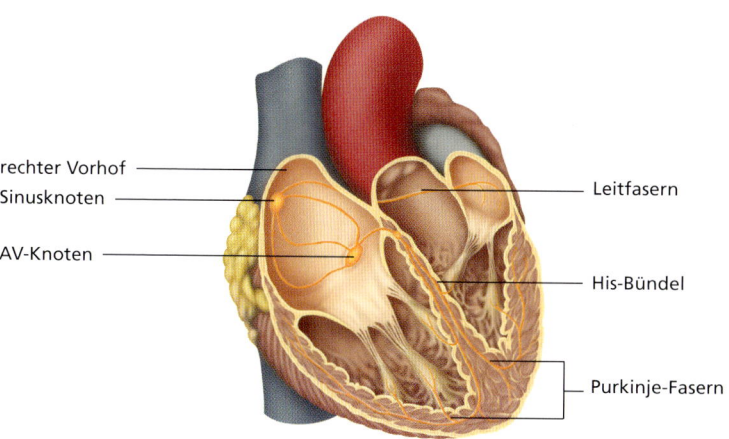

rechter Vorhof

Sinusknoten

AV-Knoten

Leitfasern

His-Bündel

Purkinje-Fasern

Normalerweise zieht sich das Herz mit etwa 75 Schlägen in der Minute zusammen. Innerhalb seiner muskulösen Wände gibt ein unabhängiges Erregungsleitungssystem das Tempo vor und stellt sicher, dass sich die Kammern aufeinander abgestimmt zusammenziehen, um so Blut durch das Herz und in die großen Gefäße hinauszupumpen. Der Sinusknoten im rechten Vorhof ist der natürliche Schrittmacher des Herzens. Diese Zellen erzeugen elektrische Impulse, die zu den Vorhöfen geleitet werden und dann weiter zum Vorhof-Kammer-Knoten, auch Atrioventrikularknoten (AV-Knoten) genannt, im Boden des rechten Vorhofes führen. Impulse vom AV-Knoten werden über das His-Bündel hinunter zur zentralen Scheidewand geleitet, das sich in zwei Äste aufteilt. Diese laufen weiter nach unten und verzweigen sich zu den Purkinje-Fasern in den Kammerwänden.

Körpersystem:	Herz-Kreislauf-System
Lage:	Wand und Boden des rechten Vorhofs, Scheidewand, Kammerwände
Funktion:	erzeugen und übermitteln regelmäßige elektrische Impulse, um die Zellen des Herzmuskels zu stimulieren, sich zusammenzuziehen
Bestandteile:	Sinusknoten, Vorhof-Kammer-Knoten (AV-Knoten), His-Bündel, rechter und linker Bündelast, Purkinje-Fasern
Verbundene Regionen:	Herzmuskelzellen

Herzzyklus

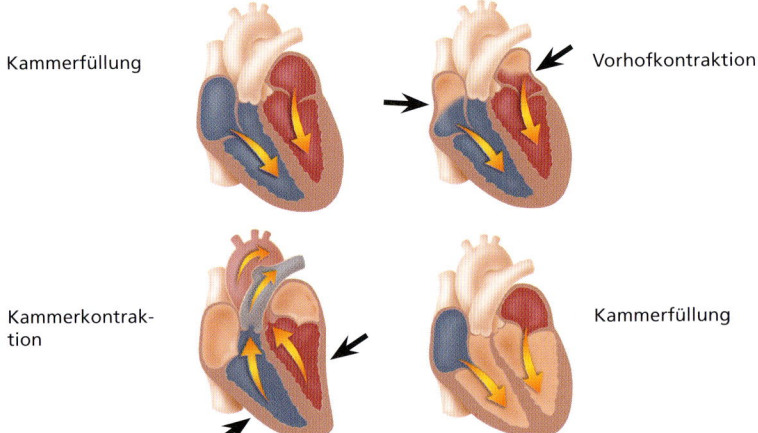

Kammerfüllung

Vorhofkontraktion

Kammerkontraktion

Kammerfüllung

Der Herzzyklus besteht aus einer Reihe von Druck- und Volumenänderungen im Herzen, die dafür sorgen, dass Blut durch den Körper gepumpt wird. Er läuft in zwei Phasen ab: einer Phase, in der sich der Herzmuskel zusammenzieht (Systole), und einer Phase, in der er entspannt ist (Diastole). Während der Diastole sind die Trikuspidalklappe und die Mitralklappe geöffnet. Blut aus dem Kreislauf füllt die Vorhöfe und fließt durch die offenen Klappen zu den Kammern, wodurch sich die Vorhofkammerklappen schließen. Wenn die Systole beginnt, stimuliert der Sinusknoten die Vorhöfe, die sich zusammenziehen und dadurch mehr Blut in die Kammern drücken. Wenn sich die Vorhöfe entspannen und die Impulswellen die Kammern erreichen, ziehen sich diese ebenfalls zusammen und drücken Blut durch die Taschenklappen und in den Kreislauf.

Körpersystem:	Herz-Kreislauf-System
Lage:	Herz
Funktion:	ermöglicht, dass Blut durch den Kreislauf gepumpt wird
Bestandteile:	Systole (Kontraktion) und Diastole (Entspannung)
Verbundene Regionen:	Vorhöfe und Kammern, Klappen, große Gefäße

Schultergelenk

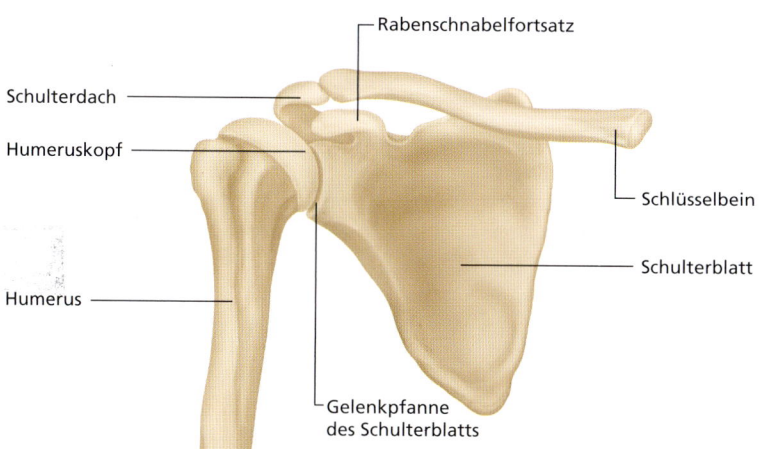

Rabenschnabelfortsatz

Schulterdach

Humeruskopf

Schlüsselbein

Schulterblatt

Humerus

Gelenkpfanne
des Schulterblatts

Das Schultergelenk ist der Verbindungspunkt zwischen der Gelenkpfanne des Schulterblatts und dem Humeruskopf, dem Knochen des Oberarms. Es ist ein Kugelgelenk, das so strukturiert ist, dass es dem Arm eine große Anzahl an Bewegungen erlaubt. Die Gelenkpfanne des Schulterblatts stellt nur eine flache Aushöhlung zur Verfügung, weshalb starke Muskeln und Sehnen nötig sind, um die Knochen fest zusammenzuhalten. Das Schultergelenk ist von einer lockeren Bindegewebskapsel umhüllt, die von einer Gelenkinnenhaut umgeben ist. Diese Membran sondert Gelenkflüssigkeit ab, eine zähflüssige Flüssigkeit, die das Gelenk schmiert und nährt. Eine dünne Schicht Gelenkknorpel ermöglicht es den Knochen, mit einem Minimum an Reibung übereinanderzugleiten.

Körpersystem:	Bewegungsapparat
Lage:	an der Verbindung von Schulterblatt und Oberarmkopf
Funktion:	ermöglicht eine hohe Anzahl an Bewegungen in den oberen Gliedmaßen
Bestandteile:	Gelenkpfanne des Schulterblatts, Humeruskopf, Gelenkknorpel, Gelenkinnenhaut
Verbundene Regionen:	Arme, Muskeln, Schulterblatt

Schleimbeutel des Schultergelenks

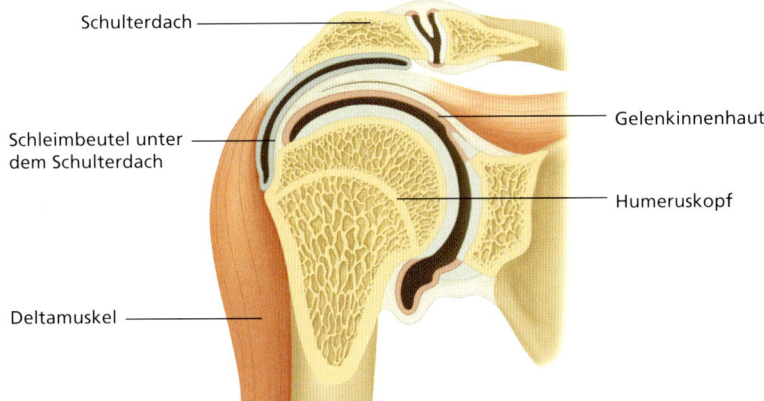

Schulterdach

Schleimbeutel unter
dem Schulterdach

Deltamuskel

Gelenkinnenhaut

Humeruskopf

Ein Schleimbeutel ist ein abgeflachter fibröser Beutel, der eine kleine Menge an zähflüssiger Gelenkflüssigkeit enthält. Schleimbeutel dienen dazu, die Reibung zwischen Strukturen, die zwangsläufig während normaler Bewegungen miteinander in Kontakt kommen, zu verringern. Sie befinden sich an verschiedenen Punkten des Körpers, an denen Bänder, Muskeln und Sehnen gegen den Knochen reiben. Das Schultergelenk besitzt mehrere wichtige Schleimbeutel. Der Schleimbeutel unter dem Schulterblatt schützt die Sehnen des tiefen Schulterblattmuskels, wenn dieser über dem Hals des Schulterblatts verläuft. Der Schleimbeutel unter dem Schulterdach liegt über dem Schultergelenk und unterhalb des Schulterdachs und des Bandes zwischen Rabenschnabelfortsatz und Schulterdach. Dieser Schleimbeutel ermöglicht freie Bewegungen der darunter verlaufenden Muskeln.

Körpersystem:	Bewegungsapparat
Lage:	an Stellen, an denen Muskeln und Sehnen gegen Knochen im Schultergelenk reiben
Funktion:	verringert Reibung zwischen zwei angrenzenden Strukturen
Bestandteile:	fibröser Beutel, der Gelenkflüssigkeit enthält
Verbundene Regionen:	Knochen, Muskeln, Sehnen, Bänder

Schulterbänder

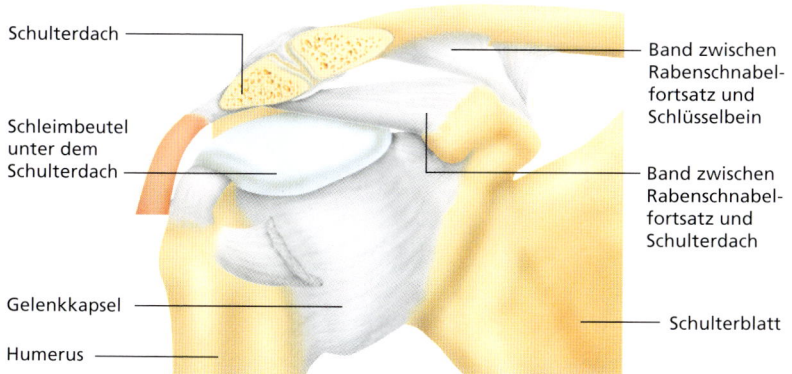

Schulterdach

Schleimbeutel
unter dem
Schulterdach

Gelenkkapsel

Humerus

Band zwischen
Rabenschnabel-
fortsatz und
Schlüsselbein

Band zwischen
Rabenschnabel-
fortsatz und
Schulterdach

Schulterblatt

Die Bänder um jedes Gelenk herum steuern zu seiner Stabilität bei, indem sie die Knochen fest zusammenhalten. Stabilität ist besonders wichtig im Schultergelenk, das ungewöhnlich flach ist, um eine große Vielfalt an Bewegungen zu erlauben. Die Hauptstabilisierer sind die umgebenden Muskeln, aber Bänder spielen ebenfalls eine Rolle. Die fibröse Gelenkkapsel hat Bänder im Inneren, die dabei helfen, das Gelenk zu verstärken. Zu ihnen gehören die Bänder zwischen Schultergelenkpfanne und Humerus (drei schwache fibröse Bänder, die die Vorderseite der Kapsel stärken). Das Schultergelenk wird von verschiedenen Bändern, wie etwa dem Band zwischen Rabenschnabelfortsatz und Schulterdach, gekräftigt. Das Brodie-Band verläuft vom größeren bis zum kleineren Vorsprung des Humerus, wodurch ein Tunnel für die Bizepssehne gebildet wird.

Körpersystem:	Bewegungsapparat
Lage:	um und im Schultergelenk
Funktion:	stabilisieren das Gelenk und halten den Humeruskopf in der Gelenkpfanne des Schulterblatts
Bestandteile:	Bänder zwischen Schultergelenkpfanne und Humerus, Band zwischen Rabenschnabelfortsatz und Schulterdach, Brodie-Band
Verbundene Regionen:	Schultergelenkknochen

Schultermuskeln

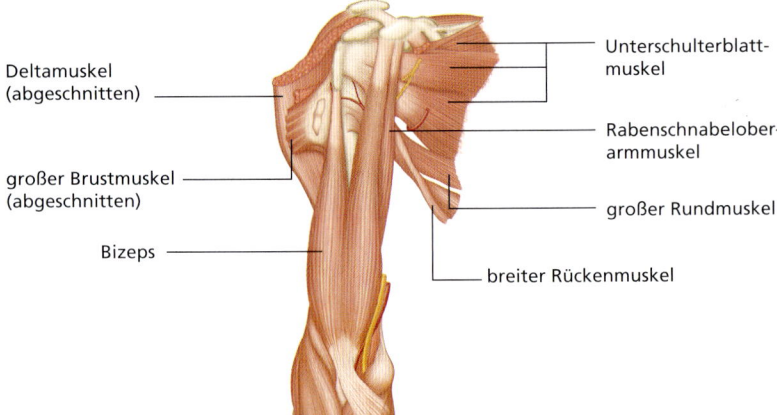

Deltamuskel (abgeschnitten)

großer Brustmuskel (abgeschnitten)

Bizeps

Unterschulterblattmuskel

Rabenschnabeloberarmmuskel

großer Rundmuskel

breiter Rückenmuskel

Die Schulter ist ein Kugelgelenk, das 360-Grad-Bewegungen für maximale Flexibilität zulässt. Schulterbewegungen finden um drei Achsen statt, die ein Beugen und Strecken, Abspreizen und Heranziehen sowie Drehungen nach innen und zur Seite erlauben. Viele der Muskeln, die an diesen Bewegungen beteiligt sind, sind mit dem Schultergürtel (Schlüsselbein und Schulterblatt) verbunden. Zum Beispiel ist der kräftige Deltamuskel, der eine Reihe von Bewegungen ermöglicht, mit dem Schulterdach verbunden, das vom Schulterblatt über dem Schultergelenk hervorragt. Einige Muskeln kommen direkt vom Rumpf (großer Brustmuskel und großer Rückenmuskel), während andere die Bewegungen des Humerus beeinflussen, obwohl sie nicht mit ihm verbunden sind (wie etwa der Trapezmuskel).

Körpersystem:	Bewegungsapparat
Lage:	um das Schultergelenk
Funktion:	ermöglichen maximale Flexibilität im Schultergelenk und sorgen für Stabilität
Bestandteile:	Deltamuskel, großer Brustmuskel, Bizeps, Unterschulterblattmuskel, Rabenschnabeloberarmmuskel, großer Rundmuskel
Verbundene Regionen:	Schultergürtel, Humerus, Ellbogen

Armdrehung

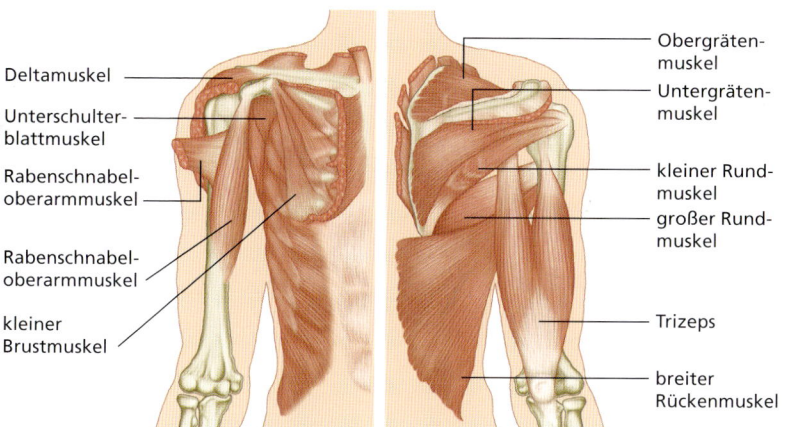

Deltamuskel

Unterschulter-
blattmuskel

Rabenschnabel-
oberarmmuskel

Rabenschnabel-
oberarmmuskel

kleiner
Brustmuskel

Obergräten-
muskel

Untergräten-
muskel

kleiner Rund-
muskel

großer Rund-
muskel

Trizeps

breiter
Rückenmuskel

Der große Brustmuskel, die vorderen Fasern des Deltamuskels, der große Rundmuskel und der große Rückenmuskel ermöglichen alle Drehungen des Humerus nach innen. Der kräftigste Drehmuskel nach innen jedoch ist der Unterschulterblattmuskel. Dieser Muskel nimmt die ganze vordere Außenseite des Schulterblatts ein und ist mit der Gelenkkapsel um den kleineren Vorsprung des Humerus herum verbunden. Der Unterschulterblattmuskel ist einer von vier kurzen Muskeln, die zusammen die »Rotatorenmanschette« bilden. Sie sind mit der Gelenkkapsel verbunden und verstärken diese. Außerdem ziehen sie den Humerus in die Gelenkpfanne, wodurch sie den Kontakt der Knochen erhöhen und zur Stabilität der Schulter beitragen. Die anderen Muskeln der Rotatorenmanschette sind der Obergrätenmuskel, der Untergrätenmuskel und der kleine Rundmuskel.

Körpersystem:	Bewegungsapparat
Lage:	um das Schultergelenk und im Rücken
Funktion:	drehen den Arm nach innen
Bestandteile:	großer Brustmuskel, Deltamuskel, großer Rundmuskel, großer Rückenmuskel, Unterschulterblattmuskel, Obergrätenmuskel, Untergrätenmuskel, kleiner Rundmuskel
Verbundene Regionen:	andere Rücken- und Armmuskeln, Schultergürtel, Humerus

Achselhöhle

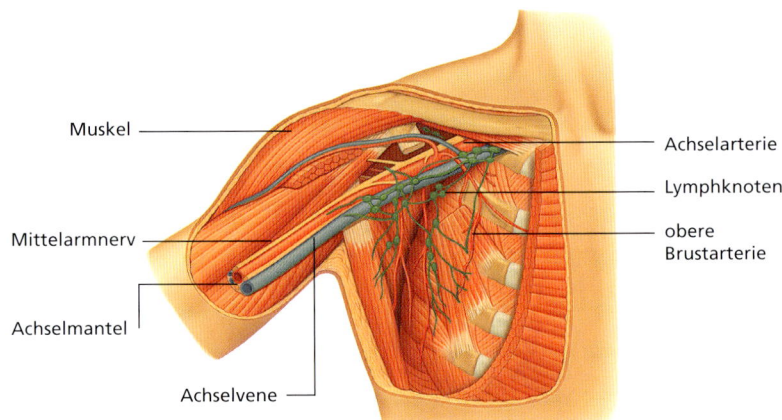

Muskel

Mittelarmnerv

Achselmantel

Achselvene

Achselarterie

Lymphknoten

obere
Brustarterie

Ein dichtes Netzwerk aus Blutgefäßen, Nerven und Lymphgefäßen, die die oberen Gliedmaße versorgen, verläuft durch die Achselhöhle, einen grob pyramidenförmigen Raum, der an der Verbindungsstelle von Oberarm und Brustkorb liegt. Die Achselarterie und ihre Äste versorgen die oberen Gliedmaße mit sauerstoffreichem Blut. Die Achselvene verläuft parallel zur Arterie. Die Nerven, die sich in der Achselhöhle befinden, sind alle Teil eines komplexen Netzwerks, das als Armgeflecht bezeichnet wird. Die Blutgefäße und Nerven werden von einem Kanal aus Bindegewebe, dem »Achselmantel«, geschützt und umschlossen – eine wichtige Aufgabe, da die Achselhöhle anfällig für Verletzungen von unten ist. Innerhalb des Fett-Bindegewebes der Achselhöhle liegen Gruppen von Lymphknoten, die durch Lymphgefäße miteinander verbunden sind.

Körpersystem:	verschiedene Systeme
Lage:	an der Verbindungsstelle von Brustkorb und oberen Gliedmaßen
Funktion:	Schnittpunkt für wichtige Blutgefäße, Nerven und Lymphgefäße
Bestandteile:	Fett- und Bindegewebe, Achselarterie und -vene, Armgeflecht, Lymphgefäße und -knoten
Verbundene Regionen:	andere Strukturen in den oberen Gliedmaßen und im Brustkorb

Tiefe Brustfaszie

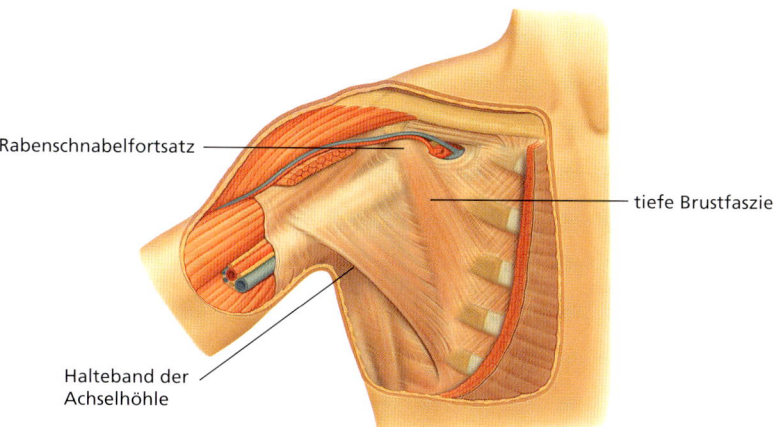

Rabenschnabelfortsatz —

— tiefe Brustfaszie

Halteband der
Achselhöhle

Die tiefe Brustfaszie ist eine dünne Platte aus starkem Bindegewebe, deren oberer Rand mit dem Rabenschnabelfortsatz des Schulterblatts und des Schlüsselbeins verbunden ist. Die Faszie steigt ab, umschließt den Unterschlüsselbeinmuskel und den kleinen Brustmuskel und verbindet sich dann mit der darüber liegenden Achselfaszie in der Achselhöhlenbasis. Der Teil der tiefen Brustfaszie, der über dem kleinen Brustmuskel liegt, ist als Rippen-Rabenschnabelfortsatz-Membran bekannt und wird von dem Nerv durchbohrt, der den darüber liegenden kleinen Brustmuskel versorgt. Unter dem kleinen Brustmuskel wird die Faszie zum Halteband der Achselhöhle, das mit der Haut der Achselhöhle verbunden und dafür verantwortlich ist, diese Haut hochzuziehen, wenn der Arm gehoben wird.

Körpersystem:	Bewegungsapparat
Lage:	erstreckt sich vom oberen Brustbereich bis zur Achselhöhle
Funktion:	schützt den Inhalt der Achselhöhle, dient als Halteband
Bestandteile:	Bindegewebe
Verbundene Regionen:	Schultergürtel, Halteband

Humerus

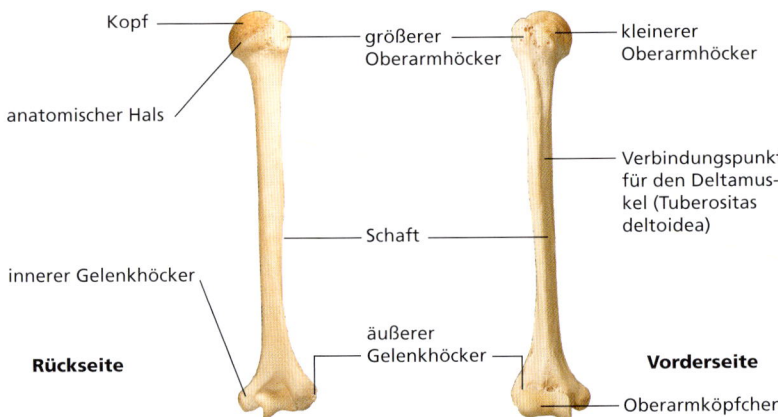

Kopf

größerer
Oberarmhöcker

kleinerer
Oberarmhöcker

anatomischer Hals

Verbindungspunkt
für den Deltamus-
kel (Tuberositas
deltoidea)

Schaft

innerer Gelenkhöcker

äußerer
Gelenkhöcker

Rückseite

Vorderseite

Oberarmköpfchen

Der Humerus, ein typischer »langer Knochen«, ist der Knochen des Oberarms.
An der Spitze befindet sich ein glatter Kopf, der in die Gelenkpfanne des
Schulterblatts am Schultergelenk passt. Hinter dem Kopf befindet sich eine flache
Kerbe, der anatomische Hals, die den Kopf von zwei knöchernen Vorsprüngen, dem
größeren und dem kleineren Oberarmhöcker (Ansatzstellen für Muskeln), trennt.
Der Schaft ist das lange, glatte Stück Knochen, das entlang des Oberarms verläuft.
Furchen auf beiden Seiten des unteren Schafts enden im vorstehenden inneren und
seitlichen Gelenkhöcker. Die Gelenkfläche hat zwei Hauptteile: die Gelenkrolle,
die mit der Elle verbunden ist, und das Oberarmköpfchen, das mit der Speiche
verbunden ist.

Körpersystem:	Bewegungsapparat
Lage:	erstreckt sich vom der Schulter bis zum Ellbogen
Funktion:	bietet einen stabilen Rahmen für den Arm, Ansatzpunkte für Muskeln, enthält Knochenmark, das Blutzellen produziert
Bestandteile:	Epiphyse, größerer und kleinerer Oberarmhöcker, Schaft, innerer und seitlicher Gelenkhöcker, Oberarmköpfchen, Gelenkrolle
Verbundene Regionen:	Schultergürtel, Elle, Speiche, Oberarmmuskeln

Speiche und Elle

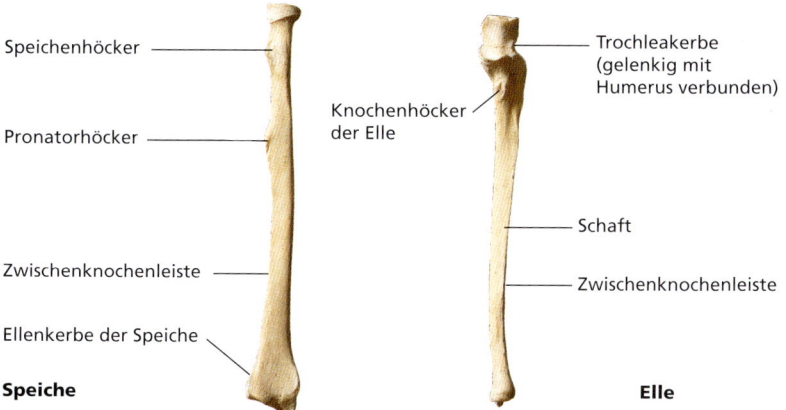

Speichenhöcker

Pronatorhöcker

Zwischenknochenleiste

Ellenkerbe der Speiche

Speiche

Knochenhöcker der Elle

Trochleakerbe (gelenkig mit Humerus verbunden)

Schaft

Zwischenknochenleiste

Elle

Zwei parallele lange Knochen, die Speiche und die Elle, verlaufen entlang dem Unterarm. Sie sind an ihrem oberen Ende mit dem Humerus verbunden und bilden an ihrem unteren Ende mit der Handwurzel Gelenke. Die Elle liegt auf der gleichen Seite wie der kleine Finger, während die Speiche auf der gleichen Seite wie der Daumen liegt. Die Speichen-Ellen-Gelenke erlauben es der Elle und der Speiche, sich umeinander zu drehen. Diese für den Unterarm typischen Bewegungen werden als Pronation (den Arm so zu drehen, dass die Handfläche nach unten zeigt) und Supination (die Handfläche zeigt nach oben) bezeichnet. Die Elle ist länger als die Speiche und der Hauptstabilisierungsknochen des Unterarms. Sie ist der Unterarmknochen, der am meisten zum Ellbogen beiträgt, während die Speiche einen großen Anteil an der Bildung des Handgelenks hat.

Körpersystem:	Bewegungsapparat
Lage:	zwischen Ellbogen und Handgelenk
Funktion:	bieten einen stabilen Rahmen für den Arm, dienen als Ansatzpunkte für Muskeln, erlauben Flexibilität in der Bewegung
Bestandteile:	Kopf, Hals, Schaft, Höcker, Kerben, Zwischenknochenleiste
Verbundene Regionen:	Knochenzwischenhaut, Humerus, Handgelenk, Muskeln

Knochenzwischenhaut

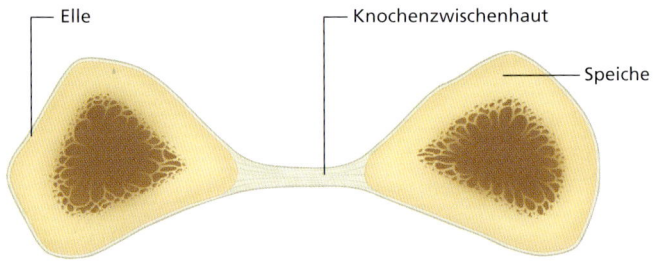

Elle — Knochenzwischenhaut — Speiche

Querschnitt durch Speiche und Elle

Speiche und Elle sind auf ihrer ganzen Länge durch eine dünne Platte aus festem, fibrösem Bindegewebe miteinander verbunden, die Knochenzwischenhaut genannt wird. Die Haut ist flexibel genug, um einen bestimmten Grad an Bewegungen zwischen den Knochen während des Supinations- und Pronationsvorgangs (des Nachoben- und Nachuntendrehens der Handfläche) zu ermöglichen, und stark genug, um als Ansatzfläche für einige der tiefen Unterarmmuskeln zu dienen. Die Knochenzwischenhaut spielt eine wichtige Rolle bei der Übertragung von Druckbelastungen durch den Unterarm. Die Fasern der Membran liegen so, dass die Wucht eines Aufpralls (zum Beispiel beim Fallen) zum Ellbogen und Oberarm geleitet wird, anstatt vom Handgelenk abgefangen zu werden.

Körpersystem:	Bewegungsapparat
Lage:	zwischen Speiche und Elle
Funktion:	stabilisiert die Knochen und befestigt sie aneinander; erlaubt Bewegungsflexibilität, schützt vor kraftvollen Schlägen
Bestandteile:	robuste Fasern (Bindegewebe)
Verbundene Regionen:	Speiche, Elle, Knochen des Handgelenks

Ellbogen

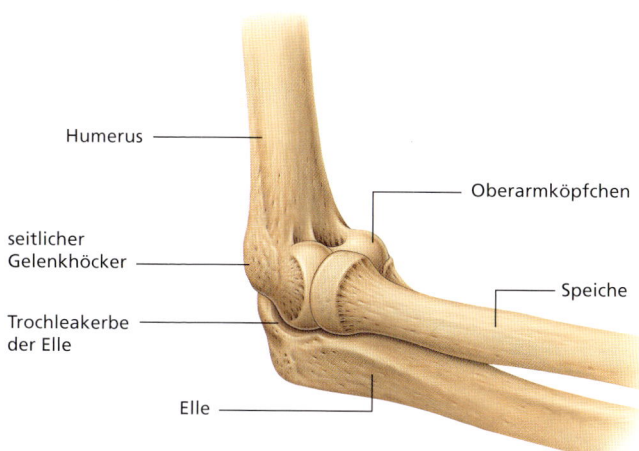

Humerus

Oberarmköpfchen

seitlicher
Gelenkhöcker

Speiche

Trochleakerbe
der Elle

Elle

Der Ellbogen ist ein echtes Gelenk (mit Flüssigkeit gefüllt) zwischen dem unteren Ende des Humerus und den oberen Enden von Speiche und Elle. Es ist ein Scharniergelenk und kann daher nur gebeugt und gestreckt werden, weshalb die Struktur sehr stabil ist. Die Hauptstabilität des Ellbogens resultiert aus der Größe und Tiefe der Trochleakerbe der Elle, die das untere Ende des Humerus wie ein Schraubenschlüssel umgreift. Alle gegenüberliegenden Gelenkoberflächen sind mit glattem Gelenkknorpel bedeckt, um die Reibung zwischen den Knochen während der Bewegungen zu reduzieren. Das gesamte Gelenk ist von einer fibrösen Kapsel umgeben, die sich von den Gelenkoberflächen des Humerus bis zum oberen Ende der Elle erstreckt.

Körpersystem:	Bewegungsapparat
Lage:	zwischen dem unteren Ende des Humerus und den oberen Enden von Elle und Speiche
Funktion:	ermöglicht Beugung und Streckung des Arms
Bestandteile:	unteres Ende des Humerus, Kopf von Speiche und Elle, fibröse Kapsel
Verbundene Regionen:	Bänder und Muskeln

Ellbogenbänder

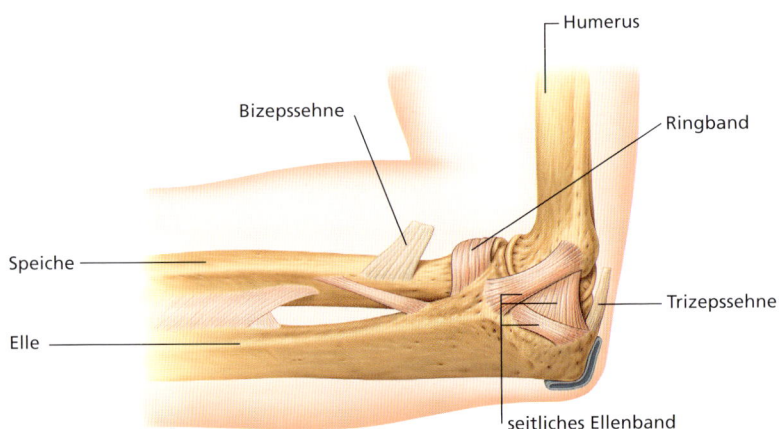

Humerus

Bizepssehne

Ringband

Speiche

Trizepssehne

Elle

seitliches Ellenband

Der Ellbogen wird auf jeder Seite von kräftigen Seitenbändern gestärkt und gestützt, die Verdickungen der Gelenkkapsel sind. Das seitliche Speichenband (nicht abgebildet) ist eine fächerartige Struktur, die vom seitlichen Gelenkhöcker ausgeht – einem knöchernen Vorsprung auf der äußeren Seite des unteren Endes des Humerus. Dieses Band verläuft nach unten, wo es mit dem Ringband, das den Speichenkopf umkreist, verschmilzt. Das seitliche Ellenband verläuft zwischen dem inneren Gelenkhöcker des Humerus und dem oberen Ende der Elle und besteht aus drei Teilen, die zusammen ein Dreieck bilden. Die Sehnen des Trizeps und des Bizeps helfen ebenfalls dabei, den Ellbogen zu stabilisieren.

Körpersystem:	Bewegungsapparat
Lage:	um das Ellbogengelenk herum
Funktion:	stärken und stützen das Ellbogengelenk
Bestandteile:	seitliches Speichenband, seitliches Ellenband, Ringband
Verbundene Regionen:	Elle, Speiche, Humerus

Vordere Oberarmmuskeln

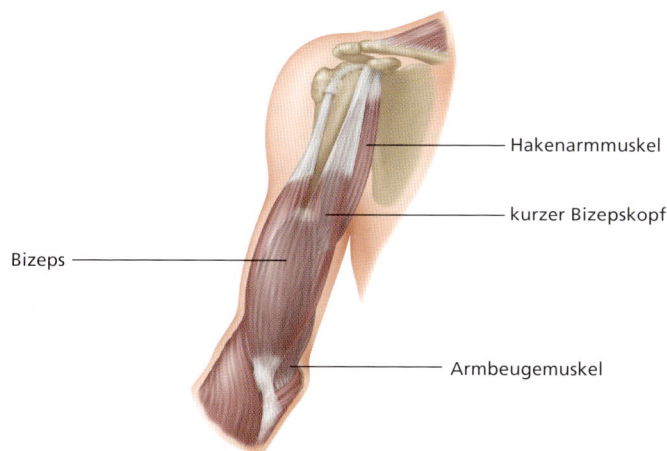

Hakenarmmuskel

kurzer Bizepskopf

Bizeps

Armbeugemuskel

Die Muskeln des Oberarms können in zwei unterschiedliche Bereiche eingeteilt werden – den vorderen und den hinteren Abschnitt. Die Muskeln des vorderen Abschnitts sind alle Beugemuskeln, beugen also den Arm. Der Muskel, der dem Oberarm seine charakteristische Wölbung verleiht, ist der Bizeps. Dieser entspringt aus zwei Köpfen, die sich verbinden und den Körper des Muskels bilden. Der Bizeps dient nicht nur dazu, den Unterarm zu beugen, sondern er ist auch ein Auswärtsdreher, der dabei hilft, den Unterarm so zu drehen, dass die Handfläche nach oben schaut. Der Armbeugemuskel ist flacher als der Bizeps. Er liegt direkt unterhalb des Bizeps und ist der Hauptbeugemuskel des Ellbogens. Der Hakenarmmuskel hilft dabei, den Oberarm an der Schulter zu beugen und ihn auf eine Linie mit dem Körper zu ziehen.

Körpersystem:	Bewegungsapparat
Lage:	im vorderen Abschnitt des Oberarms
Funktion:	beugen den Arm
Bestandteile:	Bizeps, Armbeugemuskel, Hakenarmmuskel
Verbundene Regionen:	andere Armmuskeln, Humerus, Ellbogen, Schultergürtel

Hintere Oberarmmuskeln

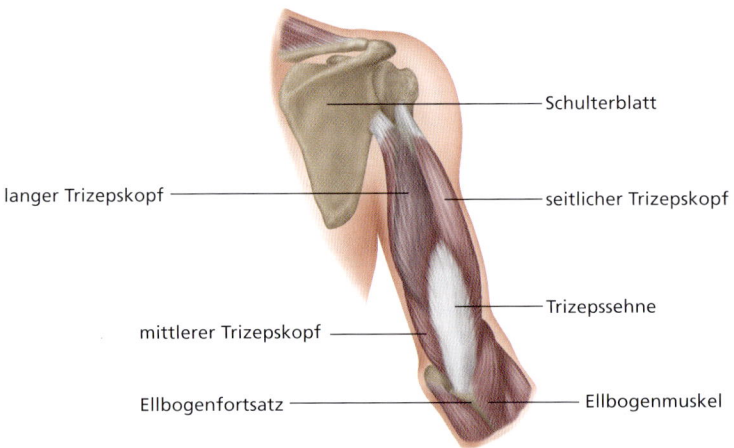

Schulterblatt

langer Trizepskopf

seitlicher Trizepskopf

Trizepssehne

mittlerer Trizepskopf

Ellbogenfortsatz

Ellbogenmuskel

Der hintere Abschnitt besitzt nur zwei Muskeln – einen Hauptmuskel, den Trizeps, und den kleinen Ellbogenmuskel. Der Trizeps ist ein großer, voluminöser Muskel, der hinter dem Humerus (Oberarmknochen) liegt und, wie der Name schon sagt, drei Köpfe hat: den langen Kopf, den seitlichen Kopf und den mittleren Kopf. Die drei Köpfe laufen in der Mitte des Oberarms auf einer breiten, flachen Sehne zusammen, die über einen kleinen Schleimbeutel nach unten verläuft und mit dem Ellbogenfortsatz an der Elle (Knochen im Unterarm) verbunden ist. Die Hauptaufgabe des Trizeps ist die Dehnung des Ellbogens und damit die Streckung des Arms. Außerdem helfen sowohl der lange Trizepskopf als auch der kleine Ellbogenmuskel hinter dem Ellbogengelenk bei der Stabilisierung des Gelenks.

Körpersystem:	Bewegungsapparat
Lage:	im hinteren Abschnitt des Oberarms
Funktion:	dehnen den Ellbogen, wodurch der Arm gestreckt wird; stabilisieren das Ellbogengelenk
Bestandteile:	Trizeps, Ellbogenmuskel
Verbundene Regionen:	Ellbogengelenk, Humerus, Schulterblatt

Beugemuskeln des Unterarms

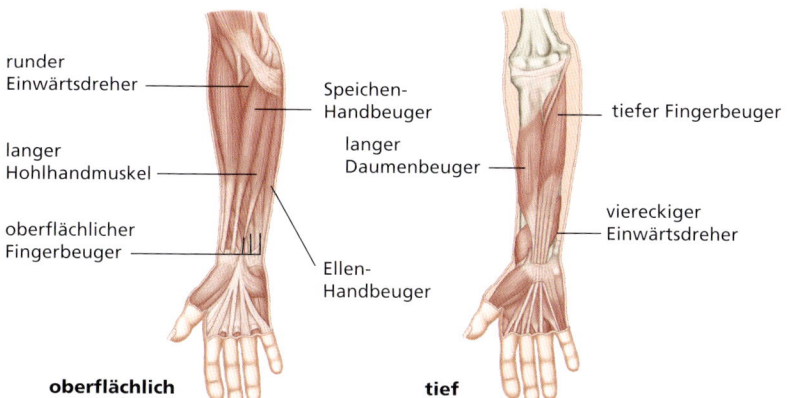

runder
Einwärtsdreher

Speichen-
Handbeuger

tiefer Fingerbeuger

langer
Hohlhandmuskel

langer
Daumenbeuger

oberflächlicher
Fingerbeuger

viereckiger
Einwärtsdreher

Ellen-
Handbeuger

oberflächlich

tief

Die oberflächlichen und die tiefen Beugemuskeln des vorderen Abschnitts des Unterarms beugen die Hand, das Handgelenk und die Finger. Die oberflächliche Gruppe enthält fünf Muskeln, die alle vom inneren Gelenkhöcker des Humerus stammen, wo sich ihre Fasern verbinden, um die Beugersehne zu bilden. Diese unterstützen die Pronation des Unterarms, beugen den Ellbogen und sorgen dafür, dass das Handgelenk gebeugt, herangezogen und weggeführt wird. Einer der kleinen oberflächlichen Muskeln, der lange Hohlhandmuskel, fehlt bei 14 Prozent der Menschen. Die tiefe Schicht des Beugeabschnitts besteht aus drei Muskeln: dem tiefen Fingerbeuger, dem langen Daumenbeuger und dem viereckigen Einwärtsdreher. Diese liegen nahe bei den Knochen und dienen dazu, die Finger und den Daumen zu bewegen und den Unterarm einwärts zu drehen.

Körpersystem:	Bewegungsapparat
Lage:	zwischen dem unteren Ende des Humerus und den Handgelenkknochen
Funktion:	ermöglichen ein Beugen des Arms und der Finger
Bestandteile:	runder Einwärtsdreher, Speichen-Handbeuger, langer Hohlhandmuskel, Ellen-Handbeuger, oberflächlicher Fingerbeuger, tiefer Fingerbeuger, langer Daumenbeuger, viereckiger Einwärtsdreher
Verbundene Regionen:	Humerus, Unterarmknochen, Handgelenk und Hand, Sehnen und Bänder

Streckmuskeln des Unterarms

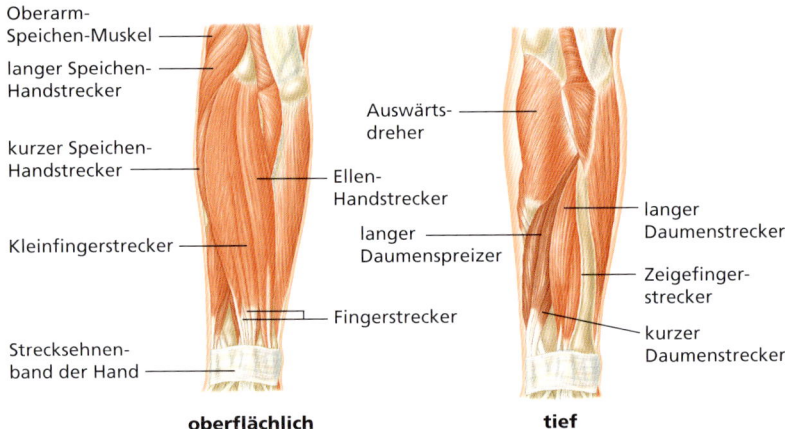

Oberarm-Speichen-Muskel

langer Speichen-Handstrecker

kurzer Speichen-Handstrecker

Kleinfingerstrecker

Strecksehnen-band der Hand

Auswärts-dreher

Ellen-Handstrecker

langer Daumenspreizer

Fingerstrecker

langer Daumenstrecker

Zeigefinger-strecker

kurzer Daumenstrecker

oberflächlich　　　　　**tief**

Zusammen mit den Beugemuskeln ermöglichen die Streckmuskeln des Unterarms eine große Bandbreite an Bewegungen im Handgelenk, in der Hand, den Fingern und dem Daumen. Der hintere Streckabschnitt ist von den Beugemuskeln durch Speiche und Elle sowie eine Bindegewebsplatte getrennt. Die Streckmuskeln können gemäß ihrer Funktionen in drei Gruppen eingeteilt werden: Muskeln, die die Hand oder das Handgelenk bewegen (Hand-Streckmuskeln), Muskeln, die die Finger strecken (Kleinfingerstrecker, Fingerstrecker) und Muskeln, die nur auf den Daumen wirken (Oberarm-Speichen-Muskel). Zur Schicht mit den tiefen Streckmuskeln, die in der Nähe der darunter liegenden Knochen liegt, gehören Muskeln, die einzeln auf den Daumen und den kleinen Finger wirken.

Körpersystem:	Bewegungsapparat
Lage:	zwischen Ellbogen und Handgelenk
Funktion:	ermöglichen eine Anzahl von Bewegungen im Unterarm, in der Hand und den Fingern
Bestandteile:	Speichen-Handstrecker, kurzer Speichen-Handstrecker, Ellen-Hand-strecker, Fingerstrecker, Kleinfingerstrecker, Zeigefingerstrecker, Oberarm-Speichen-Muskel, langer Daumenspreizer etc.
Verbundene Regionen:	Ellbogen, Elle, Speiche, Handgelenke, Hand- und Fingerknochen

Ansatzpunkte der Streckersehnen

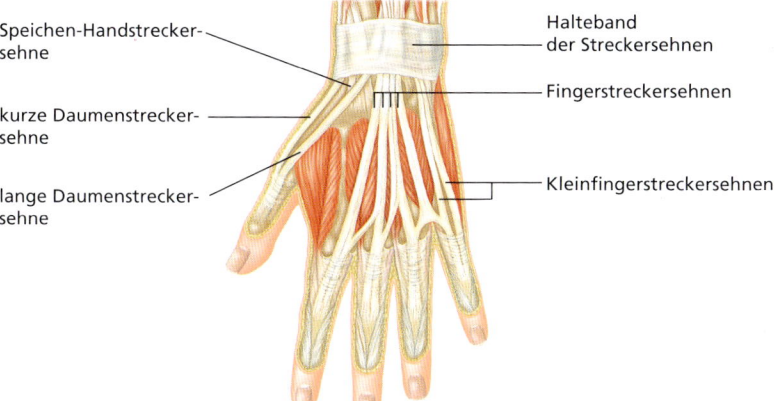

Speichen-Handstrecker-sehne

kurze Daumenstrecker-sehne

lange Daumenstrecker-sehne

Halteband der Streckersehnen

Fingerstreckersehnen

Kleinfingerstreckersehnen

Die meisten hinteren Streckmuskeln des Unterarms enden in langen Sehnen, die über den Handgelenkrücken nach unten verlaufen und mit den Hand- und Fingerknochen verbunden sind. Auf diese Weise können Muskeln per »Fernbedienung« im Unterarm eine Streckung der Hand und der Finger herbeiführen, wodurch die Hand selbst relativ muskelfrei und dadurch weniger voluminös bleibt. Die Ansatzstelle jeder Sehne bestimmt, welches Gelenk der Hand gestreckt wird, wenn sich der entsprechende Muskel zusammenzieht. Wenn die Streckersehnen über den Handgelenkrücken verlaufen, ziehen sie unter dem Halteband der Streckersehnen hindurch, einem Band aus Bindegewebe, das die Sehnen gegen das Gelenk drückt, wenn sich die Hand bewegt.

Körpersystem:	Bewegungsapparat
Lage:	Handgelenkrücken und Hand
Funktion:	verbinden Muskeln mit Knochen, führen Bewegungen des Handgelenks, der Hand und der Finger herbei
Bestandteile:	Speichen-Handstreckersehne, kurze Daumenstreckersehne, lange Daumenstreckersehne, Halteband der Streckersehnen, Fingerstreckersehnen, Kleinfingerstreckersehnen
Verbundene Regionen:	Finger, Daumen, Handgelenke

Armarterien

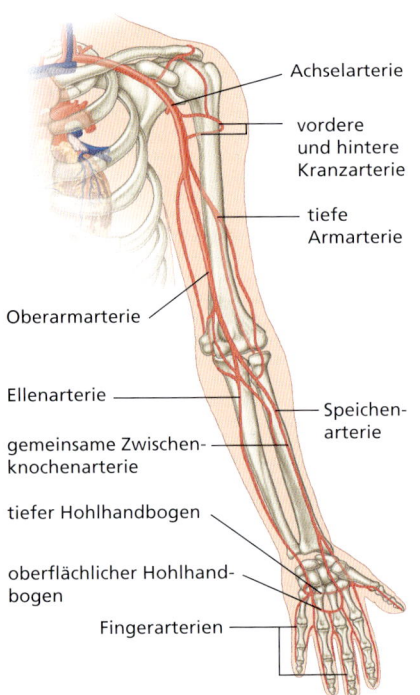

Achselarterie

vordere
und hintere
Kranzarterie

tiefe
Armarterie

Oberarmarterie

Ellenarterie

gemeinsame Zwischen-
knochenarterie

Speichen-
arterie

tiefer Hohlhandbogen

oberflächlicher Hohlhand-
bogen

Fingerarterien

Die Hauptblutversorgung des Arms geschieht durch die Oberarmarterie, eine Fortsetzung der Achselarterie, die an der Innenseite des Oberarms hinunter verläuft. Aus ihr gehen viele kleinere Äste hervor, die Muskeln und den Humerus (Oberarmknochen) versorgen. Der größte Ast ist die tiefe Armarterie, die den Muskel versorgt, der den Ellbogen streckt. Die tiefe Armarterie teilt sich unter dem Ellbogen in die Speichen- und die Ellenarterie. Beide Arterien durchlaufen den Unterarm in voller Länge entlang der Speiche und der Elle, und am inneren Handgelenk können über ihnen »Pulsschläge« gefühlt werden. Die Hand erhält eine reiche Blutversorgung von der tiefen und der oberflächlichen Hohlhandarterie, den Endästen der Speichen- und der Ellenarterie.

Körpersystem:	Herz-Kreislauf-System
Lage:	von der Achselarterie längs durch den Arm
Funktion:	versorgen die Gewebe und Strukturen des Arms mit sauerstoffreichem Blut und Nährstoffen
Bestandteile:	vordere und hintere Kranzarterie, tiefe Armarterie, Speichenarterie, Fingerarterien, tiefer und oberflächlicher Hohlhandbogen, Ellenarterie, gemeinsame Zwischenknochenarterie, Oberarmarterie, Achselarterie
Verbundene Regionen:	Humerus, Elle, Speiche, Unterschlüsselbeinarterie

Armvenen

Der venöse Abfluss der oberen Gliedmaße wird durch zwei vernetzte Reihen von Venen, dem tiefen und dem oberflächlichen System, erreicht. Tiefe Venen verlaufen entlang der Arterien, während oberflächliche Venen im Unterhautbindegewebe liegen. In den meisten Fällen sind die tiefen Venen paarig und liegen auf beiden Seiten der Arterie, die sie begleiten. Die Ellen- und die Speichenvene kommen von den Venenbogen der Hohlhand und verlaufen im Unterarm nach oben, um im Ellbogen zur Oberarmvene zu verschmelzen. Die beiden wichtigsten oberflächlichen Venen, die Kopfvene und die Königsvene, entspringen im Venenbogen des Handrückens. Die Kopfvene verläuft unter der Haut entlang der Speichenseite des Unterarms und die Königsvene auf der Ellenseite nach oben; beide kreuzen den Ellbogen und verlaufen dann am Rand des Bizeps.

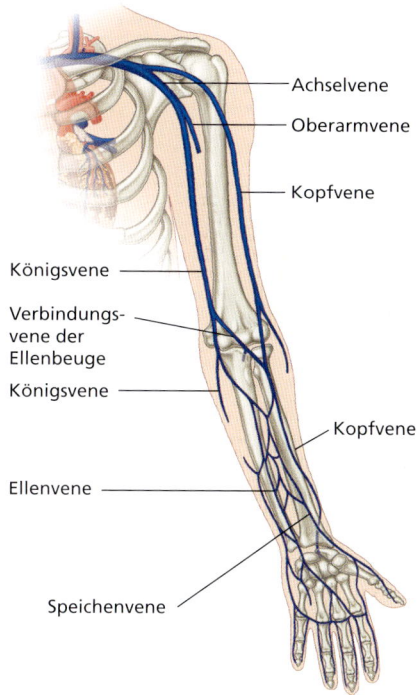

Achselvene

Oberarmvene

Kopfvene

Königsvene

Verbindungsvene der Ellenbeuge

Königsvene

Kopfvene

Ellenvene

Speichenvene

Körpersystem:	Herz-Kreislauf-System
Lage:	von der Achselvene längs des Arms
Funktion:	leiten sauerstoffarmes Blut von den Geweben und Strukturen des Arms ab und bringen es zum Herzen zurück
Bestandteile:	Speichenvene, Ellenvene, Oberarmvene, Königsvene, Kopfvene, Verbindungsvene der Ellenbeuge, Achselvene
Verbundene Regionen:	Humerus, Elle, Speiche, Unterschlüsselbeinvene

Armgeflecht

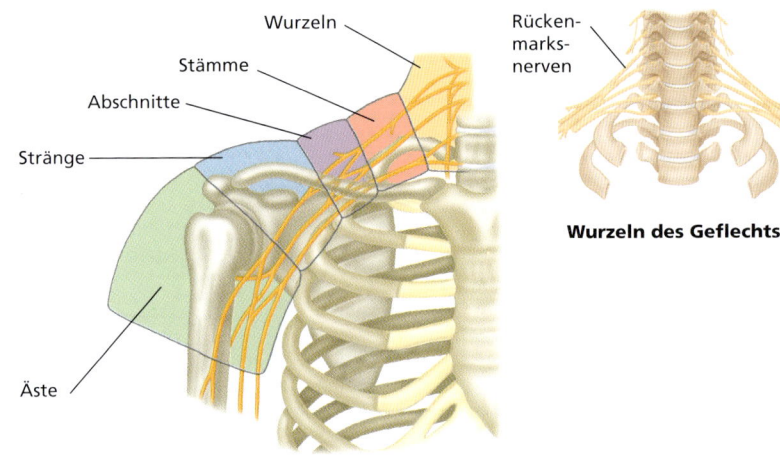

Wurzeln

Stämme

Abschnitte

Stränge

Äste

Rücken-marks-nerven

Wurzeln des Geflechts

Das Armgeflecht ist ein komplexes Nervennetzwerk, das im Rückenmark entspringt; von ihm kommen die meisten Nerven, die die oberen Gliedmaße versorgen. Das Geflecht wird durch die Vereinigung der vorderen Äste (des unteren Asts jedes Rückenmarksnervs) von vier Halsnerven und des größten Teils des ersten Brustnervs gebildet. Es ist in Sektionen eingeteilt, die, beginnend mit der Wirbelsäule, als Wurzeln, Stämme, Abschnitte, Stränge und Äste bezeichnet werden. Die Wurzeln liegen im Hals auf beiden Seiten der Wirbelsäule und die drei Stämme liegen über dem Schlüsselbein. Die Abschnitte entspringen aus den Stämmen und verlaufen hinter dem Schlüsselbein zur Achselhöhle, von wo aus sie zu Ästen werden. Die Endäste des Armgeflechtes wandern zu den oberen Gliedmaßen.

Körpersystem:	Nervensystem
Lage:	erstreckt sich vom Rückenmark im Hals bis zu den oberen Gliedmaßen
Funktion:	von ihm kommen die meisten Nerven, die die oberen Gliedmaße versorgen
Bestandteile:	Wurzeln, drei Stämme, Abschnitte, drei Stränge, Endäste
Verbundene Regionen:	Rückenmark, Gehirn, Nerven der oberen Gliedmaße

Armnerven

Die Nervenversorgung des Arms geschieht durch vier Hauptnerven und ihre Äste. Diese erhalten sensorische Informationen von der Hand und dem Arm und innervieren zusätzlich die zahlreichen Muskeln der oberen Gliedmaße. Der Speichennerv und der Muskelhautnerv versorgen Muskeln und Haut aller Bereiche des Arms, während der Mittelarmnerv und der Ellennerv nur Strukturen unterhalb des Ellbogens versorgen. Der Speichennerv ist von großer Bedeutung, da er die wichtigste Nervenversorgung der Streckmuskeln darstellt, die Ellbogen, Handgelenk und Finger strecken. Er ist der größte Ast des Armgeflechts, eines Nervennetzwerks des Rückenmarks im Hals, von dem die meisten Nerven, die den Arm versorgen, ausgehen. Nahe dem seitlichen Gelenkhöcker im Ellbogen teilt sich der Speichennerv in seine zwei Endäste, den oberflächlichen und den tiefen Endast.

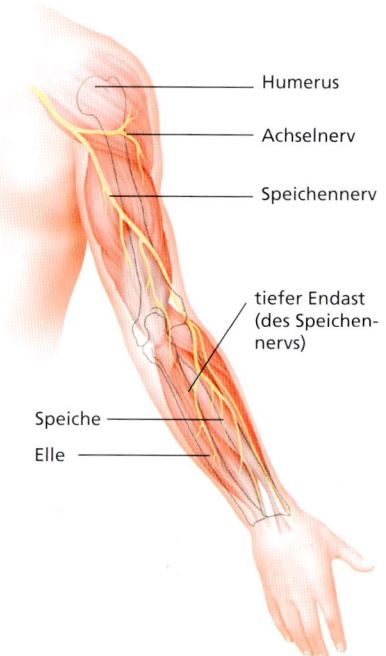

Humerus

Achselnerv

Speichennerv

tiefer Endast (des Speichennervs)

Speiche

Elle

Körpersystem:	Nervensystem
Lage:	erstrecken sich vom Armgeflecht bis zur Hand
Funktion:	versorgen die oberen Gliedmaße mit sensorischen und motorischen Nerven
Bestandteile:	Speichennerv, Muskelhautnerv, Mittelarmnerv, Ellennerv
Verbundene Regionen:	Armgeflecht, Achselnerv, Muskeln und Gewebe der oberen Gliedmaße

Mittelarmnerv und Ellennerv

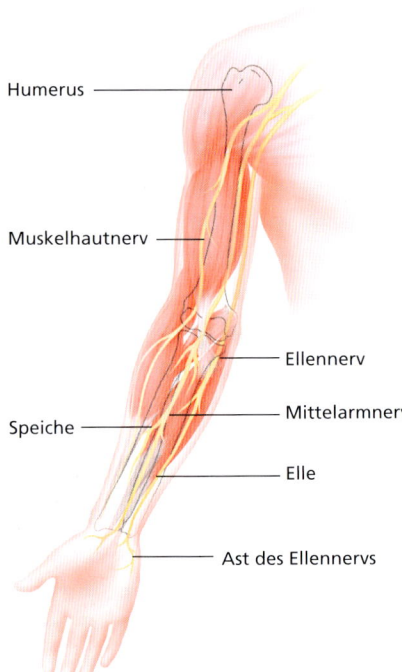

Humerus

Muskelhautnerv

Ellennerv

Mittelarmnerv

Speiche

Elle

Ast des Ellennervs

Der Mittelarmnerv ist der Hauptnerv auf der Vorderseite des Unterarms. Er entspringt im Armgeflecht und verläuft im Zentrum nach unten zum Ellbogen. Am Handgelenk wandert der Mittelarmnerv durch den Handwurzelkanal und endet in Ästen, die einige der kleineren Handmuskeln sowie die Haut über dem Daumen und einigen angrenzenden Fingern versorgen. Der Ellennerv verläuft den Oberarm entlang zum Ellbogen und macht dann eine Schleife hinter dem mittleren Gelenkhöcker gleich unter der Haut, wo er leicht ertastet werden kann. An dieser Stelle ist der Nerv anfällig für Verletzungen, und wenn er gegen etwas stößt, kann er für ein Kribbeln in der Hand sorgen. Vor dem Übergang in die Hand zweigen Äste vom Ellennerv zum Ellbogen, zu zwei der Unterarmmuskeln und zu verschiedenen Bereichen der Haut ab.

Körpersystem:	Nervensystem
Lage:	wandern vom Armgeflecht aus längs des Arms entlang
Funktion:	versorgen die Strukturen und Gewebe in den oberen Gliedmaßen mit motorischen und sensorischen Nerven
Bestandteile:	Mittelarm- und Speichennerv und deren Äste
Verbundene Regionen:	Armgeflecht, Achselnerv, Muskeln und Gewebe der oberen Gliedmaße

Handgelenk

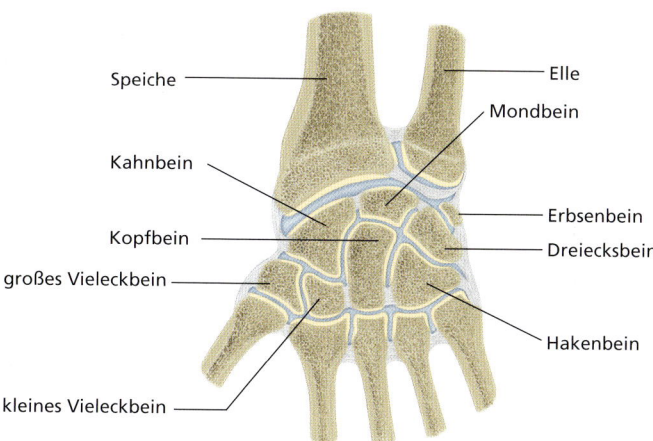

Speiche —

— Elle

Mondbein

Kahnbein

Erbsenbein

Kopfbein

Dreiecksbein

großes Vieleckbein

Hakenbein

kleines Vieleckbein

Das Handgelenk liegt zwischen Elle und Speiche des Unterarms und den Handknochen. Es besteht aus acht murmelgroßen Knochen, die zusammen als Handwurzelknochen bezeichnet werden und in zwei Reihen (der rumpfnahen beziehungsweise proximalen und der rumpffernen beziehungsweise distalen Reihe) angeordnet sind. Das Hauptgelenk des Handgelenks liegt zwischen der ersten dieser beiden Reihen und dem unteren Ende der Speiche. Diese Knochen bewegen sich gemeinsam, um die Flexibilität des Handgelenks und der Hand zu ermöglichen. Die Gelenkfläche der Knochen ist mit glattem Knorpel bedeckt und von einer Gelenkinnenhaut eingeschlossen, die eine zähe Flüssigkeit absondert, damit die Knochen sich mit minimaler Reibung gegeneinander bewegen. Das ganze Gelenk ist von einer fibrösen Kapsel bedeckt, die durch Bänder verstärkt wird.

Körpersystem:	Bewegungsapparat
Lage:	zwischen Speiche und Elle und den Knochen der Hand
Funktion:	ermöglicht eine große Anzahl an Bewegungen im Handgelenk und in der Hand
Bestandteile:	Dreiecksbein, Erbsenbein, Mondbein, Kahnbein, Hakenbein, Kopfbein, kleines Vieleckbein, großes Vieleckbein
Verbundene Regionen:	Elle, Speiche, Mittelhandknochen

Handwurzelkanal

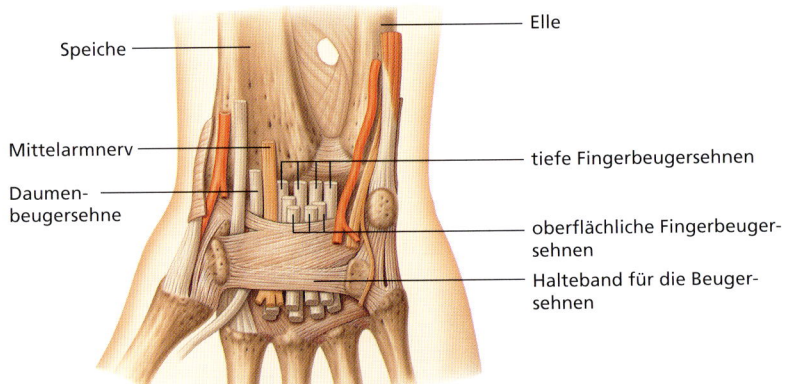

Speiche

Mittelarmnerv

Daumen-
beugersehne

Elle

tiefe Fingerbeugersehnen

oberflächliche Fingerbeugersehnen

Halteband für die Beuger-
sehnen

Die acht Handwurzelknochen des Handgelenks bilden zusammen die Form eines Bogens. Dieser knöcherne Bogen wird durch ein robustes Band aus fibrösem Gewebe, das Halteband für die Beugersehnen, das quer über die Handfläche verläuft und auf beiden Seiten mit knöchernen Vorsprüngen verbunden ist, in einen »Tunnel« umgewandelt. Durch diesen Tunnel, der als Handwurzelkanal bekannt ist, verlaufen die langen Muskelsehnen, die die Finger beugen – die tiefen Fingerbeugersehnen und die oberflächlichen Fingerbeugersehnen. Das Halteband für die Beugersehnen stellt sicher, dass diese Sehnen nahe am Handgelenk gehalten werden, was ein Biegen der Finger in jeder Position zulässt. Neben den langen Beugersehnen enthält der Handwurzelkanal auch den Mittelarmnerv, den Hauptnerv, der die Hand versorgt.

Körpersystem:	Bewegungsapparat
Lage:	im Handgelenk
Funktion:	stellt einen schützenden und unterstützenden »Kanal« für Beugersehnen und den Mittelarmnerv zur Verfügung
Bestandteile:	Handwurzelknochen, Halteband für die Beugersehnen
Verbundene Regionen:	Mittelhandknochen, Fingerglieder, Armmuskeln

Bänder des Handgelenks

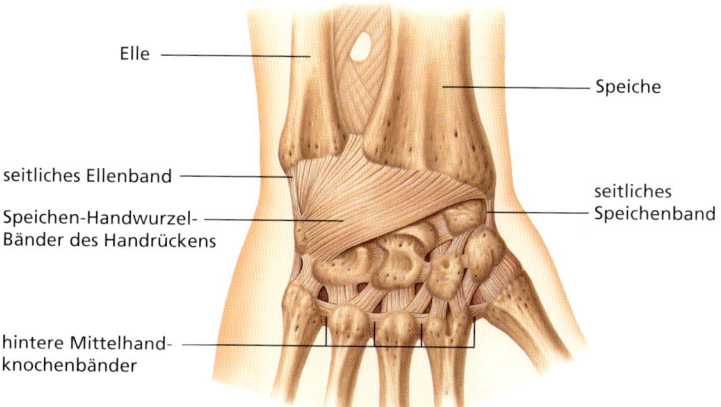

Elle

Speiche

seitliches Ellenband

seitliches Speichenband

Speichen-Handwurzel-
Bänder des Handrückens

hintere Mittelhand-
knochenbänder

Das Handgelenk selbst kann sich nicht drehen. Eine Rotation der Hand wird durch Pronation (die Handfläche zeigt nach unten) und Supination (die Handfläche zeigt nach oben) des Unterarms erreicht. Die starken Bänder zwischen den Handwurzelknochen und der Speiche sind wichtig, da sie die Hand mit dem Unterarm während solcher Vorgänge »tragen«. Die Speichen-Handwurzel-Bänder der Handfläche verlaufen von der Speiche bis zu den Handwurzelknochen an der Handflächenseite. Die Fasern werden geleitet, sodass die Hand mit dem Unterarm während der Supination mitbewegt wird. Die Speichen-Handwurzel-Bänder des Handrückens verlaufen auf der Rückseite des Handgelenks von der Speiche bis zu den Handwurzelknochen und tragen die Hand während der Pronation zurück. Starke Seitenbänder verlaufen auf beiden Seiten des Handgelenks hinunter, um das Gelenk zu festigen.

Körpersystem:	Bewegungsapparat
Lage:	im Handgelenk
Funktion:	ermöglichen die Rotation der Hand; bieten Stabilität und Unterstützung
Bestandteile:	Speichen-Handwurzel-Bänder der Handfläche, Speichen-Handwurzel-Bänder des Handrückens, Mittelhandbänder des Handrückens, seitliches Speichenband, seitliches Ellenband
Verbundene Regionen:	Elle, Speiche, Handwurzelknochen, Mittelhandknochen

Handknochen

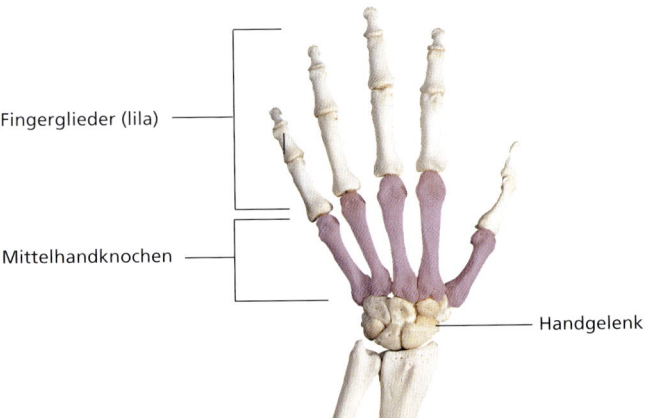

Fingerglieder (lila)

Mittelhandknochen

Handgelenk

Das Handskelett besteht aus den acht Handwurzelknochen des Handgelenks, den fünf Mittelhandknochen, die die Handfläche stützen, und den 14 Fingergliedern oder Fingerknochen. Die schmalen Mittelhandknochen reichen vom Handgelenk bis zu den Fingern und bilden somit eine Unterstützung für die Handfläche. Sie sind von eins bis fünf durchnummeriert, wobei vom Daumen aus gezählt wird. Jeder Mittelhandknochen besteht aus einem Schaft und zwei leicht knolligen Enden – bei einer geballten Faust sind die Knöchel die Köpfe der Mittelhandknochen. Jeder Finger enthält drei Fingerglieder, wobei das erste Glied das größte und das dritte Glied an der Spitze abgeflacht ist und somit die skelettale Unterstützung für das Nagelbett bildet. Der Daumen enthält nur zwei Glieder, ist jedoch extrem mobil und ermöglicht eine große Anzahl an Bewegungen.

Körpersystem:	Bewegungsapparat
Lage:	in der Hand
Funktion:	stellen ein Stützwerk für die Handgewebe zur Verfügung; ermöglichen eine große Anzahl an geschickten Bewegungen
Bestandteile:	Mittelhandknochen, Fingerglieder
Verbundene Regionen:	Handgelenkknochen

Fingergelenke

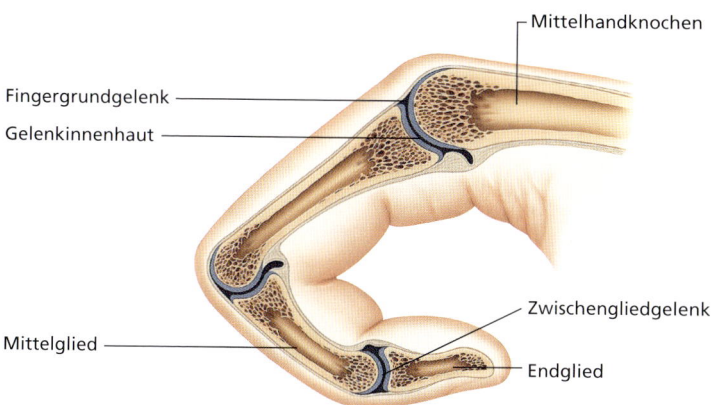

Mittelhandknochen

Fingergrundgelenk

Gelenkinnenhaut

Mittelglied

Zwischengliedgelenk

Endglied

Der Kopf von jedem der fünf Mittelhandknochen, die die Handfläche stützen, ist mit dem ersten Glied des jeweiligen Fingers verbunden und bildet einen Knöchel. Die Gelenke zwischen den Mittelhandknochen und den Fingergliedern sind »knöchelförmige« echte Gelenke, ein Gelenktypus, der Bewegungen in zwei Ebenen zulässt. Sie ermöglichen es den Fingern, sich zu beugen und zu strecken, sich zu spreizen und anzulegen. Diese Bewegungen tragen zur Beweglichkeit der Hand bei, da die Finger eine große Bandbreite an Stellungen einnehmen können. Darüber hinaus besitzt jeder Finger zwei Gelenke an den Verbindungsstellen zwischen den Fingergliedern. Dies sind einfache, scharnierförmige Gelenke, die nur Beugen und Strecken zulassen.

Körpersystem:	Bewegungsapparat
Lage:	zwischen den Mittelhandknochen und den Fingergliedern und zwischen den Gliedern selbst
Funktion:	ermöglichen vielseitige Bewegungen in der Hand
Bestandteile:	Gelenke zwischen Mittelhandknochen und Fingergliedern
Verbundene Regionen:	Mittelhandknochen, Fingerglieder

Handmuskeln

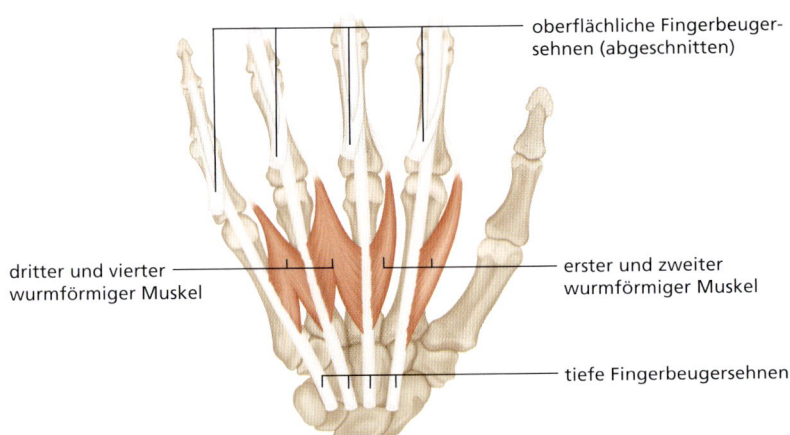

oberflächliche Fingerbeugersehnen (abgeschnitten)

dritter und vierter wurmförmiger Muskel

erster und zweiter wurmförmiger Muskel

tiefe Fingerbeugersehnen

Viele der kräftigen Bewegungen der Hand, die die Kontraktionskraft einer großen Muskelgewebemasse brauchen, werden durch die Muskeltätigkeit im Unterarm über Sehnen kontrolliert. Präzise und vorsichtige Bewegungen jedoch werden von kleinen oder »endogenen« Muskeln in der Hand ausgeführt. Diese können in drei Gruppen aufgeteilt werden: die Muskeln des Daumenballens (Muskelmasse, die zwischen der Daumenbasis und dem Handgelenk liegt), die den Daumen bewegen, die Muskeln des Kleinfingerballens (zwischen dem kleinen Finger und dem Handgelenk) und die kurzen Muskeln, die tief in der Handfläche verlaufen. Es gibt außerdem zwei Muskelgruppen, die längsseits tief in der Hand verlaufen: die wurmförmigen Muskeln und die Zwischenknochenmuskeln.

Körpersystem:	Bewegungsapparat
Lage:	in der Hand
Funktion:	ermöglichen der Hand präzise und vorsichtige Bewegungen
Bestandteile:	Daumenballen, Kleinfingerballen, wurmförmige Muskeln, Zwischenknochenmuskeln
Verbundene Regionen:	Handknochen, Sehnen

Zwischenknochenmuskeln

Zwischenknochen-
muskeln
des Handrückens

kurzer
Daumenspreizer

Kleinfingerspreizer

Handwurzel-
knochen

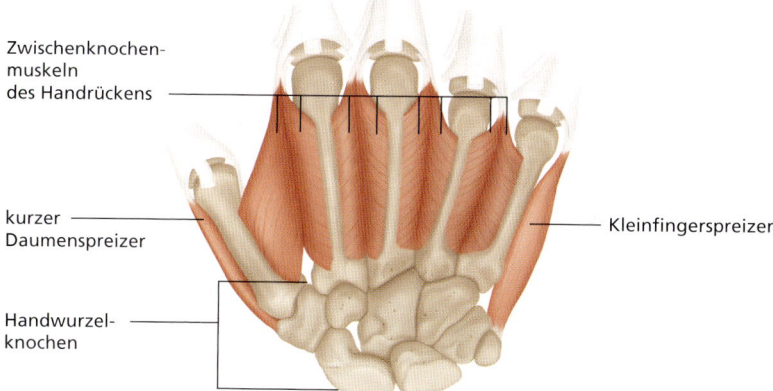

Die Zwischenknochenmuskeln der Hand liegen in zwei Schichten, und zwar der Schicht nahe der Handfläche (Zwischenknochenmuskeln der Handfläche) und der tieferen Schicht, den dorsalen Zwischenknochenmuskeln. Die Zwischenknochenmuskeln der Handfläche sind kleine Muskeln, die der Handflächenoberfläche der Mittelhandknochen (außer dem dritten) entspringen. Die ersten beiden laufen an der inneren Seite um jeden Finger herum, bevor sie in die Oberfläche des Handrückens eintauchen. Die Muskeln, die zum vierten und fünften Fingern verlaufen, liegen an der äußeren Seite. Eine Kontraktion dieser Muskeln zieht die Finger zusammen, sodass sie sich anlegen. Die äußeren Zwischenknochenmuskeln sind größer und liegen zwischen den Mittelhandknochen, tief zu den Zwischenknochenmuskeln der Handfläche hin. Jeder Muskel entsteht an den Seiten der angrenzenden Mittelhandknochen und dient dazu, die Finger zu spreizen.

Körpersystem:	Bewegungsapparat
Lage:	zwischen den Mittelhandknochen
Funktion:	spreizen die Finger und legen sie an
Bestandteile:	Zwischenknochenmuskeln der Handfläche, Zwischenknochenmuskeln des Handrückens
Verbundene Regionen:	andere Muskeln und Sehnen in der Hand

Daumenballen und Kleinfingerballen

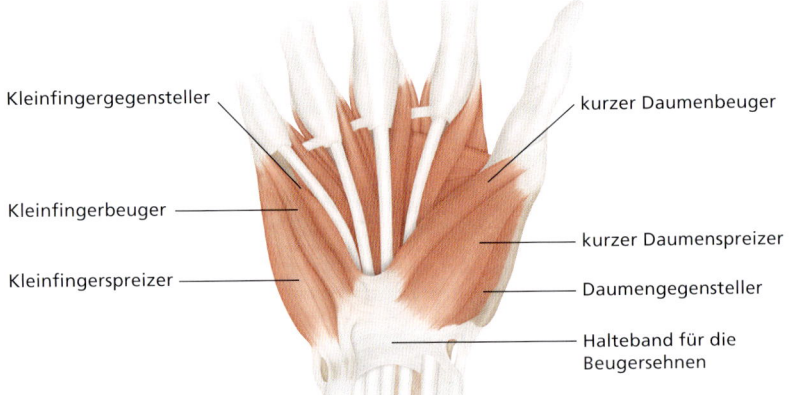

Kleinfingergegensteller

Kleinfingerbeuger

Kleinfingerspreizer

kurzer Daumenbeuger

kurzer Daumenspreizer

Daumengegensteller

Halteband für die Beugersehnen

Die Muskeln, die den Daumen bewegen, liegen an der Basis des Daumenballens. Diejenigen, die den kleinen Finger bewegen, befinden sich im Kleinfingerballen. Die vier kleinen Muskeln des Daumenballens wirken zusammen, um den Daumen zu spreizen, anzulegen und zu beugen sowie eine Bewegung auszuführen, die als »Gegenstellung« bekannt ist und bei der die Daumenspitze in Kontakt mit den Fingerspitzen gebracht wird. Die Muskeln des kleineren Kleinfingerballens bilden die Schwellung, die zwischen dem kleinen Finger und dem Handgelenk liegt. Diese Muskeln wirken zusammen, um den kleinen Finger Richtung Daumen zu bewegen, wenn mit der Hand eine Schale gebildet oder ein Deckel abgedreht wird.

Körpersystem:	Bewegungsapparat
Lage:	zwischen Daumen und Handgelenk und zwischen kleinem Finger und Handgelenk
Funktion:	ermöglichen eine Anzahl von Bewegungen im Daumen und im kleinen Finger
Bestandteile:	kurzer Daumenspreizer, kurzer Daumenbeuger, Daumengegensteller, Halteband für die Beugersehnen, Kleinfingerspreizer, Kleinfingerbeuger, Kleinfingergegensteller, kurzer Hohlhandmuskel
Verbundene Regionen:	Handwurzelknochen, Mittelhandknochen, Fingerglieder

Weichteile der Hand

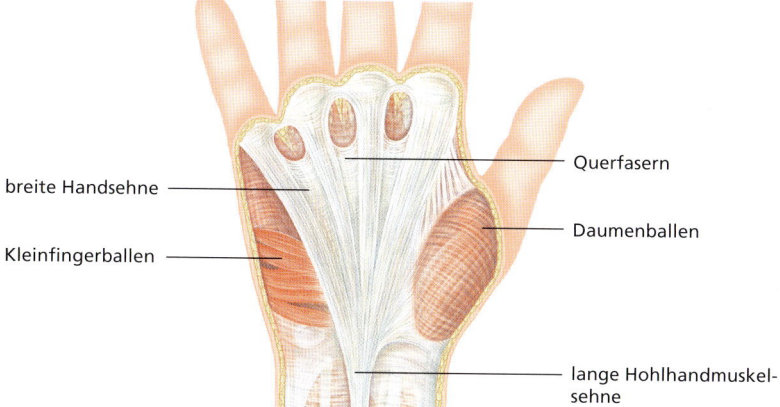

breite Handsehne

Kleinfingerballen

Querfasern

Daumenballen

lange Hohlhandmuskelsehne

Die Weichteile der Hand und der Finger erfüllen eine wichtige Funktion bei den Bewegungen der Hand. Die Haut der Handfläche, und besonders die der Finger, ist durch fibröse Bänder mit den darunter liegenden Knochen und anderen Geweben verbunden. Dadurch kann die Hand gut greifen, während gleichzeitig verhindert wird, dass die Haut gegen diese Strukturen reibt. Die Haut des Handrückens, die nicht am Greifen oder Halten beteiligt ist, ist beweglicher. Die Hand ist ein Tastorgan und viele Handbewegungen sind daraufhin ausgerichtet. Durch zahlreiche Nervenenden in der Haut und in den Weichteilen der Hand wird eine große Anzahl an Informationen gesammelt und zum Gehirn zur Weiterverarbeitung gesandt.

Körpersystem:	Bewegungsapparat
Lage:	umgeben die Strukturen in der Hand
Funktion:	binden Strukturen in der Hand an die Haut, um zu verhindern, dass die Haut sich frei bewegen kann; verankern und stabilisieren Strukturen
Bestandteile:	Faszie, fibröse Bänder
Verbundene Regionen:	Haut, Strukturen in der Hand

Handarterien

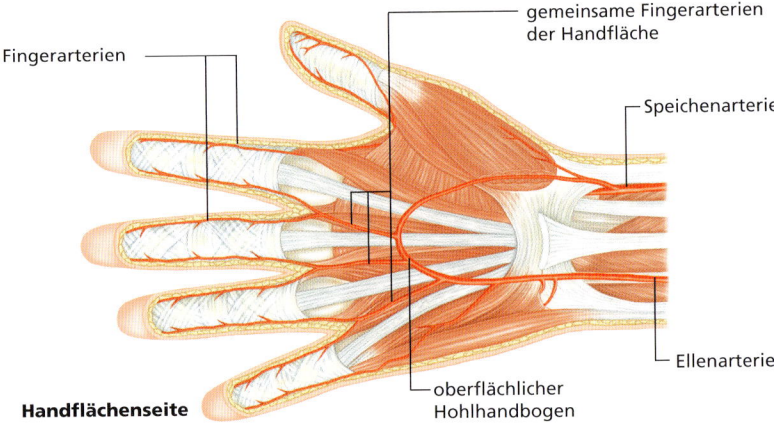

gemeinsame Fingerarterien
der Handfläche

Fingerarterien

Speichenarterie

Ellenarterie

oberflächlicher
Hohlhandbogen

Handflächenseite

Die Hand wird über die Ellen- und die Speichenarterie reichlich mit Blut versorgt. Da diese viele Verbindungen besitzen, können sie die Blutversorgung auch aufrechterhalten, wenn eine der Arterien beschädigt ist. Die Ellenarterie tritt auf der Seite des kleinen Fingers in die Hand ein und durchquert die Handfläche, um sich mit der Speichenarterie zum »oberflächlichen Hohlhandbogen« zu verbinden. Aus diesem entspringen die kleinen Fingerarterien, die den kleinen Finger, den Ring- und den Mittelfinger mit Blut versorgen. Der tiefe Hohlhandbogen wird aus einer Fortsetzung der Speichenarterie gebildet. Diese gelangt von unterhalb der Daumenbasis in die Handfläche und verästelt sich in kleine Arterien, die den Daumen und den Zeigefinger versorgen. Ein Netzwerk aus kleinen Arterien liegt über der Rückseite des Handgelenks und versorgt den Rücken der Hand und der Finger.

Körpersystem:	Herz-Kreislauf-System
Lage:	in den Handgeweben
Funktion:	sorgen für eine konstante Versorgung des Handgewebes mit sauerstoff- und nährstoffreichem Blut
Bestandteile:	oberflächlicher Hohlhandbogen, tiefer Hohlhandbogen, Fingerarterien
Verbundene Regionen:	Ellen- und Speichenarterie, Handvenen

Handnerven

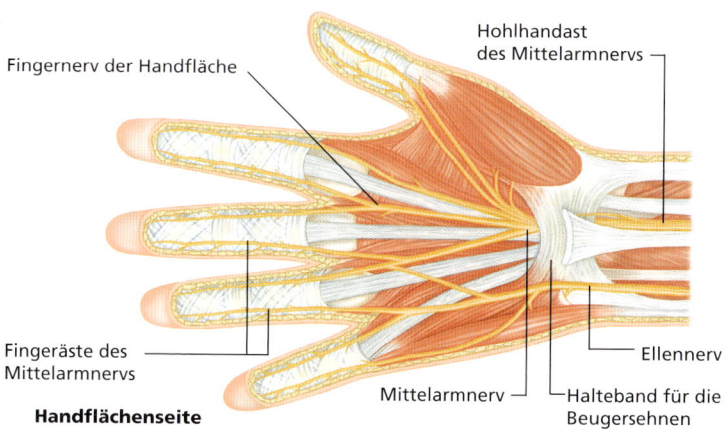

Hohlhandast des Mittelarmnervs

Fingernerv der Handfläche

Fingeräste des Mittelarmnervs

Handflächenseite

Mittelarmnerv

Ellennerv

Halteband für die Beugersehnen

Die Strukturen der Hand werden von Endästen der drei Hauptnerven in den oberen Gliedmaßen nervös versorgt: dem Mittelarmnerv, dem Ellennerv und dem Speichennerv (nicht abgebildet). Der Mittelarmnerv tritt auf der Handfläche in die Hand, indem er unterhalb des Haltebands für die Beugersehnen (eines zusammenhaltenden Bands aus Bindegewebe) den Handwurzelkanal durchläuft. Äste dieses Nervs versorgen viele der Handmuskeln sowie die Haut. Der Ellennerv verläuft über dem Halteband für die Beugersehnen auf der inneren Seite der Hand und seine Äste versorgen ebenfalls verschiedene Muskeln und Hautbereiche. Der Speichennerv verläuft auf der Rückseite des Unterarms nach unten zur Rückseite der Hand und versorgt die Haut auf dem Rücken dreier Finger.

Körpersystem:	Nervensystem
Lage:	in der Hand
Funktion:	versorgen die Muskeln und Haut der Hand mit motorischen und sensorischen Nerven
Bestandteile:	Endäste des Speichen-, Ellen und Mittelarmnervs
Verbundene Regionen:	Strukturen und Gewebe der Hand

Überblick über den Bauch

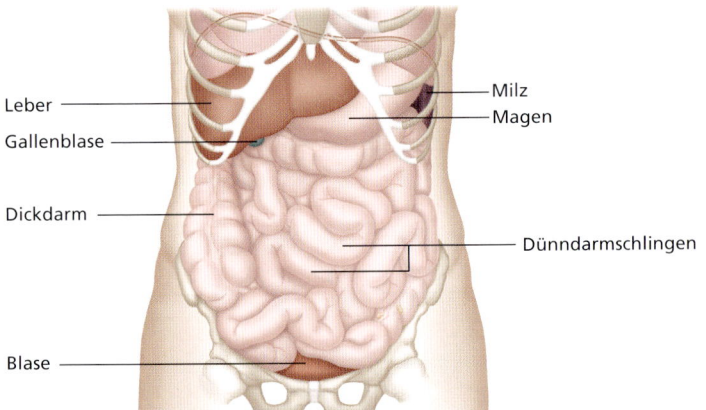

Leber

Gallenblase

Dickdarm

Blase

Milz

Magen

Dünndarmschlingen

Der Bauch ist der anatomische Bereich, der zwischen dem Brustkorb und dem Becken liegt. Die Organe des oberen Teils der Bauchhöhle – die Leber, die Gallenblase, der Magen und die Milz – liegen unter der Wölbung des Zwerchfells und werden von den unteren Rippen geschützt. Die Wirbel und die mit ihnen verbundenen Muskeln bilden die Rückenwand der Bauchhöhle, während die Beckenknochen sie von unten stützen. Der Bauch ist von Knochen relativ ungeschützt. Dies ermöglicht dem Rumpf jedoch Mobilität und dem Unterleib, wenn nötig, Dehnfähigkeit, etwa nach dem Essen oder während einer Schwangerschaft. Die Bauchhöhle enthält viele Organe, zu denen auch der Magen-Darm-Trakt und die Nieren sowie die Leber, die Milz und die Gallenblase gehören.

Körpersystem:	enthält Organe von verschiedenen Systemen
Lage:	zwischen Brustkorb und Becken
Funktion:	verschiedene Funktionen je nach Organ
Bestandteile:	der Großteil des Magen-Darm-Trakts, Nieren, Leber, Milz, Gallenblase, Blutgefäße, Lymphgefäße und Nerven, Fettgewebe
Verbundene Regionen:	Brustkorb, Becken

Bauchnetz

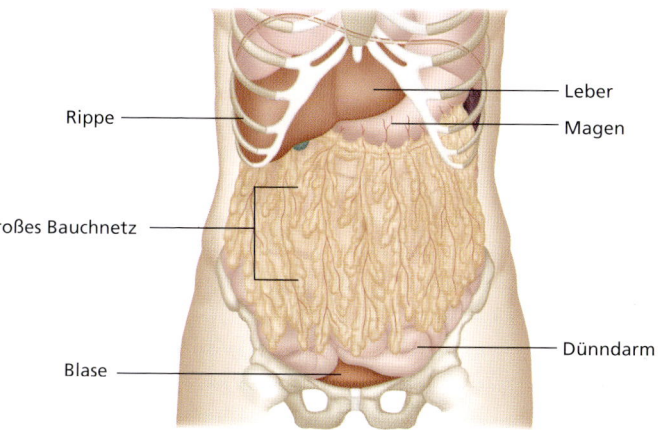

Rippe

Leber

Magen

großes Bauchnetz

Blase

Dünndarm

Der größte Teil des Inhalts der Bauchhöhle ist mit einer dünnen, gleitenden Gewebsschicht, dem Bauchfell, bedeckt. Falten des Bauchfells verbinden die Bauchorgane mit den Wänden der Bauchhöhle und ermöglichen es ihnen, leicht übereinander zu gleiten. Der bemerkenswerteste Teil des Bauchfells ist das große Bauchnetz, das vom unteren Rand des Magens herabhängt und den Querdarm sowie die Schlingen des Dünndarms wie eine Schürze bedeckt. Das große Bauchnetz enthält eine große Menge an Fett, das ihm eine gelbliche Farbe verleiht. Das Netz wird auch »Bauchpolizist« genannt, aufgrund der Tatsache, dass es sich selbst um ein entzündetes Organ wickeln kann, um die Verbreitung von Infektionen zu verhindern.

Körpersystem:	Verdauungsapparat
Lage:	hängt vom unteren Rand des Magens herab und bedeckt Querdarm und Dünndarm
Funktion:	schützt die Bauchorgane vor Verletzungen und Infektionen; isoliert den Bauch gegen Wärmeverlust
Bestandteile:	Membran, Fett
Verbundene Regionen:	Rest des Bauchfells, Bauchorgane

Bauchwand

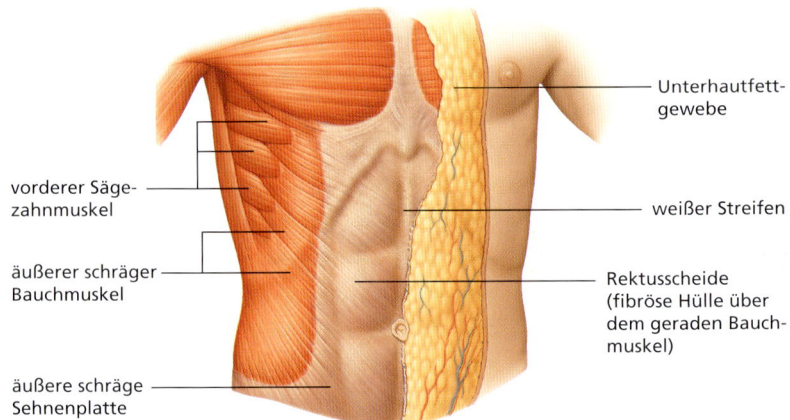

Unterhautfett-
gewebe

vorderer Säge-
zahnmuskel

weißer Streifen

äußerer schräger
Bauchmuskel

Rektusscheide
(fibröse Hülle über
dem geraden Bauch-
muskel)

äußere schräge
Sehnenplatte

Die hintere Bauchwand wird von den unteren Rippen, der Wirbelsäule und
den Begleitmuskeln gebildet, während Vorder- und Seitenwand völlig aus
Muskeln und fibrösen Schichten, den Sehnenplatten, bestehen. Unter der Haut und
dem Unterhautfettgewebe finden sich die Muskelschichten der Bauchwand. Die
Muskeln hier liegen in drei breiten Schichten übereinander: der äußere schräge
Bauchmuskel, der innere schräge Bauchmuskel und der quere Bauchmuskel, die den
Bauch in alle Richtungen stützen. Darüber hinaus gibt es ein breites Muskelband,
den geraden Bauchmuskel, der vertikal an der Vorderseite des Bauchs verläuft. Die
innerste Schicht der Bauchwand bildet das Bauchfell, eine dünne Membran, die die
Bauchhöhle bedeckt.

Körpersystem:	Hautsystem, Bewegungsapparat
Lage:	umgeben den Bauchinhalt unterhalb des Brustkorbs und oberhalb des Beckens
Funktion:	bietet Unterstützung für die Bauchorgane; Muskeln ermöglichen Bewegungsflexibilität
Bestandteile:	Haut, oberflächliche Fettschicht, oberflächliche Membran-schicht, drei Muskelschichten, tiefe Faszienschicht, innere Bauchfaszie, Fett, Bauchfell
Verbundene Regionen:	Bauchorgane, Brustkorb, Becken

Tiefe Bauchmuskeln

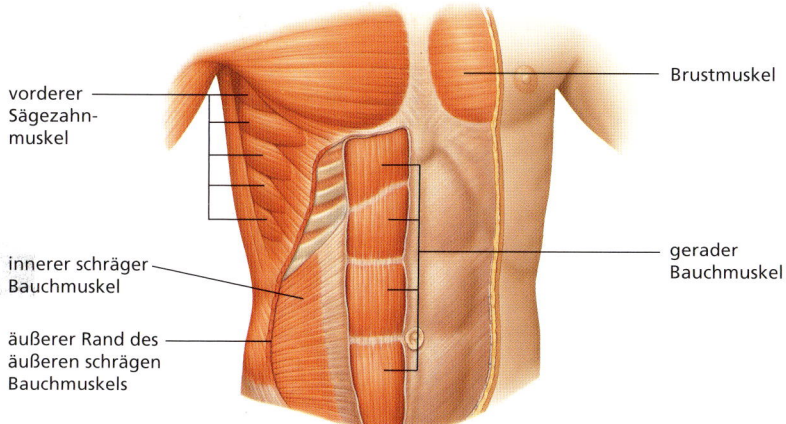

vorderer
Sägezahn-
muskel

innerer schräger
Bauchmuskel

äußerer Rand des
äußeren schrägen
Bauchmuskels

Brustmuskel

gerader
Bauchmuskel

Unter dem großen äußeren schrägen Bauchmuskel liegen zwei weitere
plattenähnliche Muskelschichten: der innere schräge Bauchmuskel und der
quere Bauchmuskel. Vertikal nach unten verläuft der gerade Bauchmuskel. Der
innere schräge Bauchmuskel ist eine breite dünne Platte, die tief zum äußeren
schrägen Bauchmuskel hin liegt. Seine Fasern verlaufen aufwärts und nach innen in
einem ungefähren 90-Grad-Winkel zum äußeren schrägen Bauchmuskel. Der quere
Bauchmuskel bildet die innerste der drei Schichten und stützt den Magen. Der gerade
Bauchmuskel wird aus zwei streifenartigen Muskeln gebildet, die von der Vorderseite
des Brustkorbs bis zum Becken reichen. Zwischen den einzelnen Muskeln liegt ein
dünnes Sehnenband aus Bindegewebe, der weiße Streifen.

Körpersystem:	Bewegungsapparat
Lage:	in der Bauchwand
Funktion:	bieten Unterstützung für die Bauchorgane; Muskeln ermöglichen Bewegungsflexibilität.
Bestandteile:	innerer schräger Bauchmuskel, querer Bauchmuskel, gerader Bauchmuskel
Verbundene Regionen:	Bauchorgane, Rückenmuskeln

Magen

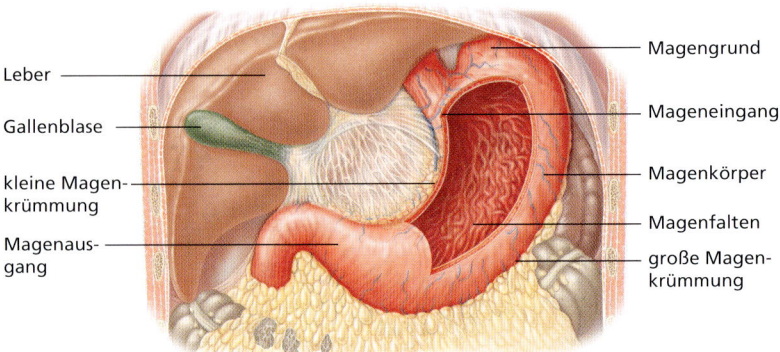

Leber

Gallenblase

kleine Magen-
krümmung

Magenaus-
gang

Magengrund

Mageneingang

Magenkörper

Magenfalten

große Magen-
krümmung

Der Magen ist ein dehnbarer, muskulöser Beutel, der mit einer Schleimhaut ausgekleidet ist und zwischen dem unteren Ende der Speiseröhre und dem oberen Ende des Dünndarms liegt. Wenn er leer ist, liegt die Deckschicht des Magens in zahlreichen Falten, die Magenfalten genannt werden; auf diese Weise kann er sich dehnen, wenn er mit Nahrung gefüllt wird. Der Magen ist mit einem Magengewebe bedeckt und enthält zahlreiche Drüsen, die schützenden Schleim, Säure und Enzyme absondern. Die Muskelschicht der Magenwand hat schräge, in Längsrichtung verlaufende und kreisförmige Fasern. Diese Anordnung ermöglicht eine gründliche Umsetzung der Nahrung. Anatomisch besteht der Magen aus vier Abschnitten: dem Mageneingang, dem Magengrund, dem Magenkörper und dem Magenausgang sowie zwei Magenkrümmungen (der großen und der kleinen).

Körpersystem:	Verdauungsapparat
Lage:	zwischen Speiseröhre und Dünndarm
Funktion:	wandelt durch Umwälzen feste in halbflüssige Nahrung um, bevor er sie nach unten zum Darm befördert; zerstört Bakterien in der Nahrung; startet den Verdauungsvorgang
Bestandteile:	Mageneingang, Magengrund, Magenkörper, Magenausgang
Verbundene Regionen:	Speiseröhre, Zwölffingerdarm

Übergang zwischen Speiseröhre und Magen

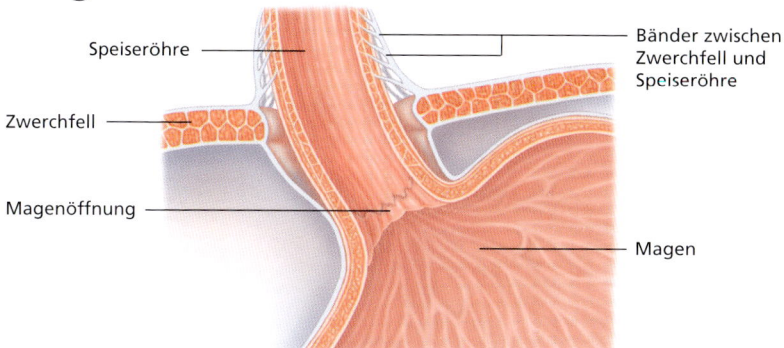

Speiseröhre

Bänder zwischen Zwerchfell und Speiseröhre

Zwerchfell

Magenöffnung

Magen

Der muskulöse Schlauch der Speiseröhre geht direkt unter dem Zwerchfell in den Magen über. Es gibt keine nachweisbare Klappe an der Magenspitze, die das Passieren der Nahrung kontrolliert. Dennoch scheint es, dass die umliegenden Muskelfasern des Zwerchfells dazu dienen, den Schlauch geschlossen zu halten, außer wenn ein Bissen Nahrung passiert. Die Speiseröhre und der obere Teil des Magens werden am Zwerchfell durch Zwerchfell und Speiseröhre verbindende Bänder gehalten. Diese Bänder sind Verlängerungen der Faszie, eines Bindegewebes, das die Oberfläche des Zwerchfells bedeckt. Am unteren Ende der Speiseröhre ändert sich das Deckgewebe von einer mehrschichtigen, schuppigen Schleimhaut zur typischen Schleimhaut des Magens.

Körpersystem:	Verdauungsapparat
Lage:	am Übergang von der Speiseröhre in den Magen
Funktion:	lässt Nahrung von der Speiseröhre in den Magen gleiten; verhindert den Rückfluss des Mageninhalts
Bestandteile:	unteres Ende der Speiseröhre, oberer Teil des Magens, Zwerchfell
Verbundene Regionen:	Zwerchfell und Speiseröhre verbindende Bänder

Blutversorgung des Magens

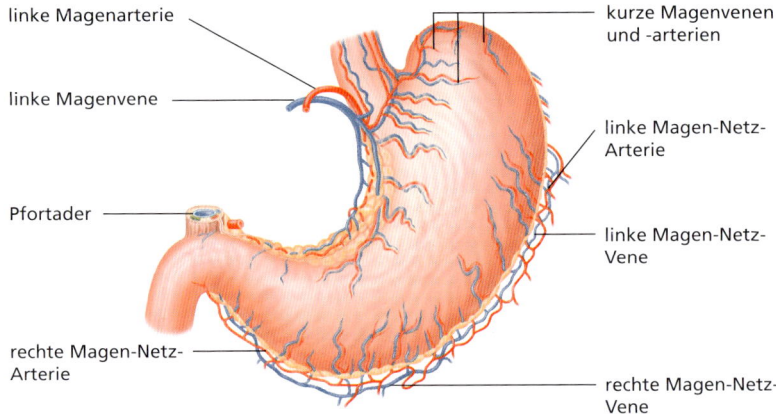

linke Magenarterie

linke Magenvene

Pfortader

rechte Magen-Netz-Arterie

kurze Magenvenen und -arterien

linke Magen-Netz-Arterie

linke Magen-Netz-Vene

rechte Magen-Netz-Vene

Der Magen besitzt eine reiche Blutversorgung, die über verschiedene Äste des Bauchhöhlenstamms, dieser ist selbst ein Ast der Hauptschlagader, erfolgt. Die linke Magenarterie verläuft entlang der kleinen Magenkrümmung und verschmilzt schließlich mit den Endästen der rechten Magenarterie. Die Milzarterie (nicht abgebildet), die die Milz versorgt, verfügt ebenfalls über wichtige Arterien, die sich bis zur großen Magenkrümmung verzweigen – die kurzen Magenarterien, die sauerstoffreiches Blut zum Magengrund bringen, und die linke Magen-Netz-Arterie. Das ganze sauerstoffarme Blut des Magens wird schließlich über die Venen in das Pfortadersystem abgeleitet, das das Blut zur Verarbeitung zur Leber transportiert, bevor es zum Herzen zurückkehrt.

Körpersystem:	Herz-Kreislauf-System
Lage:	um das Magengewebe herum
Funktion:	Arterien versorgen das Magengewebe mit sauerstoff- und nährstoffreichem Blut; Venen leiten sauerstoffarmes Blut ab und bringen es zum Herzen zurück.
Bestandteile:	linke Magenarterie und -vene, rechte und linke Magen-Netz-Arterie und-Vene, kurze Magenarterien und -venen
Verbundene Regionen:	Pfortader, Baucharterie, Hauptschlagader

Lymphdrainage des Magens

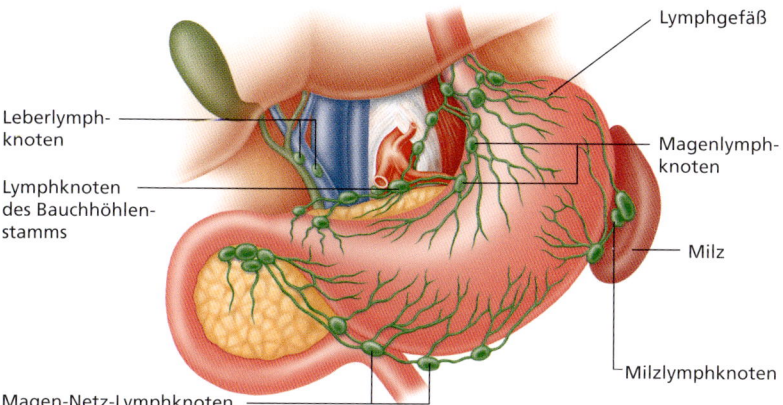

Leberlymph-
knoten

Lymphknoten
des Bauchhöhlen-
stamms

Magen-Netz-Lymphknoten

Lymphgefäß

Magenlymph-
knoten

Milz

Milzlymphknoten

Die Lymphgefäße und -knoten, die die Lymphdrainage des Magens vornehmen, folgen dem allgemeinen Muster der arteriellen Blutversorgung. Lymphflüssigkeit aus dem Bereich, der von der linken und rechten Magenarterie versorgt wird, läuft in die entlang der kleinen Magenkrümmung liegenden rechten und linken Magenlymphknoten ab. Die Milzlymphknoten liegen am Milzhilus auf der linken Magenseite. Diese empfangen Lymphflüssigkeit aus dem Bereich, der von den kurzen Magenarterien versorgt wird. Die linken und rechten Magen-Netz-Lymphknoten befinden sich an der großen Magenkrümmung und erhalten Lymphflüssigkeit aus allen Bereichen, die von den entsprechenden Magen-Netz-Arterien versorgt werden. Von all diesen Lymphknotengruppen fließt die Lymphe weiter in die Lymphknoten des Bauchhöhlenstamms ab

Körpersystem:	lymphatisches System
Lage:	umgeben den Magen im gleichen Muster wie die Arterien
Funktion:	leiten überschüssige Flüssigkeit aus den Räumen zwischen den Zellen ab, die das Magengewebe bilden
Bestandteile:	Lymphknoten und -gefäße
Verbundene Regionen:	Venensystem

Zwölffingerdarm

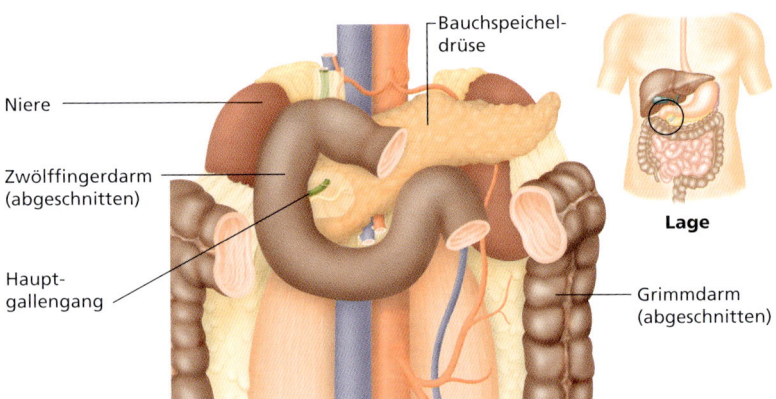

Bauchspeichel-
drüse

Niere

Zwölffingerdarm
(abgeschnitten)

Haupt-
gallengang

Lage

Grimmdarm
(abgeschnitten)

Der Dünndarm ist der Hauptort der Nahrungsaufnahme und -verdauung und teilt sich in drei Abschnitte auf: den Zwölffingerdarm, den Leerdarm und den Krummdarm. Der Zwölffingerdamm ist der erste und kürzeste Abschnitt mit einer Länge von zirka 25 Zentimetern. Der Mageninhalt gelangt durch den Schließmuskel des Magenausgangs in den Zwölffingerdarm, wo er sich mit Sekreten der Zwölffingerdarmwand, der Bauchspeicheldrüse und der Gallenblase vermischt. Die Wände des Zwölffingerdarms besitzen zwei Muskelfaserschichten, eine kreisförmige und eine in Längsrichtung. Die Schleimhaut der Wände ist besonders dick und enthält Drüsen (Brunner-Drüsen), die eine dicke, alkalische Flüssigkeit absondern. Diese hilft dabei, den säurehaltigen Mageninhalt zu neutralisieren.

Körpersystem:	Verdauungsapparat
Lage:	zwischen Magenausgang und Leerdarm
Funktion:	erhält den Mageninhalt und vermischt ihn mit Verdauungs-enzymen und Gallenflüssigkeit; drückt Nahrung durch den Magen-Darm-Trakt durch Peristaltik (abwechselndes Zusammenziehen und Erschlaffen)
Bestandteile:	muskulöse Wände, innere Schicht der Drüsenschleimhaut
Verbundene Regionen:	Magen, Leerdarm, Gallenblase, Bauchspeicheldrüse

Leerdarm und Krummdarm

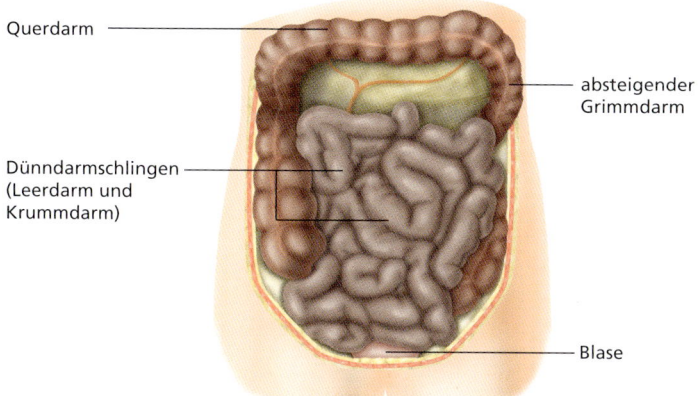

Querdarm

absteigender Grimmdarm

Dünndarmschlingen (Leerdarm und Krummdarm)

Blase

Zusammen bilden der Leerdarm und der Krummdarm den längsten Abschnitt des Dünndarms mit einer Länge von über sechs Metern. Sie sind umgeben und werden gestützt von einer fächerartigen Falte des Bauchfells, dem Dünndarmgekröse (Mesenterium), die es ihnen ermöglicht, sich innerhalb der Bauchhöhle bei Änderungen der Körperlage zu bewegen. Nahrung gelangt vom Zwölffingerdarm in den Leerdarm, wo die meisten Nährstoffe absorbiert werden. Die Deckschicht des Leerdarms ist dicker als die des Krummdarms und enthält mehr Falten, die den Weg seines Inhalts verlangsamen und die Fläche für die Absorption vergrößern (diese Fläche ist etwa dreimal so groß wie die des menschlichen Körpers). Der Dünndarm wird reichlich mit Blut versorgt, um Nährstoffe und Wasser in den Blutkreislauf abzugeben.

Körpersystem:	Verdauungsapparat
Lage:	zwischen Zwölffingerdarm und Blinddarm (dem ersten Abschnitt des Dickdarms)
Funktion:	setzen den Verdauungs- und Absorptionsvorgang fort
Bestandteile:	Leerdarm, Krummdarm
Verbundene Regionen:	Magen, Zwölffingerdarm, Blinddarm

Deckschicht des Dünndarms

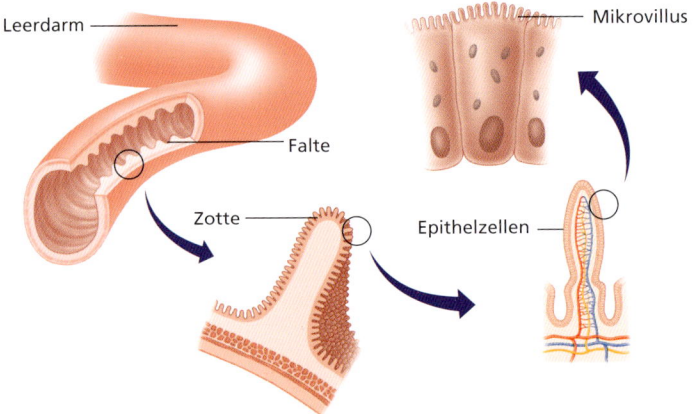

Der Dünndarm ist der Hauptort der Nährstoffabsorption aus aufgenommener Nahrung. Obwohl schon seine Länge allein ihm eine große Oberfläche verleiht, ist eine noch größere für eine maximale Absorption erforderlich. Um dies zu erreichen, ist die Deckschicht in ringförmige Falten gelegt, die zirka einen Zentimeter tief sind, was die Fläche um das Dreifache vergrößert. Außerdem erheben sich winzige, fingerähnliche Fortsätze, die Zotten, aus den Falten. Mit einer Größe von zirka einem Millimeter verleihen sie der Deckschicht des Darms ein samtartiges Aussehen und erhöhen die Absorptionsfläche noch einmal um das Zehnfache. Für eine weitere Anpassung der Dünndarm-Deckschicht sorgen Mikrovilli, mikroskopisch kleine, haarähnliche Strukturen (3000 bis 6000 auf jeder Epithelzelle), die aus den Zotten hervorragen und die Fläche weiter vergrößern.

Körpersystem:	Verdauungsapparat
Lage:	bedeckt den Dünndarm
Funktion:	sorgt für die größtmögliche Fläche für die Absorption von Nährstoffen
Bestandteile:	Falten, Zotten, Mikrovilli
Verbundene Regionen:	Blutkreislauf, Magen, Grimmdarm

Blinddarm

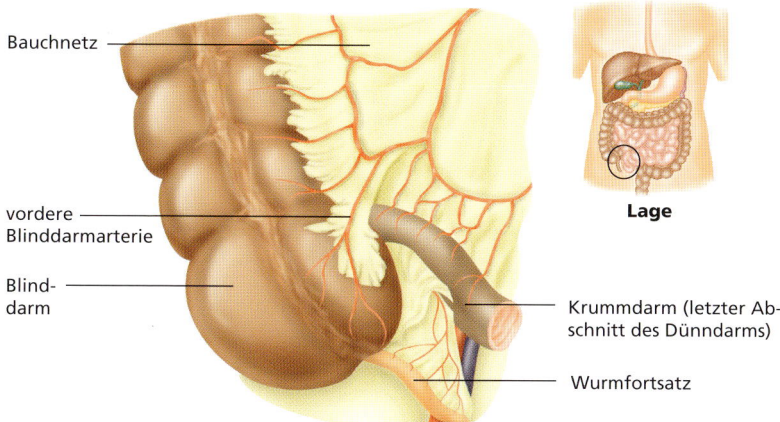

Bauchnetz

vordere
Blinddarmarterie

Blind-
darm

Lage

Krummdarm (letzter Ab-
schnitt des Dünndarms)

Wurmfortsatz

Der Blinddarm ist ein blind endender Beutel mit einer Länge von zirka 75 Millimetern am Übergang zwischen Dünn- und Dickdarm. Dieser Übergang, der sich auf der rechten Seite des unteren Bauchs befindet, ist auch als Krummdarm-Blinddarm-Region bekannt. Zwischen Blinddarm und Krummdarm (dem letzten Abschnitt des Dünndarms) befindet sich die Bauhin-Klappe, ein Ring aus kreisförmigen Fasern, der sich öffnet, damit verflüssigte Nahrung hindurchgelangen kann. Vom Blinddarm bis zum S-förmigen Grimmdarm ist der äußere Muskelmantel des Darms in drei schmale Bänder aufgeteilt, die Längsmuskelstreifen des Grimmdarms. Die Versorgung des Blinddarms mit sauerstoffreichem Blut erfolgt durch die vordere und die hintere Blinddarmarterie. Sauerstoffarmes Blut kehrt durch eine ähnliche Venenanordnung zurück und fließt schließlich in die obere Gekrösevene ab.

Körpersystem:	Verdauungsapparat
Lage:	am Übergang vom Dünndarm zum Dickdarm
Funktion:	absorbiert Flüssigkeit aus dem verflüssigten Kot
Bestandteile:	Bauhin-Klappe, Muskelmantel, Schleimschicht
Verbundene Regionen:	Krummdarm, Grimmdarm, Wurmfortsatz

Wurmfortsatz

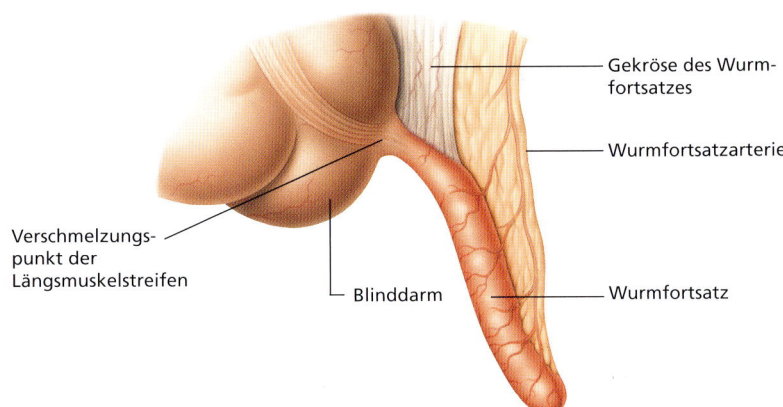

Gekröse des Wurm-
fortsatzes

Wurmfortsatzarterie

Verschmelzungs-
punkt der
Längsmuskelstreifen

Blinddarm

Wurmfortsatz

Der Wurmfortsatz ist mit dem unteren Ende des Blinddarms verbunden, direkt unter der Bauhin-Klappe, und besitzt ein loses Ende, das sich in eine von fünf Richtungen erstreckt. Er ist von einer Bauchfelldecke umschlossen, dem Gekröse des Wurmfortsatzes, das eine Falte zwischen Krummdarm, Blinddarm und dem ersten Teil des Wurmfortsatzes bildet. Der Wurmfortsatz verfügt im Gegensatz zum restlichen Darm über eine vollständige, in Längsrichtung verlaufende Muskelschicht. Dies liegt daran, dass die drei Muskelbänder, die Längsmuskelstreifen, am Wurmfortsatz zusammenlaufen und ihn bedecken. Die Wurmfortsatzwände enthalten lymphatisches Gewebe, das, wie man annimmt, eine Rolle beim Schutz gegen Mikroorganismen (wie etwa Bakterien) spielt, obwohl bisher keine echte Funktion nachgewiesen worden ist.

Körpersystem:	Verdauungsapparat
Lage:	erstreckt sich vom Blinddarm, direkt unter der Bauhin-Klappe
Funktion:	unklar; hilft möglicherweise beim Kampf gegen Infektionen
Bestandteile:	Muskelschicht, lymphatisches Gewebe
Verbundene Regionen:	Blinddarm

Grimmdarm

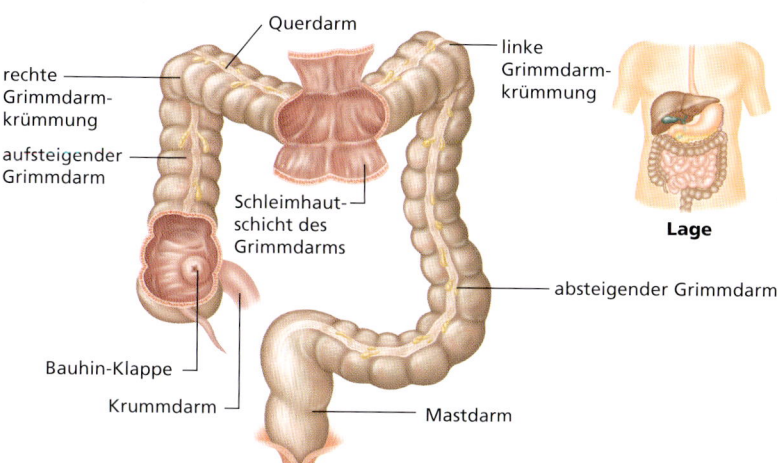

rechte Grimmdarmkrümmung

aufsteigender Grimmdarm

Querdarm

linke Grimmdarmkrümmung

Schleimhautschicht des Grimmdarms

Lage

absteigender Grimmdarm

Bauhin-Klappe

Krummdarm

Mastdarm

Der Grimmdarm bildet den größten Teil des Dickdarms und hat eine Länge von zirka eineinhalb Meter. Er besteht aus vier Abschnitten, die nacheinander in einem Bogen um die Bauchhöhle verlaufen. Verflüssigte Nahrung gelangt vom Dünndarm in den Grimmdarm, wo sie aufgrund der effizienten Absorption von Wasser durch die Darmwände halbfest wird. Es gibt zwei scharfe Krümmungen im Grimmdarm, die als rechte und linke Grimmdarmkrümmung bezeichnet werden. Der aufsteigende Grimmdarm verläuft von der Bauhin-Klappe bis zur rechten Grimmdarmkrümmung, wo er zum Querdarm wird. An der linken Grimmdarmkrümmung verläuft der nächste Abschnitt, der absteigende Grimmdarm, nach unten bis zum Rand des Beckens, wo er zum S-förmigen Grimmdarm wird, der Kot vor der Darmentleerung speichert.

Körpersystem:	Verdauungsapparat
Lage:	verläuft zwischen Blinddarm und Mastdarm
Funktion:	absorbiert Wasser aus dem verflüssigten Kot
Bestandteile:	aufsteigender Grimmdarm, Querdarm, absteigender Grimmdarm, S-förmiger Grimmdarm
Verbundene Regionen:	Dünndarm, Mastdarm

Grimmdarmarterien

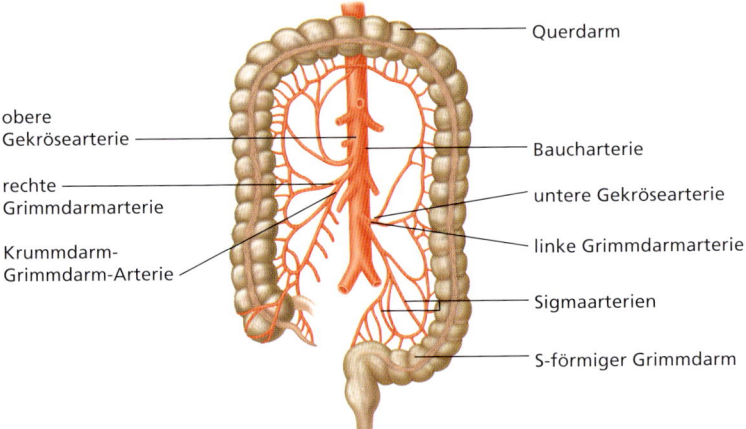

obere Gekrösearterie

rechte Grimmdarmarterie

Krummdarm-Grimmdarm-Arterie

Querdarm

Baucharterie

untere Gekrösearterie

linke Grimmdarmarterie

Sigmaarterien

S-förmiger Grimmdarm

Wie der Rest des Darms wird jeder Abschnitt des Grimmdarms mit sofort verfügbarem Blut aus einem Arteriennetzwerk versorgt. Die arterielle Blutversorgung stammt vom oberen und unteren Gekröseast der Hauptschlagader, der großen Zentralschlagader des Bauchs. Der aufsteigende Grimmdarm und die ersten zwei Drittel des Querdarms werden von der oberen Gekrösearterie versorgt, während das letzte Drittel des Querdarms, der absteigende Grimmdarm und der S-förmige Grimmdarm von der unteren Gekrösearterie versorgt werden. Wie auch in anderen Teilen des Magen-Darm-Trakts bestehen zahlreiche Verbindungen – oder Anastomosen – zwischen den Ästen dieser beiden Hauptarterien. Dadurch wird eine »Arkade« von Arterien um die Grimmdarmwand gebildet.

Körpersystem:	Herz-Kreislauf-System
Lage:	umgeben den Grimmdarm
Funktion:	versorgen das Grimmdarmgewebe ständig mit sauerstoff- und nährstoffreichem Blut
Bestandteile:	obere und untere Gekrösearterie, Krummdarm-Grimmdarm-Arterie, Grimmdarmarterien, Sigmaarterien
Verbundene Regionen:	Baucharterie

Grimmdarmvenen

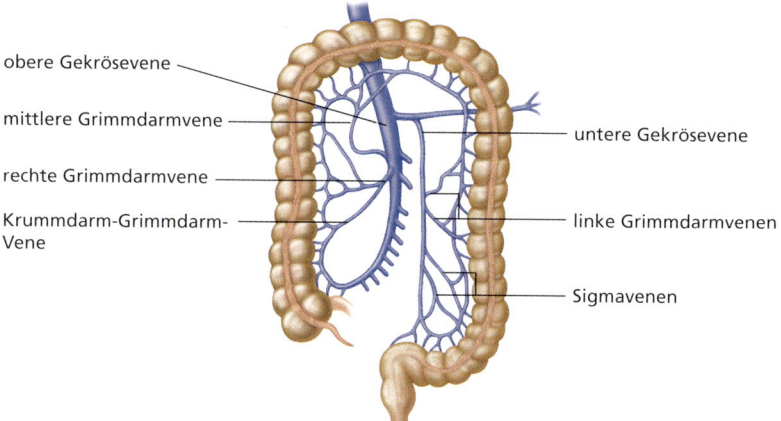

obere Gekrösevene

mittlere Grimmdarmvene

rechte Grimmdarmvene

Krummdarm-Grimmdarm-Vene

untere Gekrösevene

linke Grimmdarmvenen

Sigmavenen

Sauerstoffarmes Blut vom Grimmdarm fließt schließlich in die Pfortader ab und wird zur Leber transportiert, wo viele der von den Därmen aufgenommenen Nährstoffe gespeichert oder verarbeitet werden. Die venöse Drainage des Grimmdarms spiegelt das Muster der Arterien wider. Im Allgemeinen läuft Blut vom aufsteigenden Grimmdarm und von den ersten zwei Dritteln des Querdarms in die obere Gekrösevene, während das Blut des restlichen Grimmdarms von der unteren Gekrösevene aufgenommen wird. Die untere Gekrösevene leitet in die Milzvene ab, die sich dann mit der oberen Gekrösevene zur Pfortader zusammenschließt. Venöses Blut wird in der Pfortader zur Leber transportiert, von wo aus es durch die untere Hohlvene zum Herzen zurückkehrt.

Körpersystem:	Herz-Kreislauf-System
Lage:	umgeben den Grimmdarm
Funktion:	leiten sauerstoffarmes Blut vom Grimmdarm ab und führen es über die Leber zum Herzen zurück
Bestandteile:	obere und untere Gekrösevene, Krummdarm-Grimmdarm-Vene, Grimmdarmvenen, Sigmavenen
Verbundene Regionen:	Pfortader

Mastdarm und Analkanal

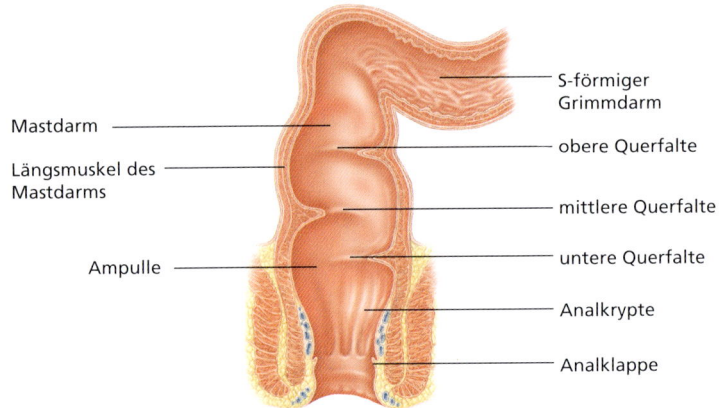

Mastdarm

Längsmuskel des
Mastdarms

Ampulle

S-förmiger
Grimmdarm

obere Querfalte

mittlere Querfalte

untere Querfalte

Analkrypte

Analklappe

Mastdarm und Analkanal zusammen bilden den letzten Teil des Magen-Darm-Trakts. Sie erhalten Abfallstoffe in Form von Kot und befördern sie aus dem Körper heraus. Der Mastdarm liegt zwischen dem S-förmigen Grimmdarm und dem Analkanal und speichert zeitweise Kot. Der Längsmuskel des Mastdarms besteht aus zwei Streifen, die an seiner Vorder- und seiner Hinterseite entlanglaufen. Es gibt drei horizontale Falten in der Mastdarmwand, die als obere, mittlere und untere Querfalte bezeichnet werden. Unterhalb der unteren Falte weitet sich der Mastdarm an der Ampulle und führt dann in den Analkanal, der Schleim zum Gleiten produziert. Außer bei der Darmentleerung ist der Analkanal leer und der Schließmuskel ist geschlossen.

Körpersystem:	Verdauungsapparat
Lage:	der letzte Abschnitt des Magen-Darm-Trakts
Funktion:	Der Mastdarm speichert Kot bis zur Darmentleerung; der Analkanal produziert schmierenden Schleim und kontrolliert die Kotabgabe aus dem Körper.
Bestandteile:	Muskelgewebe, Ampulle, obere, untere und mittlere Querfalte, Analkrypten, Klappen
Verbundene Regionen:	Afterschließmuskel, S-förmiger Grimmdarm

Afterschließmuskel

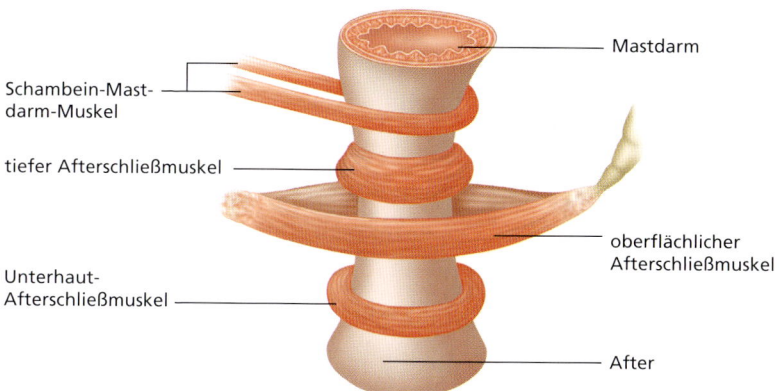

Schambein-Mast-
darm-Muskel

tiefer Afterschließmuskel

Unterhaut-
Afterschließmuskel

Mastdarm

oberflächlicher
Afterschließmuskel

After

Der Darminhalt bewegt sich den Verdauungstrakt unter »unwillkürlicher« Kontrolle hinunter, bis er den Mastdarm erreicht. Ab diesem Stadium wird der weitere Kottransport von den verschiedenen Teilen des Afterschließmuskels kontrolliert, der dessen Beseitigung aus dem Körper heraus reguliert. Der innere Afterschließmuskel ist eine Verdickung der normalen ringförmigen Muskelschicht des Darms in den oberen zwei Dritteln des Analkanals; er unterliegt keiner willkürlichen Kontrolle. Der Schambein-Mastdarm-Muskel ist eine Muskelschlinge, die sich um den Übergang zwischen After und Mastdarm schlingt. Dadurch wird ein Winkel gebildet und verhindert, dass der Mastdarminhalt in den Analkanal gelangt. Der äußere Afterschließmuskel (tiefer, oberflächlicher und unter der Haut) unterliegt einer willkürlichen Kontrolle und kann entspannt werden, wenn es günstig ist.

Körpersystem:	Verdauungsapparat
Lage:	am unteren Ende des Analkanals
Funktion:	kontrolliert die Kotabgabe vom Körper
Bestandteile:	Muskelgewebe, Schambein-Mastdarm-Muskel, tiefer, oberflächlicher und Unterhaut-Afterschließmuskel
Verbundene Regionen:	Mastdarm

Mastdarm- und Aftervenen

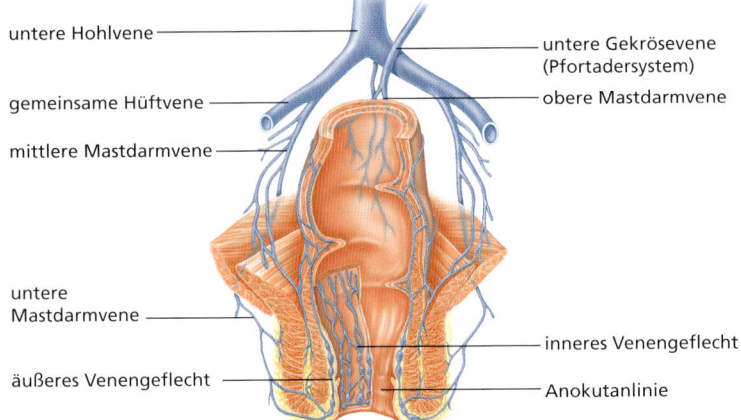

untere Hohlvene

untere Gekrösevene (Pfortadersystem)

gemeinsame Hüftvene

obere Mastdarmvene

mittlere Mastdarmvene

untere Mastdarmvene

inneres Venengeflecht

äußeres Venengeflecht

Anokutanlinie

Unter der Deckschicht des Mastdarms und des Analkanals liegt ein Netzwerk aus kleinen Venen, das Mastdarmvenengeflecht. Das Geflecht besteht aus zwei Teilen: dem inneren Venengeflecht, das sich direkt unter der Deckschicht befindet, und dem äußeren Venengeflecht, das außerhalb der Muskelschicht liegt. Diese beiden Netzwerke erhalten Blut vom Gewebe und transportieren es zu den größeren Venen, die Blut aus diesem Bereich abführen – der oberen, mittleren und unteren Mastdarmvene. Das innere Venengeflecht des Analkanals leitet Blut in zwei Richtungen auf jeder Seite der Anokutanlinienregion. Über dieser Ebene fließt Blut hauptsächlich in die obere Mastdarmvene ab und von dort aus in das Pfortadersystem, während das Blut unterhalb dieser Ebene in die untere Mastdarmvene abläuft.

Körpersystem:	Herz-Kreislauf-System
Lage:	umgeben Mastdarm und After
Funktion:	leiten sauerstoffarmes Blut vom Mastdarm und After ab und transportieren es zur Leber oder zurück zum Herzen
Bestandteile:	inneres und äußeres Venengeflecht, untere, mittlere und obere Mastdarmvene
Verbundene Regionen:	gemeinsame Hüftvene, untere Gekrösevene, untere Hohlvene

Mastdarm- und Afternerven

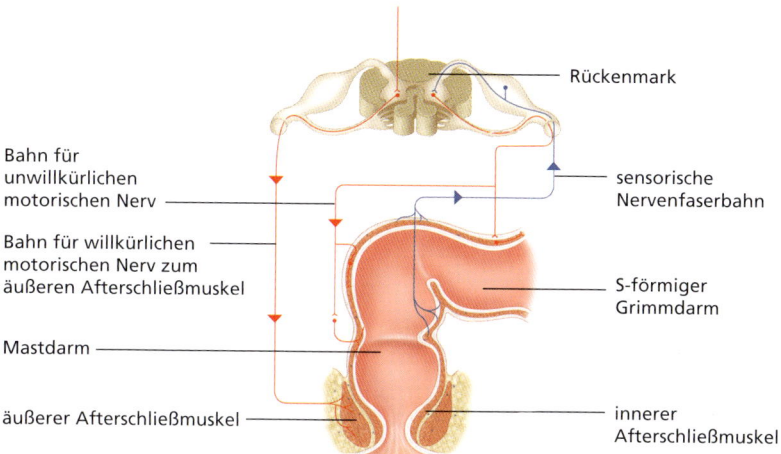

Rückenmark

Bahn für unwillkürlichen motorischen Nerv

sensorische Nervenfaserbahn

Bahn für willkürlichen motorischen Nerv zum äußeren Afterschließmuskel

S-förmiger Grimmdarm

Mastdarm

äußerer Afterschließmuskel

innerer Afterschließmuskel

Wie der Rest des Magen-Darm-Trakts werden die Mastdarm- und Analkanalwände mit Nerven des vegetativen (autonomen) Nervensystems des Körpers versorgt. Dieses System arbeitet »im Hintergrund«, ohne dass wir uns normalerweise seiner bewusst wären, um die inneren Funktionen des Körpers zu regulieren und zu kontrollieren. Wenn sich der Mastdarm mit Kot füllt, lösen Nervenenden eine unwillkürliche Reflexkontraktion der Mastdarmwände aus, wodurch der Kot in den Analkanal gelangt. Der Analkanal, oder genauer der äußere Afterschließmuskel, wird jedoch mit Nerven des »willkürlichen« Nervensystems versorgt. Diese Nerven, die den Kreuzbeinnerven entspringen, erlauben es uns, den Afterschließmuskel nach Belieben zusammenzuziehen oder zu entspannen und somit zu kontrollieren, ob eine Darmentleerung stattfindet oder nicht.

Körpersystem:	Nervensystem
Lage:	umgeben den Mastdarm und den After
Funktion:	die unwillkürliche Kontraktion und Erschlaffung der Mastdarmwände und die willkürliche Kontrolle des Afterschließmuskels
Bestandteile:	parasympathische Nervenfasern, Rückenmarksnerven
Verbundene Regionen:	Rückenmark

Lymphdrainage der Gedärme

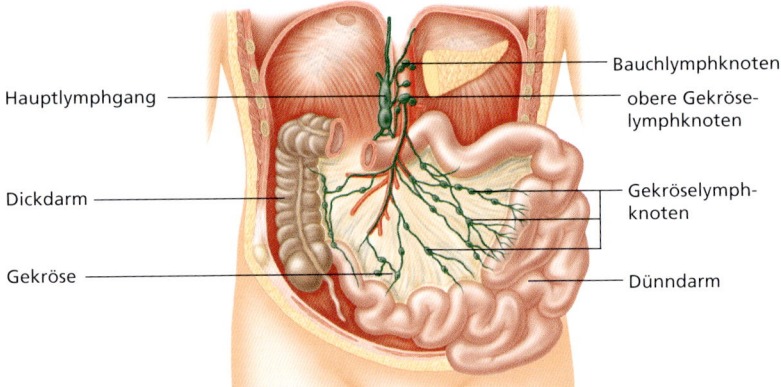

Hauptlymphgang

Dickdarm

Gekröse

Bauchlymphknoten

obere Gekröse-
lymphknoten

Gekröselymph-
knoten

Dünndarm

Viele der Lymphknoten, die die Gedärme entwässern, liegen innerhalb des Gekröses, einer Gewebefalte, die die Gedärme mit der Bauchwand verbindet. Lymphknoten lassen sich in zahlreichen Bereichen finden: in Darmwandnähe, in der Nähe der Arterien und entlang der oberen und der unteren Gekrösearterie. Diese Gekröselymphknotengruppen werden in einigen Fällen entsprechend ihrer Lage in Bezug auf den Darm oder die Arterie, die sie begleiten, benannt. Von der Darmwand läuft Lymphflüssigkeit durch diese Knoten und schließlich in die präaortalen Lymphknoten ab, die nahe der Hauptschlagader liegen. Zusätzlich zu ihrer normalen Funktion transportiert die Lymphflüssigkeit, die den Dünndarm verlässt, auch die aus der Nahrung aufgenommenen Fette zum Blutkreislauf.

Körpersystem:	lymphatisches System
Lage:	innerhalb des Gekröses und um die Gedärme herum
Funktion:	leitet überschüssige Flüssigkeit von den Regionen um die Zellen der Gedärme ab und transportiert sie zum Blutkreislauf zurück; transportiert absorbiertes Fett zum Blutkreislauf
Bestandteile:	Lymphgefäße, Gekröselymphknoten, Bauchlymphknoten, präaortale Lymphknoten etc.
Verbundene Regionen:	Gekröse, Gefäßsystem, Rest des lymphatischen Systems

Mikroskopische Anatomie

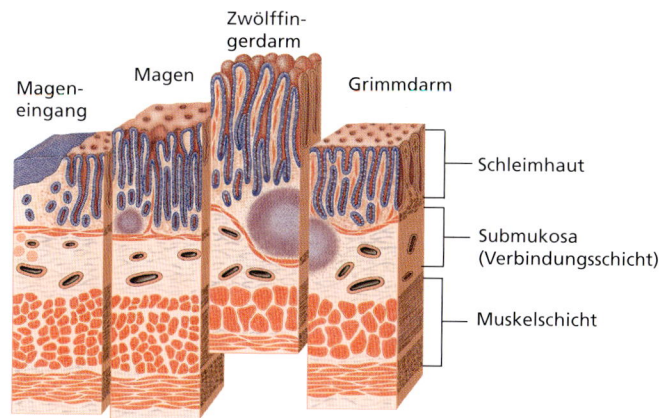

Magen-
eingang

Magen

Zwölffin-
gerdarm

Grimmdarm

Schleimhaut

Submukosa
(Verbindungsschicht)

Muskelschicht

Die Struktur der Wände des Verdauungstrakts variiert gemäß der Funktion der einzelnen Regionen. Der gesamte Verdauungstrakt ist mit einer Schleimhaut ausgekleidet, die Schleim absondernde Drüsen enthält, damit Nahrung sanft durch das System gelangt. Darüber hinaus besitzt die Deckschicht des Magens und des Dünndarms Drüsen, die Verdauungssäfte produzieren. Der größte Teil der Nährstoffabsorption findet im Dünndarm statt (Zwölffingerdarm, Leerdarm, Krummdarm), wo vielfältige Fortsätze, die Zotten, die Absorptionsfläche um ein Mehrfaches vergrößern. Die flachere Oberfläche des Grimmdarms ist ideal für die Absorption von Wasser, seine Hauptfunktion, und ist mit Schleim produzierenden Drüsen bedeckt.

Körpersystem:	Verdauungsapparat
Lage:	durch den Magen-Darm-Trakt hindurch
Funktion:	Nahrungszersetzung und -verdauung, Nährstoff- und Wasserabsorption, Ausscheidung von Abfallprodukten
Bestandteile:	Speiseröhre, Magen, Gedärme
Verbundene Regionen:	Gefäßsystem, Leber, Bauchspeicheldrüse, Gallenblase

Leber

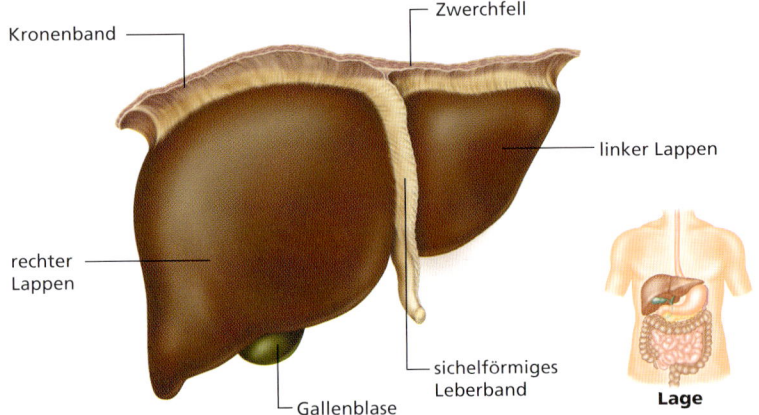

Kronenband

Zwerchfell

linker Lappen

rechter Lappen

sichelförmiges Leberband

Gallenblase

Lage

Die Leber ist das größte Bauchorgan mit einem Gewicht von etwa eineinhalb Kilogramm bei erwachsenen Männern. Sie hat viele wichtige Stoffwechsel- und Verdauungsfunktionen und produziert außerdem die Gallenflüssigkeit, die in der Gallenblase gespeichert wird. Die Leber liegt unter dem Zwerchfell auf der rechten Seite der Bauchhöhle und wird vom Brustkorb geschützt. Obwohl sie vier Lappen besitzt, wird die Leber von ihren Funktionen her in zwei Teile eingeteilt, und zwar den rechten und den linken Lappen, die beide über ihre eigene reiche Blutversorgung verfügen. Die zwei kleineren Lappen, der schwanzförmige und der viereckige, können nur auf der Unterseite der Leber gesehen werden. Der größere Teil der Leber ist mit Bauchfell bedeckt, einer Bindegewebsschicht, die die Wände und Strukturen des Bauchs umgibt. Bauchfellfalten bilden die verschiedenen Bänder der Leber.

Körpersystem:	Verdauungsapparat
Lage:	unter dem Zwerchfell auf der rechten Bauchseite
Funktion:	viele Stoffwechselfunktionen; spielt eine wichtige Rolle bei der Verarbeitung von Nährstoffen und der Zerstörung von Giftstoffen; produziert Galle, die Fett abbaut
Bestandteile:	rechter, linker, schwanzförmiger, viereckiger Lappen
Verbundene Regionen:	Gallensystem, Pfortader- und allgemeines venöses System

Mikroskopische Anatomie der Leber

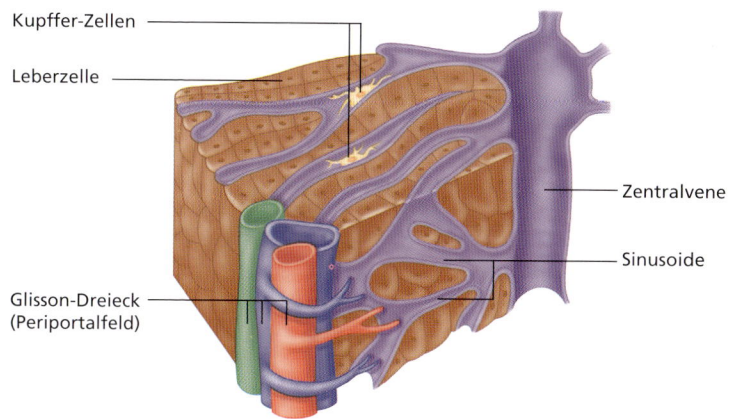

Kupffer-Zellen

Leberzelle

Zentralvene

Sinusoide

Glisson-Dreieck
(Periportalfeld)

Die Leber besteht aus zahlreichen winzigen Zellgruppen, den Leberläppchen. Diese besitzen eine charakteristische sechseckige Struktur mit Leberzellen, die wie Speichen eines Rads um die Zentralvene angeordnet sind – einen Nebenast der Lebervene. Blut fließt an den Leberzellen vorbei in die Zentralvene durch winzige Gefäße, die Sinusoiden, die Blut von den Periportalfeldern (Glisson-Dreiecke) erhalten, Gruppierungen von drei Gefäßen, die sich an den sechs Läppchenspitzen befinden. Das Periportalfeld besteht aus einem Ast der Leberarterie und der Pfortader sowie einem Gallengang, der Galle sammelt, die von den Leberzellen produziert wurde. Die Sinusoide enthalten winzige spezialisierte Zellen (Kupffer-Zellen), die Zelltrümmer und verbrauchte Zellen aus dem Blut entfernen, bevor dieses zum Herzen zurückkehrt.

Körpersystem:	Verdauungsapparat
Lage:	unter dem Zwerchfell auf der rechten Bauchseite
Funktion:	viele Stoffwechselfunktionen; spielt eine wichtige Rolle bei der Verarbeitung von Nährstoffen und der Zerstörung von Giftstoffen; produziert Galle, die Fett abbaut
Bestandteile:	Leberzellen, Sinusoide, Glisson-Dreiecke (Periportalfelder), Kupffer-Zellen
Verbundene Regionen:	Gallensystem, Pfortader- und allgemeines venöses System

Eingeweidefläche der Leber

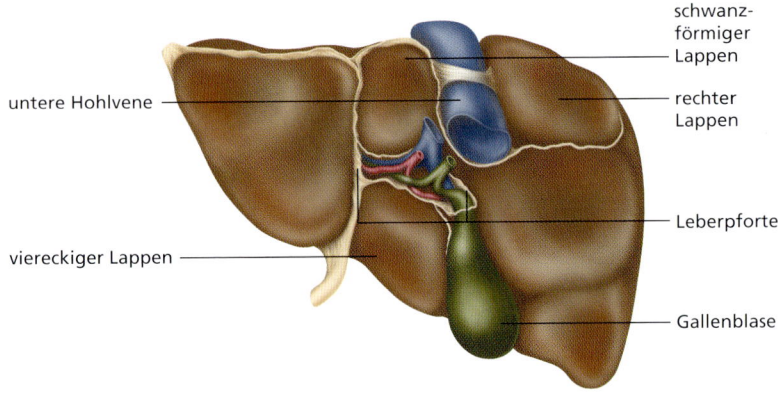

schwanz-
förmiger
Lappen

rechter
Lappen

untere Hohlvene

Leberpforte

viereckiger Lappen

Gallenblase

Die Unterseite der Leber wird als Eingeweidefläche bezeichnet, da sie an den Bauchorganen – oder Eingeweiden –, wie Nieren und Gedärme, anliegt. Da das Gewebe der Leber weich und biegsam ist, können die darum liegenden Strukturen Abdrücke auf seiner Oberfläche hinterlassen. Die beiden kleineren Leberlappen – der schwanzförmige und der viereckige – und die Gallenblase sind ebenfalls auf der Eingeweidefläche sichtbar. Im Zentrum der Leber befindet sich die Leberpforte, ein Bereich, der dem Lungenhilus ähnlich ist. Von hier aus betreten und verlassen Hauptgefäße die Leber, bedeckt mit einer Bauchfellhülle. Zu den Strukturen, die die Leberpforte passieren, gehören die Pfortader, die Leberarterie, die Gallengänge, Lymphgefäße und Nerven.

Körpersystem:	Verdauungsapparat
Lage:	unter dem Zwerchfell auf der rechten Bauchseite
Funktion:	viele Stoffwechselfunktionen; spielt eine wichtige Rolle bei der Verarbeitung von Nährstoffen und der Zerstörung von Giftstoffen; produziert Galle, die Fett abbaut
Bestandteile:	rechter, linker, schwanzförmiger, viereckiger Lappen, Leberpforte
Verbundene Regionen:	Gallensystem, Pfortader- und allgemeines venöses System

Gallensystem

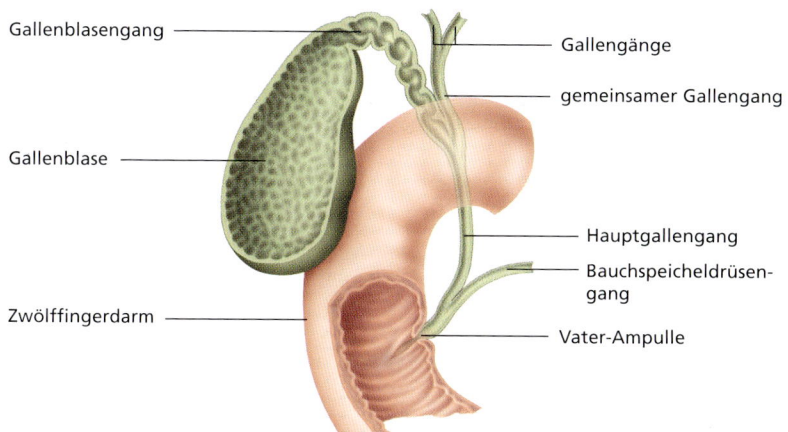

Gallenblasengang

Gallengänge

gemeinsamer Gallengang

Gallenblase

Zwölffingerdarm

Hauptgallengang

Bauchspeicheldrüsen-gang

Vater-Ampulle

Galle ist eine grünliche Flüssigkeit, die die Verdauung von Fett im Zwölffinger–darm unterstützt. Galle wird von den Leberzellen abgesondert und fließt den rechten und den linken Gallengang hinunter. Diese verlassen die Leber durch die Leberpforte und verschmelzen dann zum gemeinsamen Gallengang der Leberlappen. Überschüssige Galle wird in einem kleinen dünnwandigen Beutel, der Gallenblase, gesammelt. Wenn Fettmasse in den Zwölffingerdarm gelangt, zieht sich die Gallenblase zusammen und stößt die Galle aus. Die Gallenblase ist mit dem gemeinsamen Gallengang der Leberlappen durch den Gallenblasengang verbunden; diese beiden Gänge verschmelzen zum Hauptgallengang, der zusammen mit dem Bauchspeicheldrüsengang an der Vater-Ampulle in den Zwölffingerdarm übergeht.

Körpersystem:	Verdauungsapparat
Lage:	Gänge verlaufen von der Leber hinunter zum Zwölffingerdarm; die Gallenblase liegt direkt unter der Eingeweidefläche der Leber.
Funktion:	transportiert Galle von der Leber zum Dünndarm, um die Verdauung von Fett zu unterstützen
Bestandteile:	rechter und linker Gallengang, gemeinsamer Gallengang der Leber-lappen, Gallenblase, Gallenblasengang, Hauptgallengang, Vater-Ampulle
Verbundene Regionen:	Leber, Zwölffingerdarm, Bauchspeicheldrüse

Bauchspeicheldrüse

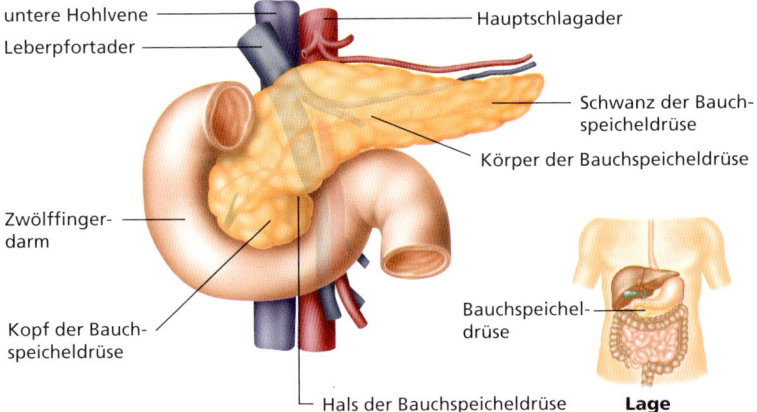

untere Hohlvene
Leberpfortader

Hauptschlagader

Schwanz der Bauch-
speicheldrüse

Körper der Bauchspeicheldrüse

Zwölffinger-
darm

Kopf der Bauch-
speicheldrüse

Bauchspeichel-
drüse

Hals der Bauchspeicheldrüse

Lage

Die Bauchspeicheldrüse ist eine große blasse Drüse, die Enzyme in den Zwölffingerdarm, den ersten Abschnitt des Dünndarms, absondert, um die Verdauung von Proteinen, Fett und Kohlenhydraten (Stärke) zu unterstützen. Sie produziert auch die Hormone Insulin und Glukagon, die die Nutzung von Glukose (Zucker) durch Zellen steuern. Die Bauchspeicheldrüse, die an der hinteren Bauchwand direkt hinter dem Magen liegt, besteht aus vier Teilen. Der Kopf liegt in der C-förmigen Kurve des Zwölffingerdarms und ist mit deren Innenseite verbunden. Der Hals ist aufgrund der großen Leberpfortader auf seiner Rückseite schmaler als der Kopf. Der Körper ist im Querschnitt dreieckig und liegt vor der Hauptschlagader; er steigt nach links oben auf und verschmilzt mit dem Schwanz, der spitz zuläuft.

Körpersystem:	Verdauungsapparat/endokrines System
Lage:	hinter dem Magen entlang der hinteren Bauchwand
Funktion:	produziert Verdauungsenzyme; sondert Hormone (Glukagon, Insulin) ab, die den Zuckerspiegel im Körper steuern
Bestandteile:	Kopf, Hals, Körper und Schwanz der Bauchspeicheldrüse
Verbundene Regionen:	Zwölffingerdarm

Milz

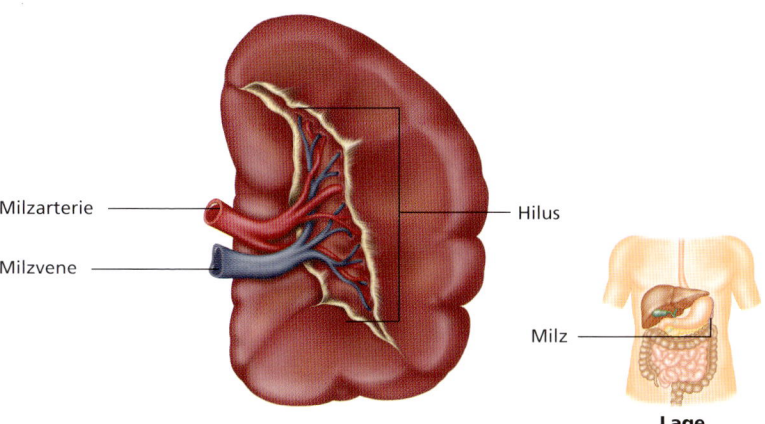

Milzarterie

Milzvene

Hilus

Milz

Lage

Das größte lymphatische Organ, die Milz, liegt unter den unteren Rippen auf der linken Bauchseite. Die Milz filtert Zelltrümmer wie Bakterien und verbrauchte Blutzellen aus dem Blut und produziert weiße Blutkörperchen. Der Hilus (die zentrale Senke) der Milz enthält ihre Blutgefäße (die Milzarterie und -vene) und einige Lymphgefäße. Die Milz hat eine dunkellila Farbe und etwa die Größe einer geballten Faust. Sie wird umgeben und geschützt von einer dünnen Hülle, die aus Bindegewebe besteht und deren Fortsätze nach unten in das weiche Milzgewebe verlaufen, um dadurch Halt zu geben. In dieser Hülle sind Muskelfasern enthalten, die es der Milz erlauben, sich zeitweise zusammenzuziehen, um Blut zurück in den Kreislauf auszustoßen.

Körpersystem:	lymphatisches System
Lage:	unter den unteren Rippen auf der linken Bauchseite
Funktion:	filtert Fremdkörper aus dem Blut, zum Beispiel Bakterien, zerstört verbrauchte Blutkörperchen, produziert Lymphozyten (weiße Blutkörperchen) zur Infektionsabwehr
Bestandteile:	rotes und weißes »Mark«, umgeben von einer fibrösen Hülle
Verbundene Regionen:	restliches lymphatisches System, Blutkreislauf

Harnwege

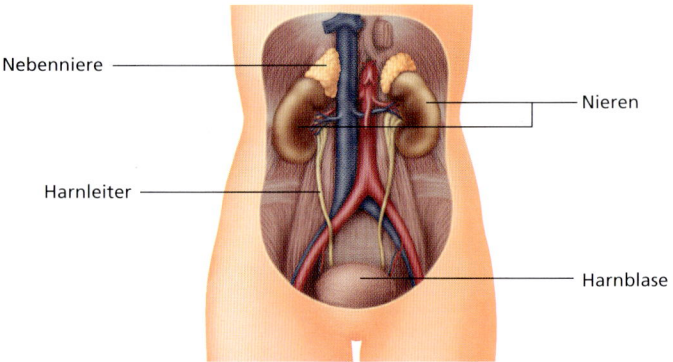

Nebenniere

Nieren

Harnleiter

Harnblase

Die Organe der Harnwege sind zusammen für die Produktion von Urin und seine Ausscheidung aus dem Körper verantwortlich. Die beiden bohnenförmigen Nieren liegen im Bauch, hinter den Gedärmen zur hinteren Bauchwand hin. Sie filtern das Blut, um Abfallstoffe und überschüssige Flüssigkeit zu entfernen, die als Urin ausgeschieden werden. Urin fließt von den Nieren durch den rechten und den linken Harnleiter hinunter, lange, schmale Kanäle, die die Flüssigkeit durch Muskelkontraktionen aktiv zur Blase treiben. Der Urin wird von der Harnblase, einer ballonähnlichen Struktur, die im Becken liegt, in Empfang genommen und gespeichert. Im geeigneten Augenblick zieht sich die Blase zusammen, um ihren Inhalt durch die Harnröhre, einen dünnwandigen, muskulösen Kanal, auszustoßen.

Körpersystem:	Harnwege
Lage:	Bauch und Becken
Funktion:	filtert Blut und entfernt Gifte und überschüssige Flüssigkeit; der daraus resultierende Urin wird vom Körper ausgestoßen.
Bestandteile:	rechte und linke Niere, rechter und linker Harnleiter, Blase, Harnröhre
Verbundene Regionen:	Blutkreislauf

Nebennieren

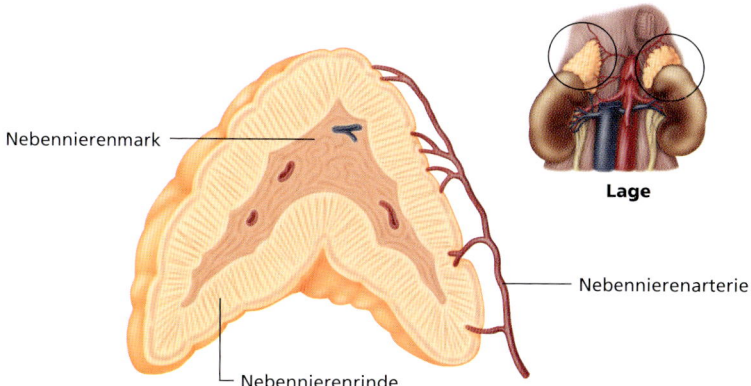

Nebennierenmark

Lage

Nebennierenarterie

Nebennierenrinde

An der Spitze der Nieren liegen die beiden Nebennieren. Obwohl sie nahe den Nieren lokalisiert sind, spielen sie keine Rolle im Harnsystem. Stattdessen handelt es sich um endokrine Drüsen, die für die gesunde Funktionsweise des Körpers wichtige Hormone absondern. Die Nebennieren bestehen aus zwei Teilen, einem zentralen Mark und einer äußeren Region, der Rinde, die beide unterschiedliche Funktionen besitzen. Die gelbe Nebennierenrinde macht den größten Teil der Nebennieren aus. Sie sondert eine große Anzahl von Hormonen ab, die zusammen als Kortikosteroide bekannt sind. Das dunklere Nebennierenmark wird von einem von Blutgefäßen umgebenen »Knoten« aus Nervengewebe gebildet und produziert Adrenalin und Noradrenalin.

Körpersystem:	endokrines System
Lage:	über den Nieren
Funktion:	produzieren Kortikosteroide (wichtig für die Stoffwechselkontrolle, den Flüssigkeitshaushalt und die Reaktion auf Stress), männliche Sexualhormone sowie Adrenalin und Noradrenalin (bereiten den Körper auf eine »Kampf und Flucht«-Reaktion vor)
Bestandteile:	Nebennierenrinde und -mark
Verbundene Regionen:	Nervensystem

Nieren

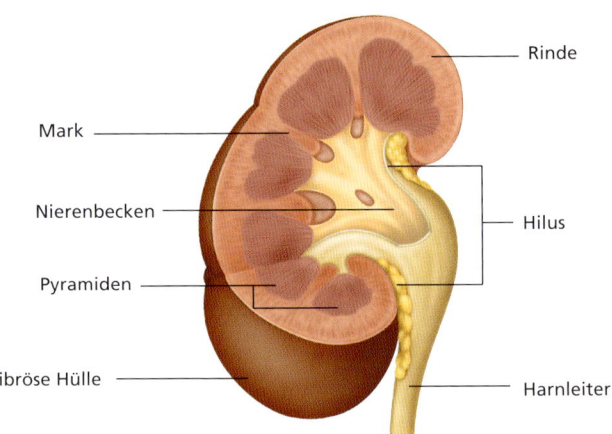

Rinde

Mark

Nierenbecken

Hilus

Pyramiden

fibröse Hülle

Harnleiter

Die beiden Nieren liegen in der Bauchhöhle zur hinteren Wand hin. Jede Niere ist etwa 10 Zentimeter lang, hat eine rotbraune Farbe und die charakteristische Bohnenform. Auf der nach innen schauenden Fläche, liegt die Nierenpforte; hier treten die Blutgefäße ein und verlassen die Niere wieder. Jede Niere ist mit einer robusten, fibrösen Hülle bedeckt und von einer schützenden Schicht Fett umgeben. Der äußere Teil der Niere heißt Nierenrinde und enthält Nephrone (die Arbeitseinheiten der Nieren). Das Nierenmark ist der Zentralbereich und beherbergt die »Pyramiden«, die aus Urin sammelnden Kanälen bestehen. Im Zentrum befindet sich das Nierenbecken, ein trichterähnlicher Bereich, in dem sich der Urin sammelt, bevor er den Harnleiter hinunterfließt.

Körpersystem:	Harnwege
Lage:	zur Rückseite der Bauchhöhle hin in Hüfthöhe
Funktion:	filtern Blut, um überschüssige Flüssigkeit und Gifte zu entfernen
Bestandteile:	Hülle, Rinde, Mark, Pyramiden, Becken, Nephrone
Verbundene Regionen:	Blutkreislauf, Harnleiter, Harnblase

Nephrone

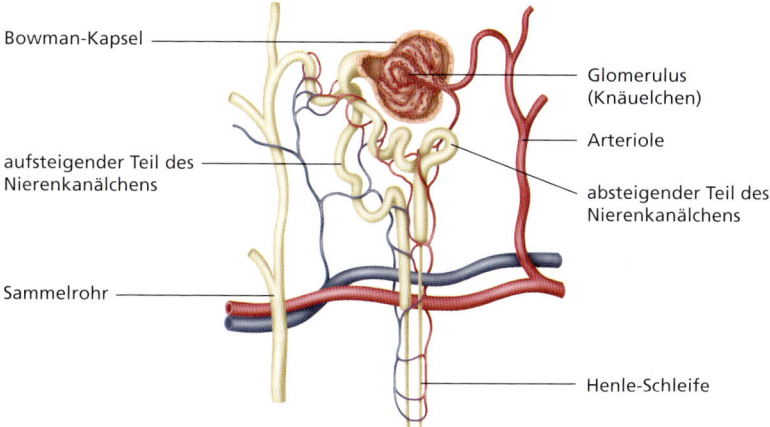

Bowman-Kapsel

Glomerulus
(Knäuelchen)

Arteriole

aufsteigender Teil des
Nierenkanälchens

absteigender Teil des
Nierenkanälchens

Sammelrohr

Henle-Schleife

Die Arbeit jeder Niere wird von über einer Million winziger Filtereinheiten, den Nephronen, ausgeführt. Jedes dieser Nephrone besteht aus einem Nierenkörperchen und einem langen, gewundenen Kanälchen. Das Nierenkörperchen besteht aus einem Büschel winziger Arteriolen (winziger Arterien), dem Glomerulus (Knäuelchen), und der Bowman-Kapsel, die ihn umgibt. Flüssigkeit und gelöste Stoffe im Blut gelangen vom Blut im Glomerulus in das Nierenkanälchen zur Verarbeitung. Das Nierenkanälchen ist ein gewundener Kanal, der wie eine Schleife verläuft (Henle-Schleife). Während die Flüssigkeit und die gelösten Stoffe durch das Kanälchen fließen, wird der größte Teil von ihnen wieder resorbiert. Der verbleibende Rest wird als Urin ausgeschieden.

Körpersystem:	Harnwege
Lage:	in der Niere
Funktion:	filtern arterielles Blut; Flüssigkeit und gelöste Stoffe werden in das Kanälchen geleitet, um entweder ins Blut resorbiert oder als Urin ausgeschieden zu werden
Bestandteile:	Bowman-Kapsel, Glomerulus (Knäuelchen), absteigender und aufsteigender Teil des Nierenkanälchens, Henle-Schleife, Sammelrohr
Verbundene Regionen:	Blutkreislauf, andere Teile der Niere, Harnleiter

Blutversorgung der Nieren

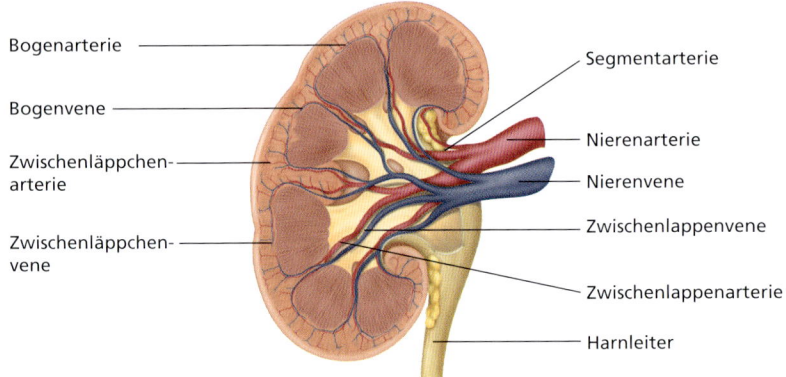

Bogenarterie

Bogenvene

Zwischenläppchen-
arterie

Zwischenläppchen-
vene

Segmentarterie

Nierenarterie

Nierenvene

Zwischenlappenvene

Zwischenlappenarterie

Harnleiter

Jeden Tag verarbeiten die Nieren zusammen etwa 1700 Liter Blut. Sauerstoffreiches Blut wird über die Nierenarterie, die direkt von der Hauptschlagader kommt, zu jeder Niere transportiert. Die Nierenarterie tritt in die Niere ein und teilt sich in Segmentarterien auf, von denen sich jede wiederum in Lappenarterien teilt. Die Zwischenlappenarterien verlaufen zwischen den Nierenpyramiden und verzweigen sich zu den Bogenarterien, die entlang dem Übergang von Rinde und Mark verlaufen. Zahlreiche Zwischenläppchenarterien gehen ins Gewebe der Nierenrinde über, um Blut zu den Nephronen zu transportieren, wo es gefiltert wird. Sauerstoffarmes Blut gelangt in die Zwischenläppchenvenen, die Bogenvenen und schließlich in die Zwischenlappenvenen, bevor es in der Nierenvene gesammelt wird.

Körpersystem:	Herz-Kreislauf-System
Lage:	in der Niere
Funktion:	Arterien versorgen das Nierengewebe mit sauerstoff- und nährstoffreichem Blut; bringen sauerstoffreiches Blut zu den Nephronen zur Filterung; Venen transportieren sauerstoffarmes Blut zurück in den venösen Kreislauf.
Bestandteile:	Nierenarterie und -vene, Segmentarterien, Zwischenlappenarterien etc.
Verbundene Regionen:	Nierengewebe

Harnblase und Harnröhre

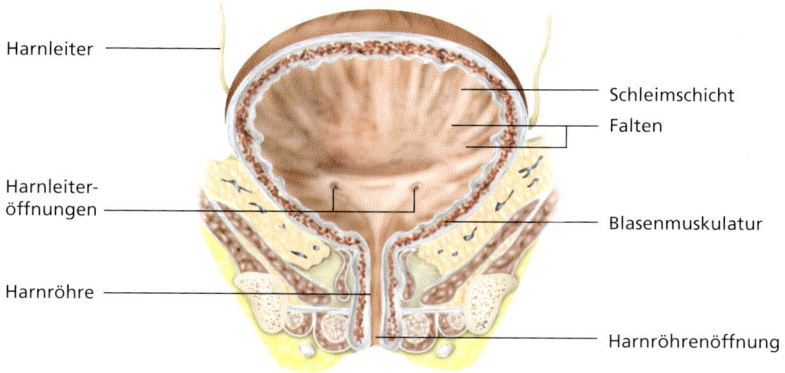

Harnleiter

Schleimschicht

Falten

Harnleiter-
öffnungen

Blasenmuskulatur

Harnröhre

Harnröhrenöffnung

Die Harnblase ist ein pyramidenförmiger Beutel, der direkt hinter dem Schambein liegt und dessen Aufgabe das Speichern von Urin ist. Die Blasenwand besteht aus drei Schichten: Die innerste Schicht aus Schleimhaut liegt in Falten, die es der Harnblase ermöglichen, sich zu weiten, wenn sie sich füllt. Die mittlere Schicht, die Blasenmuskulatur, besteht aus glatten Muskelfasern, die sowohl ringförmig als auch längs verlaufen und es der Harnblase ermöglichen, sich zum entsprechenden Zeitpunkt zusammenzuziehen, um Urin auszuscheiden. Die äußere Oberfläche ist im oberen Teil mit Bauchfell bedeckt, der restliche Teil mit fibrösem Bindegewebe. Wenn erforderlich, läuft Urin aus der Harnblase durch die Harnröhre hinab, einen dünnwandigen, muskulösen Kanal mit einem Schließmuskel am oberen Ende.

Körpersystem:	Harnwege
Lage:	hinter dem Schambein im Becken
Funktion:	speichert Urin, bis er ausgeschieden werden kann; dies geschieht durch Muskelkontraktionen.
Bestandteile:	Schleimhautschicht, Blasenmuskulatur, äußere Schicht aus Bauchfell und fibrösem Bindegewebe (Adventitia)
Verbundene Regionen:	Nieren, Harnleiter, Beckenbodenmuskeln

Anatomische Unterschiede

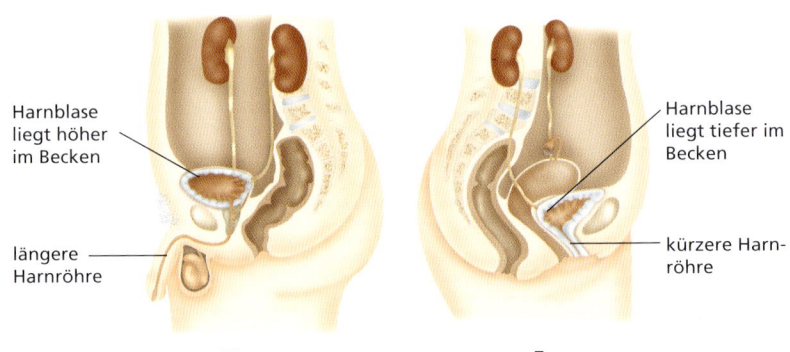

Harnblase liegt höher im Becken

längere Harnröhre

Harnblase liegt tiefer im Becken

kürzere Harnröhre

Mann   **Frau**

Aufgrund der Geschlechtsorgane unterscheiden sich die Lage der Harnblase sowie die Größe, Form und Lage der Harnröhre bei Männern und Frauen. Die weibliche Harnblase liegt tiefer im Becken, vor Scheide und Gebärmutter und hinter dem Schambein, während die männliche Harnblase höher im Becken leicht über dem Schambein liegt. Bei Männern ist die Harnröhre etwa 20 Zentimeter lang (fünf Mal so groß wie bei Frauen) und verläuft durch die Vorsteherdrüse und ganz durch den Penis hinunter, bis sie sich an der äußeren Harnröhrenöffnung öffnet. Bei Frauen ist die Harnröhre viel kürzer – nur drei bis vier Zentimeter lang – und öffnet sich an der Harnröhrenöffnung, die direkt vor der Scheidenöffnung liegt.

Körpersystem:	Harnwege
Lage:	Becken
Funktion:	Harnblase dient als Urinreservoir; die Harnröhre ermöglicht es dem Urin, den Körper durch die äußere Harnröhrenöffnung zu verlassen.
Bestandteile:	Harnblase, Harnröhre, äußere Harnröhrenöffnung
Verbundene Regionen:	Geschlechtsorgane, Schambein

Harnleiter

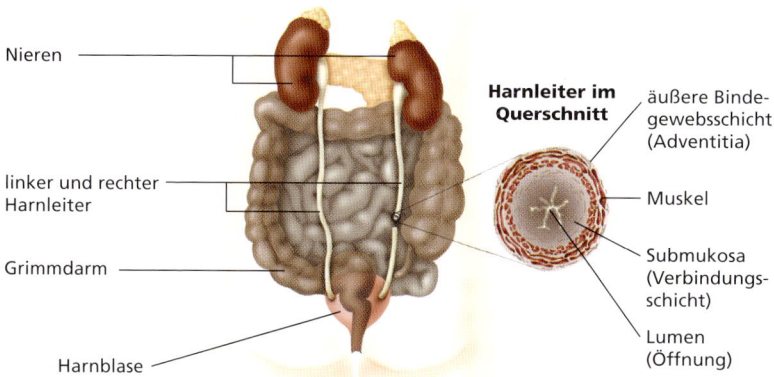

Nieren

linker und rechter Harnleiter

Grimmdarm

Harnblase

Harnleiter im Querschnitt

äußere Bindegewebsschicht (Adventitia)

Muskel

Submukosa (Verbindungsschicht)

Lumen (Öffnung)

Die Harnleiter befördern Urin mittels Peristaltik (Muskelkontraktionen ihrer Wände) zur Harnblase. Jeder Harnleiter hat eine Länge von 25 bis 30 Zentimetern und eine Breite von drei Millimetern. Sie sind Strukturen mit mehreren Schichten – einer schützenden äußeren Bindegewebsschicht (Adventitia), einer Muskelschicht, dem Bindegewebe der Submukosa und einer Urothelschicht (Urothel = spezielle Epithelschicht im Harnleiter). Die Harnleiter beginnen an den Nieren, verlaufen an der hinteren Bauchwand abwärts, überqueren den knöchernen Beckenrand und münden schließlich in die Harnblase, indem sie deren hintere Wand durchstechen. Der erste, trichterförmige Harnleiter-Abschnitt wird als Nierenbecken bezeichnet und liegt im Nierenhilus. Ab hier verengt sich der Harnleiter zu einem schmaleren Schlauch, der zunächst als Bauch- und dann als Beckenharnleiter weiter abwärts verläuft.

Körpersystem:	Harnwege
Lage:	entspringen im Nierenhilus und verlaufen durch den Bauch abwärts zur Blase
Funktion:	transportieren Urin von den Nieren zur Harnblase
Bestandteile:	äußere schützende Bindegewebsschicht (Adventitia), ringförmige und längliche Muskelschichten, Submukosa (Verbindungsschicht), Urothelschicht
Verbundene Regionen:	Nieren, Harnblase

Beckenknochen

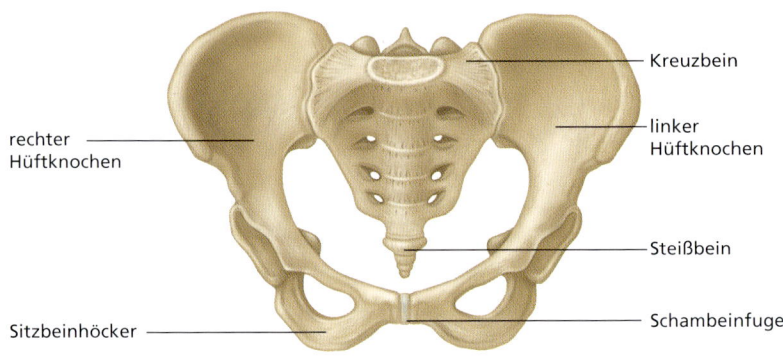

Kreuzbein

linker
Hüftknochen

rechter
Hüftknochen

Steißbein

Schambeinfuge

Sitzbeinhöcker

weibliches Becken

Die Beckenknochen bilden eine schalenähnliche Struktur, die die Wirbelsäule mit den unteren Gliedmaßen verbindet und den Inhalt des Beckens inklusive Harnblase und Geschlechtsorgane schützt. Viele starke Muskeln sind mit diesen Knochen verbunden, wodurch das Gewicht des Körpers mit großer Stabilität auf die Beine verlagert wird. Zu den Beckenknochen gehören die Hüftknochen, das Kreuzbein und das Steißbein. Die Hüftknochen treffen sich vorn an der Schambeinfuge und sind hinten am Kreuzbein verbunden. Vom Kreuzbein abwärts auf der Rückseite des Beckens erstreckt sich das Steißbein. Männliche und weibliche Becken unterscheiden sich in ihrer Struktur, hauptsächlich aufgrund der Anforderungen einer Geburt, aber auch, weil Männer normalerweise schwerer als Frauen sind.

Körpersystem:	Bewegungsapparat
Lage:	am Übergang von der Wirbelsäulenbasis zu den unteren Gliedmaßen; umschließen die Beckenorgane
Funktion:	schützen die Beckenorgane; ermöglichen eine stabile Verlagerung des Gewichts auf die Beine; dienen als Ansatzstelle für wichtige Muskeln
Bestandteile:	rechter und linker Hüftknochen, Kreuzbein, Steißbein
Verbundene Regionen:	Wirbelsäule, Knochen der unteren Gliedmaße, Beckenorgane

Beckenbänder

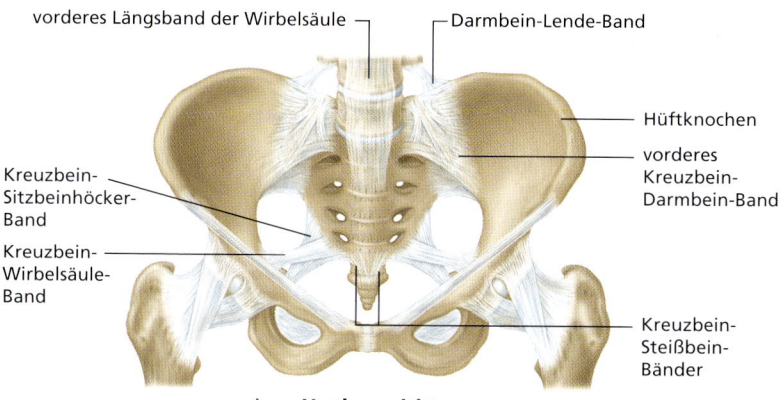

vorderes Längsband der Wirbelsäule — Darmbein-Lende-Band

Hüftknochen

vorderes Kreuzbein-Darmbein-Band

Kreuzbein-Sitzbeinhöcker-Band

Kreuzbein-Wirbelsäule-Band

Kreuzbein-Steißbein-Bänder

Vorderansicht

Das Becken muss eine kräftige Bauweise haben, damit es seine Aufgaben, Gewicht auf die Beine zu verlagern und den Bauchinhalt zu schützen, erfüllen kann. Die Gesamtstabilität der Beckenknochen – Hüftknochen, Kreuz- und Steißbein – wird von einer Reihe von robusten Bändern (die Beckenbänder gehören zu den stärksten Bändern im Körper) unterstützt, die die Gelenke zwischen den Knochen verbinden. Diese Bänder sind im Allgemeinen nach den beiden Knochenregionen, die sie jeweils verbinden, benannt. So zum Beispiel verbindet das Kreuzbein-Darmbein-Band das Kreuzbein mit dem Darmbein des Hüftknochens. Die Schambeinfuge ist das Gelenk zwischen den zwei Schambeinen, das fast keine Bewegung zulässt. Es wird durch das obere und das untere Schambeinband an seinem Platz gehalten.

Körpersystem:	Bewegungsapparat
Lage:	zwischen den Beckenknochen und den umgebenden Strukturen
Funktion:	stellen Stabilität zwischen den Beckenknochen her
Bestandteile:	Darmbein-Lende-Band, Kreuzbein-Wirbelsäule-Band, vorderes Kreuzbein-Darmbein-Band, Kreuzbein-Steißbein-Band, Kreuzbein-Sitzbeinhöcker-Bänder, vorderes Längsband der Wirbelsäule
Verbundene Regionen:	Knochen und Gelenke von Wirbelsäule und Becken

Hüftknochen

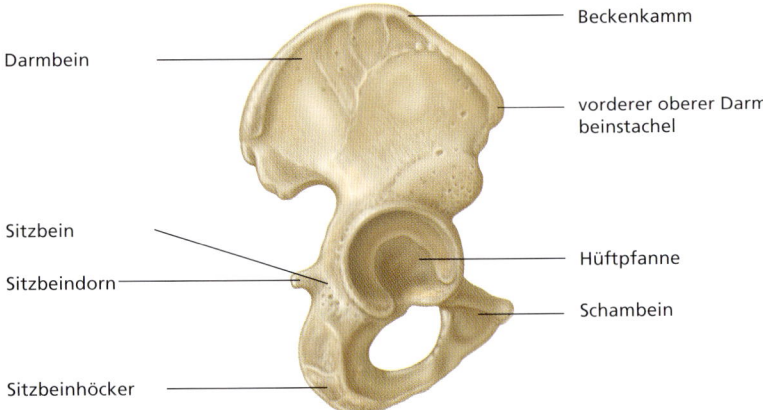

Beckenkamm

Darmbein

vorderer oberer Darmbeinstachel

Sitzbein

Hüftpfanne

Sitzbeindorn

Schambein

Sitzbeinhöcker

Die beiden kräftigen Hüftknochen bilden den größeren Teil des Beckens. Sie sind an der Vorderseite miteinander und an der Rückseite mit dem Kreuzbein verbunden. Der Hüftknochen wird durch die Verschmelzung von drei verschiedenen Knochen gebildet: dem Darmbein, dem Sitzbein und dem Schambein. Bei Kindern sind diese Knochen nur durch Knorpel miteinander verbunden, aber bis zur Pubertät sind sie zu einem einzigen Hüftknochen verschmolzen. Der obere Rand des Hüftknochens wird vom sich verbreiternden Beckenkamm gebildet. Weiter unten befindet sich der Sitzbeinhöcker, ein großer Vorsprung des Sitzbeins, der das Körpergewicht beim Sitzen trägt. Die Hüftgelenkpfanne ist eine tassenartige Gelenkpfanne, in der der Kopf des Oberschenkelknochens liegt und die mit diesem das Hüftgelenk bildet.

Körpersystem:	Bewegungsapparat
Lage:	Becken
Funktion:	überträgt Kräfte zwischen den Beinen und der Wirbelsäule und sorgt für Stabilität; hilft dabei, die Beckenorgane zu schützen
Bestandteile:	Darmbein, Sitzbein, Schambein
Verbundene Regionen:	Kreuzbein, Oberschenkelknochen, Muskeln und Bänder

Beckenbodenmuskeln

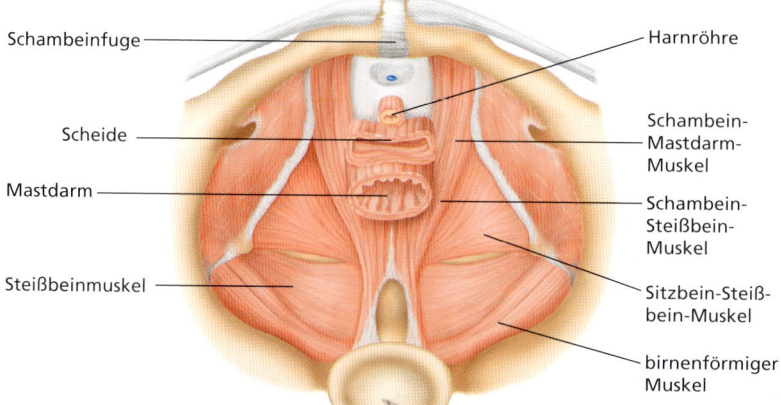

Schambeinfuge

Scheide

Mastdarm

Steißbeinmuskel

Harnröhre

Schambein-
Mastdarm-
Muskel

Schambein-
Steißbein-
Muskel

Sitzbein-Steiß-
bein-Muskel

birnenförmiger
Muskel

Die Beckenbodenmuskeln (auch bekannt als muskulärer Beckenboden) spielen eine wichtige Rolle beim Stützen der Bauch- und Beckenorgane. Bei einer Schwangerschaft helfen diese Muskeln dabei, das wachsende Gewicht der Gebärmutter zu tragen, und während der Geburt stützen sie den Kopf des Kindes, wenn sich der Gebärmutterhals weitet. Die Beckenbodenmuskeln sind mit dem Inneren des Knochenrings verbunden, der das Beckenskelett bildet, und fallen in Trichterform nach unten ab. Der Afterheber ist der größte Muskel des Beckenbodens. Er besteht aus einer weiten, dünnen Muskelplatte, die sich aus drei Teilen zusammensetzt: dem Schambein-Steißbein-Muskel, dem Schambein-Mastdarm-Muskel und dem Sitzbein-Steißbein-Muskel. Ein zweiter Muskel, der Steißbeinmuskel, liegt hinter dem Afterheber.

Körpersystem:	Bewegungsapparat
Lage:	bilden einen muskulären Boden an der Beckenbasis
Funktion:	stützen Bauch- und Beckenorgane; stützen die wachsende Gebärmutter während einer Schwangerschaft; helfen bei der Kontrolle der Darm- und Blasenentleerung
Bestandteile:	Schambein-Steißbein-Muskel, Schambein-Mastdarm-Muskel, Sitzbein-Steißbein-Muskel, Steißbeinmuskel
Verbundene Regionen:	Becken- und Bauchorgane, Beckenknochen und -bänder

Beckenbodenöffnungen

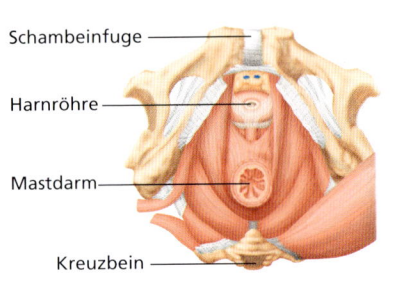

Schambeinfuge

Harnröhre

Mastdarm

Kreuzbein

männlicher Beckenboden von oben

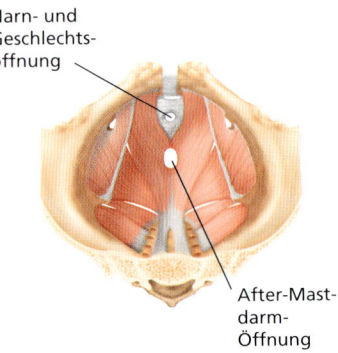

Harn- und Geschlechts- öffnung

After-Mast- darm- Öffnung

männlicher Beckenboden von unten

Der Beckenboden ähnelt dem Zwerchfell im Brustkorb dahingehend, dass er eine fast durchgehende Muskelplatte bildet. Dennoch besitzt er zwei Öffnungen, die es wichtigen Strukturen ermöglichen, ihn zu durchqueren: die After-Mastdarm-Öffnung sowie die Harn- und Geschlechtsöffnung. Die After-Mastdarm-Öffnung erlaubt den Durchgang des Mastdarms und des Analkanals vom Becken bis zum After unterhalb der Beckenbodenmuskeln. Die U-förmigen Fasern des Schambein-Mastdarm-Muskels bilden den hinteren Rand dieser Öffnung. Vor der After-Mastdarm-Öffnung liegt die Harn- und Geschlechtsöffnung, durch die die Harnröhre (transportiert Urin von der Harnblase aus dem Körper) verläuft. Bei Frauen passiert auch die Scheide den muskulären Beckenboden innerhalb der Harn- und Geschlechtsöffnung (Urogenitalöffnung).

Körpersystem:	Bewegungsapparat
Lage:	bilden einen muskulären Boden an der Beckenbasis
Funktion:	ermöglichen es Mastdarm, Analkanal, Harnröhre und Scheide, den muskulären Beckenboden zu passieren
Bestandteile:	After-Mastdarm-Öffnung, Harn- und Geschlechtsöffnung
Verbundene Regionen:	Beckenbodenmuskeln

Männliches Fortpflanzungssystem

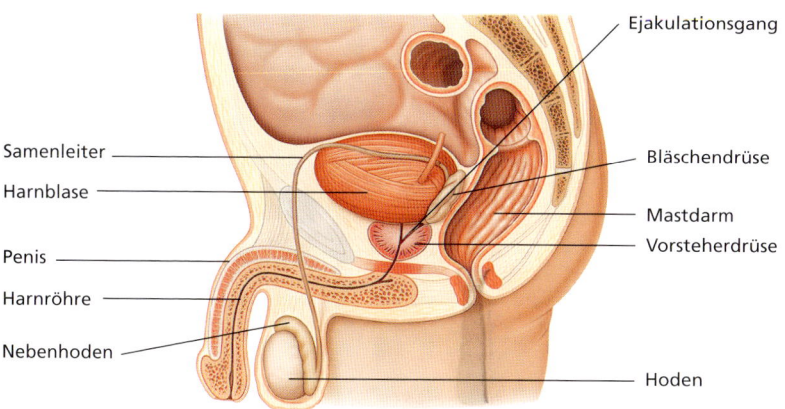

Ejakulationsgang

Samenleiter

Harnblase

Penis

Harnröhre

Nebenhoden

Bläschendrüse

Mastdarm

Vorsteherdrüse

Hoden

Die Strukturen, aus denen der männliche Fortpflanzungstrakt besteht, sind für die Produktion von Spermien und Samenflüssigkeit sowie deren Austritt aus dem Körper verantwortlich. Im Gegensatz zu anderen Organen dauert es bis zur Pubertät, bis sie voll funktionsfähig sind. Die beiden Hoden liegen im Hodensack außerhalb des Körpers; sie sind für die Herstellung von Spermien zuständig, die anschließend durch ein komplexes Netzwerk aus Röhren und Kanälen wandern. Der gewundene Nebenhoden empfängt die Spermien vom Hoden, anschließend gelangen sie zum Samenleiter, einem langen, muskulösen Schlauch, der durch zwei Drüsen, die Bläschendrüse und die Vorsteherdrüse, verläuft. Beide fügen den Spermien Flüssigkeit zu. Wenn die Harnröhre die Vorsteherdrüse verlässt, wird sie zum zentralen Kern des Penis.

Körpersystem:	Fortpflanzungssystem
Lage:	äußere Genitalien und im Becken
Funktion:	stellen Spermien, Samenflüssigkeit und enzymreiche Sekrete her, ermöglichen den Kontakt zwischen Spermien und der weiblichen Eizelle
Bestandteile:	Hoden, Hodensack, Nebenhoden, Penis, Vorsteherdrüse
Verbundene Regionen:	Harnorgane

Männliche äußere Genitalien

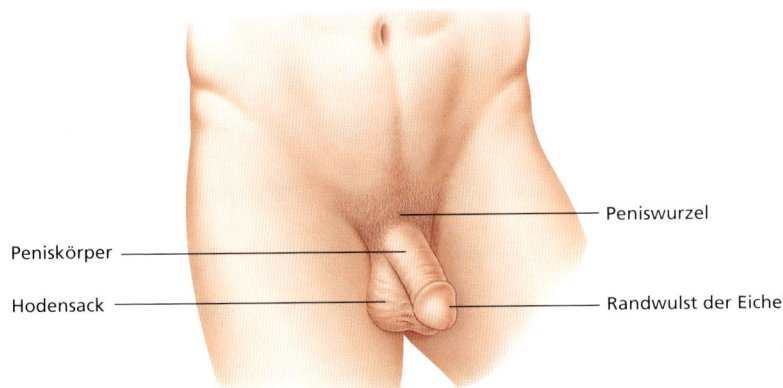

Peniswurzel

Peniskörper

Hodensack

Randwulst der Eichel

Die äußeren Genitalien sind der Bereich der Fortpflanzungsorgane, die in der Schamregion sichtbar sind und bei einem Mann den Hodensack und Penis umfassen. Der Hodensack ist ein lockerer Beutel aus Haut und Bindegewebe, der die beiden Hoden umschließt. Es gibt eine Scheidewand in der Mitte des Hodensacks, die die beiden Hoden voneinander trennt. Obwohl es ungewöhnlich erscheint, dass die Hoden sich an einer so verletzlichen Stelle außerhalb des Schutzes der Körperhöhle befinden, bedarf es einer niedrigen Temperatur für die Spermaproduktion. Der Penis besteht hauptsächlich aus erektilem Gewebe, das sich bei sexueller Erregung mit Blut füllt und anschwillt. Die Harnröhre, durch die Urin und Sperma fließen, verläuft durch das Zentrum des Penis.

Körpersystem:	Fortpflanzungsorgane
Lage:	Schambereich
Funktion:	Der Hodensack hält die Hoden kühl, um die Spermaproduktion zu ermöglichen; der Penis sorgt dafür, dass Urin und Sperma den Körper verlassen können; er ermöglicht den Geschlechtsverkehr.
Bestandteile:	Hodensack, Penis
Verbundene Regionen:	Harnorgane

Vorsteherdrüse

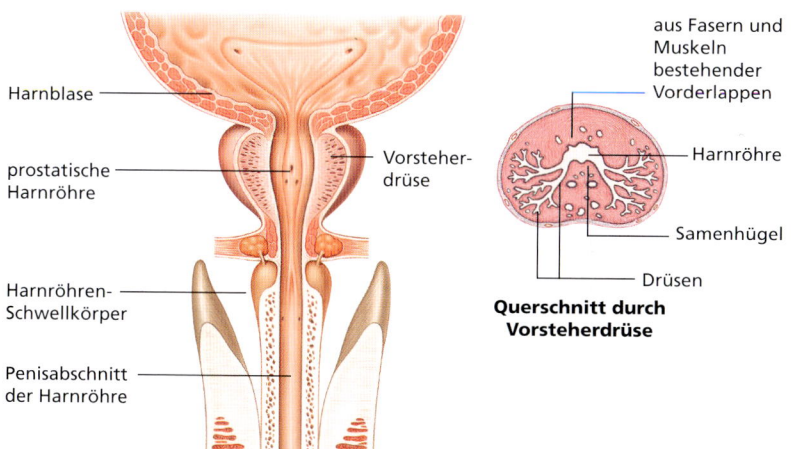

Harnblase

prostatische
Harnröhre

Harnröhren-
Schwellkörper

Penisabschnitt
der Harnröhre

Vorsteher-
drüse

aus Fasern und
Muskeln
bestehender
Vorderlappen

Harnröhre

Samenhügel

Drüsen

**Querschnitt durch
Vorsteherdrüse**

Mit der ungefähren Größe einer großen Walnuss und umgeben von einer robusten fibrösen Kapsel, liegt die Vorsteherdrüse oder Prostata direkt unter der Harnblase und umschließt den oberen Teil der Harnröhre. Die Drüse ist eng mit der Basis der Harnblase verbunden, wobei ihre abgerundete Vorderfläche direkt hinter dem Schambein liegt. Die Vorsteherdrüse bildet einen wichtigen Teil der männlichen Fortpflanzungsorgane, da sie eine enzymreiche Flüssigkeit produziert, die dabei hilft, Spermien zu aktivieren, und die bis zu einem Drittel der gesamten Samenflüssigkeit bildet. Die Flüssigkeit wird von Zellen in der Vorsteherdrüse abgesondert und durch Spritzgänge geleitet, die auf einer vorgewölbten Kante, dem Samenhügel, in die Harnröhre münden (dieser Teil der Harnröhre wird prostatische Harnröhre genannt).

Körpersystem:	Fortpflanzungsorgane
Lage:	an der Basis der Harnblase um die Harnröhre herum
Funktion:	stellt enzymreiche Flüssigkeit zur Verfügung, die einen großen Teil der Samenflüssigkeit ausmacht und bei der Spermienaktivierung hilft
Bestandteile:	fibröse Kapsel, Drüsengewebe, aus Fasern und Muskeln bestehendes Gewebe, Kanäle
Verbundene Regionen:	Harnröhre, Harnblase

Bläschendrüsen

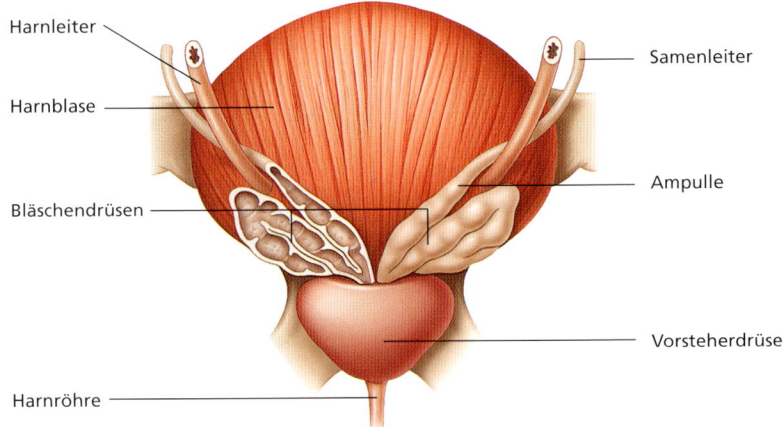

Harnleiter

Harnblase

Bläschendrüsen

Harnröhre

Samenleiter

Ampulle

Vorsteherdrüse

Die beiden Bläschendrüsen sind Nebendrüsen der männlichen Fortpflanzungs-organe und produzieren eine dicke, zuckerhaltige, alkalische Flüssigkeit, die den Hauptteil der Samenflüssigkeit bildet. Jede Bläschendrüse hat eine längliche Struktur, deren Größe und Form mit dem kleinen Finger vergleichbar sind, und liegt hinter der Harnblase und vor dem Mastdarm. Zusammen bilden die beiden Drüsen die Form eines V. Im Inneren der Drüsen befinden sich gewundene Sekretionsröhrchen mit einer muskulären Beschichtung, die sowohl aus ringförmigen als auch aus länglichen Fasern besteht. Die Absonderungen verlassen die Drüse im Ausführungsgang der Bläschendrüse, der normalerweise die Hülle der Vorsteherdrüse durchbohrt, bevor er sich mit dem Samenleiter zum Spritzgang verbindet. Im hohen Alter schrumpfen die Bläschendrüsen so zusammen, dass sie kaum noch zu erkennen sind.

Körpersystem:	Fortpflanzungsorgane
Lage:	hinter der Harnblase und vor dem Mastdarm
Funktion:	produzieren den größten Teil der Samenflüssigkeit und bilden einen alkalischen Puffer gegen die Säure der Scheidensekrete
Bestandteile:	glatte Muskelschicht, Sekretionsröhrchen, Ausführungsgänge
Verbundene Regionen:	Vorsteherdrüse, Harnröhre

Hoden und Nebenhoden

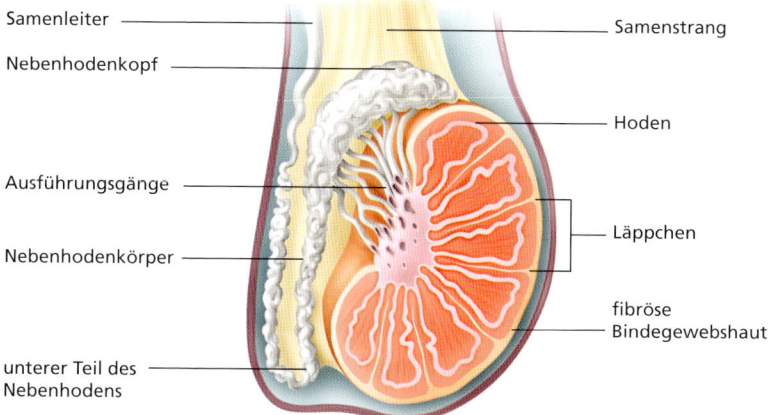

Samenleiter

Nebenhodenkopf

Ausführungsgänge

Nebenhodenkörper

unterer Teil des Nebenhodens

Samenstrang

Hoden

Läppchen

fibröse Bindegewebshaut

Die Hoden sind feste, bewegliche, ovale Strukturen, die von einer robusten schützenden Hülle umschlossen sind und am Samenstrang innerhalb des Hodensacks hängen. Jeder Hoden besteht aus Läppchen, die mehrere stark gewundene Hodenkanälchen, den Ort der Spermienproduktion, enthalten. Im Bindegewebe um diese Läppchen herum liegen die Leydig-Zellen, die männliche Hormone produzieren. Ausführungsgänge transportieren die Spermien zum Nebenhoden, einem stark gewundenen Schlauch mit einer Länge von zirka sechs Metern, der mit dem oberen Teil des Hodens eng verbunden ist. Der Nebenhoden ist der Ort, an dem die Spermien bis zur Reifung gespeichert werden. Spermien verlassen den Hoden durch den Samenleiter, der sich vom unteren Ende des Nebenhodens erstreckt.

Körpersystem:	Fortpflanzungsorgane
Lage:	aufgehängt im Hodensack
Funktion:	produzieren und speichern Spermien, produzieren männliche Hormone
Bestandteile:	Hodensack, Hoden, Ausführungsgänge, Nebenhoden, Samenleiter
Verbundene Regionen:	Harnorgane

Hodensack

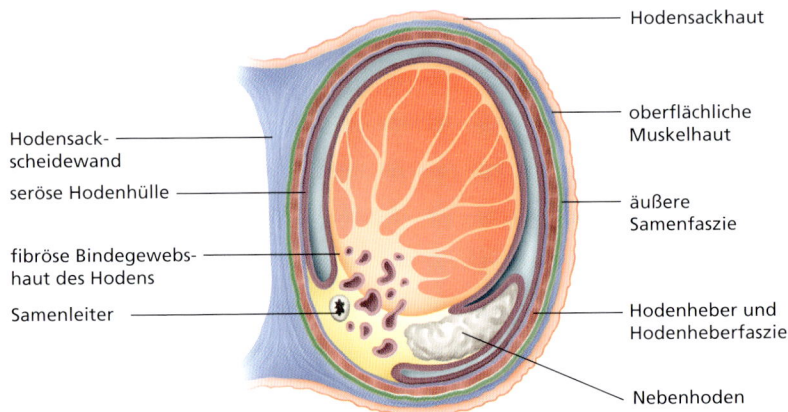

Hodensackhaut

oberflächliche Muskelhaut

Hodensack-scheidewand

seröse Hodenhülle

äußere Samenfaszie

fibröse Bindegewebs-haut des Hodens

Samenleiter

Hodenheber und Hodenheberfaszie

Nebenhoden

Normale Spermien können nur produziert werden, wenn die Temperatur zirka drei Grad niedriger als die innere Körpertemperatur ist. Muskelfasern im Samenstrang und in den Hodensackwänden helfen bei der Regulierung der Hodensacktemperatur, indem sie die Hoden nach oben zum Körper hin heben, wenn es kalt ist, und vom Körper weghalten, wenn es warm ist. Die Hodensackwände bestehen aus zahlreichen Schichten, die von runzliger und pigmentierter Haut umgeben sind. Hierzu gehören die Muskelhaut des Hodensacks, eine Bindegewebsschicht, die glatte Muskelfasern enthält, und drei Faszieschichten, die von den Muskelschichten der Bauchwand stammen. Die seröse Hodenhülle ist ein geschlossener Hautbeutel, der eine kleine Menge an Flüssigkeit enthält, die als Gleitmittel für die Hodenbewegungen dient.

Körpersystem:	Fortpflanzungsorgane
Lage:	an der Beckenbasis, hinter und unter dem Penis
Funktion:	hält die geeignete Temperatur für die Spermienproduktion aufrecht
Bestandteile:	Haut, Muskeln, Bindegewebe, Membran
Verbundene Regionen:	Hoden, Penis

Blutversorgung der Hoden

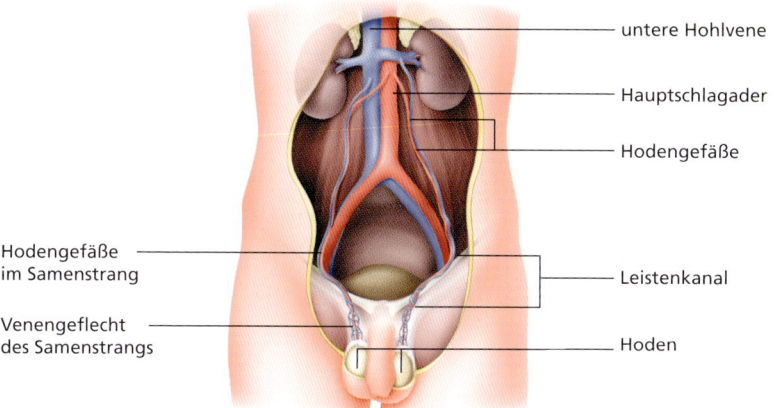

untere Hohlvene

Hauptschlagader

Hodengefäße

Hodengefäße
im Samenstrang

Leistenkanal

Venengeflecht
des Samenstrangs

Hoden

Während des Embryonalstadiums entwickeln sich die Hoden innerhalb des Bauchraums. Erst nach der Geburt steigen sie in ihre endgültige Lage innerhalb des Hodensacks hinab, weshalb die Blutversorgung der Hoden von der Bauchhauptschlagader kommt. Die beiden langen Hodenarterien verlaufen an der hinteren Bauchwand abwärts, bis sie in den Leistenkanal eintreten. Als Teil des Samenstrangs münden sie in den Hodensack, wo sie die Hoden versorgen. Sie bilden auch Verbindungen mit den Arterien zum Samenleiter. Hodenvenen entspringen den Hoden und Nebenhoden; anstelle einer einzigen Vene gibt es ein Venennetzwerk, das Venengeflecht des Samenstrangs, das als Hitzeaustauschmechanismus dient, indem es arterielles Blut abkühlt, bevor es die Hoden erreicht.

Körpersystem:	Herz-Kreislauf-System
Lage:	erstreckt sich von der Bauchhauptschlagader bis zum Hodensack hinunter
Funktion:	versorgt das Hodengewebe mit sauerstoff- und nährstoffreichem Blut und bringt sauerstoffarmes Blut zurück zum Herzen
Bestandteile:	Hodenarterie, Hodenvene, Venengeflecht des Samenstrangs
Verbundene Regionen:	Hauptschlagader, untere Hohlvene

Penis

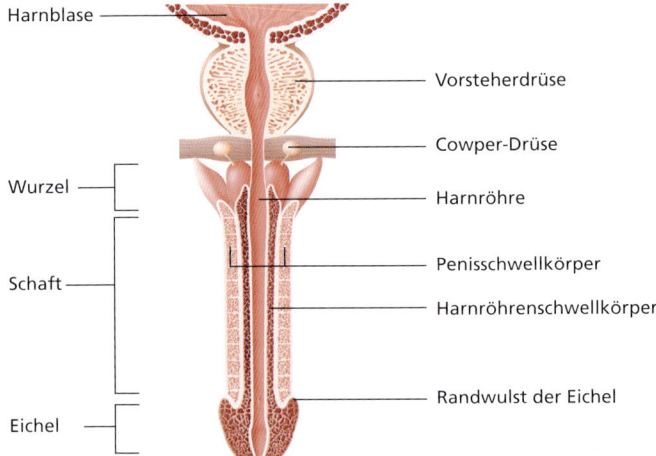

Harnblase

Vorsteherdrüse

Cowper-Drüse

Wurzel

Harnröhre

Penisschwellkörper

Schaft

Harnröhrenschwellkörper

Randwulst der Eichel

Eichel

Der Penis besteht hauptsächlich aus drei Säulen schwammartigen erektilen Gewebes, den beiden Penisschwellkörpern und dem Harnröhrenschwellkörper. Diese können sich mit Blut füllen und anschwellen, wodurch eine Erektion verursacht und der Geschlechtsverkehr ermöglicht wird. Der Penis kann in drei Hauptabschnitte aufgeteilt werden: die Wurzel, die aus den verbreiterten Basen der erektilen Gewebssäulen, überdeckt von Muskelfasern, besteht; den Schaft, den Hauptteil des Penis, der aus erektilem Gewebe sowie Bindegewebe, Blut- und Lymphgefäßen besteht; und die Eichel, an deren Spitze sich die Harnröhrenöffnung, der Ausgang für Sperma und Urin, befindet. Der ganze Penis ist mit Haut bedeckt, die sich über der Eichel als doppelte Haut (Vorhaut) ausdehnt.

Körpersystem:	Fortpflanzungssystem
Lage:	an der Basis des Schambeins
Funktion:	ermöglicht Geschlechtsverkehr, sodass Sperma in die Scheide der Frau gelangen kann; ermöglicht Blasenentleerung
Bestandteile:	Wurzel, Schaft, Eichel, Penisschwellkörper, Harnröhrenschwellkörper
Verbundene Regionen:	Hodensack und Hoden

Querschnitt durch den Penis

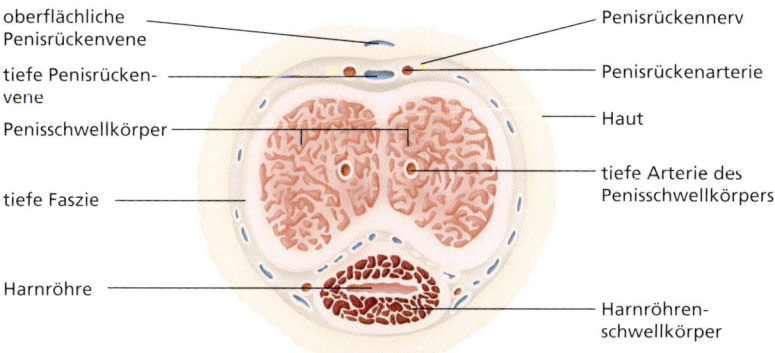

oberflächliche Penisrückenvene

tiefe Penisrücken-vene

Penisschwellkörper

tiefe Faszie

Harnröhre

Penisrückennerv

Penisrückenarterie

Haut

tiefe Arterie des Penisschwellkörpers

Harnröhren-schwellkörper

In einem Querschnitt durch den Schaft des Penis können die Beziehungen zwischen erektilem Gewebe, Blutgefäßen und Faszie besser dargestellt werden. Der Hauptteil besteht aus drei Ansammlungen erektilen Gewebes, dem kleineren Harnröhrenschwellkörper und den beiden größeren Penisschwellkörpern. Der Harnröhrenschwellkörper enthält die Harnröhre, den Kanal, der Urin von der Harnblase und Sperma von den Hoden transportiert. Jeder Penisschwellkörper trägt eine tiefe Zentralarterie, die das Blut liefert, das für eine Erektion benötigt wird. Eine Bindegewebshülle, die tiefe Faszie, umschließt das erektile Gewebe und die tiefen Penisrückenarterien, -venen und -nerven. Außerhalb der tiefen Faszie befindet sich eine Schicht losen Bindegewebes, das die oberflächlichen Venen enthält.

Körpersystem:	Fortpflanzungssystem
Lage:	an der Basis des Schambeins
Funktion:	ermöglicht Geschlechtsverkehr, sodass Sperma in die Scheide der Frau gelangen kann; ermöglicht Blasenentleerung
Bestandteile:	Penisschwellkörper, Harnröhrenschwellkörper, Penisrücken-arterien, -venen und -nerven, Bindegewebe, Haut, Harnröhre
Verbundene Regionen:	Hodensack und Hoden

Oberflächliche Damm-Muskeln

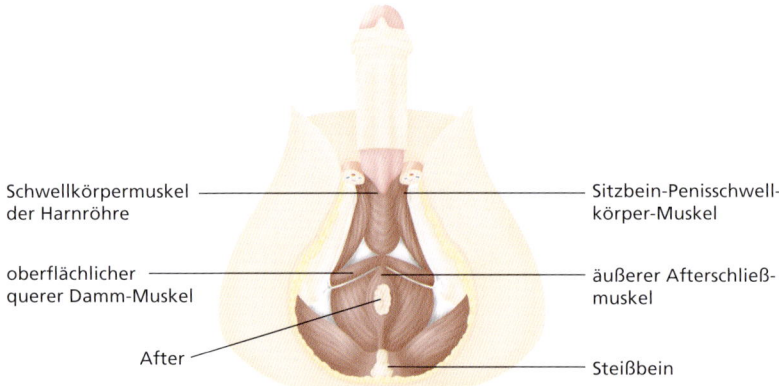

Schwellkörpermuskel der Harnröhre

Sitzbein-Penisschwell-körper-Muskel

oberflächlicher querer Damm-Muskel

äußerer Afterschließmuskel

After

Steißbein

Drei Muskeln sind mit dem Penis verbunden, obwohl ihre Fasern eher auf die Wurzel und Strukturen um den Penis herum, statt auf den Schaft oder die Eichel, beschränkt sind. Diese Muskeln sind zusammen als oberflächliche Damm-Muskeln bekannt, da sie im Damm liegen, dem Bereich um den After und die äußeren Genitalien herum. Der Schwellkörpermuskel der Harnröhre, der die Peniswurzel einkreist, dient dazu, die Basis des Harnröhrenschwellkörpers zusammenzupressen, damit die Harnröhre ihren Inhalt ausstoßen kann. Kontraktionen der Sitzbein-Penisschwellkörper-Muskeln an der Basis der Penisschwellkörper und der schmalen oberflächlichen queren Damm-Muskeln, die direkt unter der Haut vor dem After liegen, unterstützen die Aufrechterhaltung der Peniserektion.

Körpersystem:	Bewegungsapparat
Lage:	im Damm, der Bereich um After und äußere Genitalien herum
Funktion:	helfen bei der Aufrechterhaltung der Peniserektion und beim Ausstoßen des Harnröhreninhalts
Bestandteile:	Schwellkörpermuskel der Harnröhre, Sitzbein-Penisschwellkörper-Muskel, querer Damm-Muskel
Verbundene Regionen:	Beckenbodenmuskeln, Beckenknochen

Blutversorgung des Penis

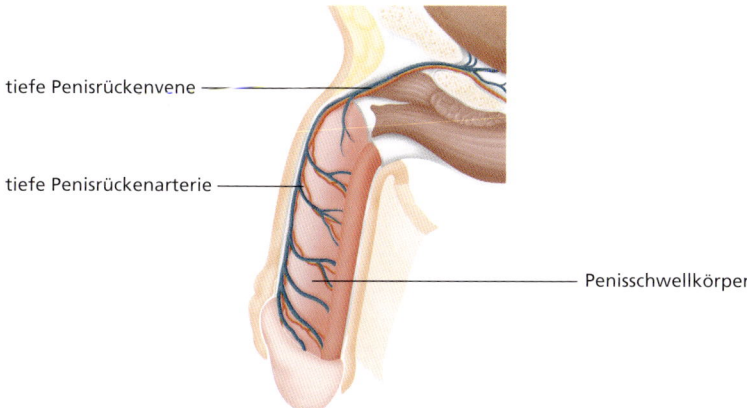

tiefe Penisrückenvene

tiefe Penisrückenarterie

Penisschwellkörper

Die arterielle Blutversorgung des Penis hat zwei Funktionen. Wie bei jedem Organ soll sie das Penisgewebe mit sauerstoffreichem Blut versorgen. Außerdem muss sie eine zusätzliche Versorgung bieten, damit das erektile Gewebe anschwellen kann. Alle Arterien, die den Penis versorgen, stammen von den inneren Schamarterien des Beckens. Die Penisrückenarterien liegen auf beiden Seiten der tiefen Penisrückenvene und versorgen Bindegewebe und Haut. Die tiefen Penisarterien verlaufen innerhalb der Penisschwellkörper, um das Gewebe dort zu versorgen und es während einer Erektion zu überfluten. Die tiefe Penisrückenvene erhält Blut von den Hohlräumen der Penisschwellkörper, während Blut vom darüber liegenden Bindegewebe und der darüber liegenden Haut von den oberflächlichen Penisrückenvenen abgeleitet wird.

Körpersystem:	Herz-Kreislauf-System
Lage:	innerhalb des Penis
Funktion:	versorgt das Penisgewebe mit sauerstoff- und nährstoff-reichem Blut und bringt sauerstoffarmes Blut zum Herzen zurück; überflutet das Schwellgewebe im Penis, um eine Erektion herbeizuführen
Bestandteile:	tiefe und oberflächliche Penisrückenarterien und -venen
Verbundene Regionen:	innere Schamarterien und -venen

Weibliches Fortpflanzungssystem

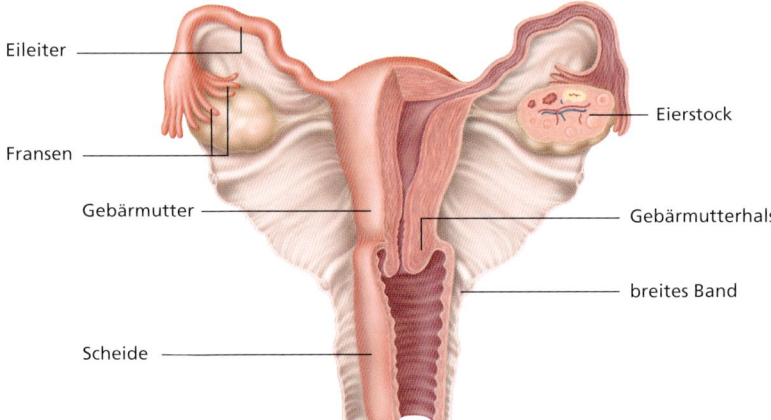

Eileiter

Fransen

Gebärmutter

Scheide

Eierstock

Gebärmutterhals

breites Band

Die weiblichen Fortpflanzungsorgane bestehen aus den inneren Genitalien – Eierstöcken, Eileitern, Gebärmutter, Gebärmutterhals und Scheide – und den externen Genitalien oder Vulva. Die mandelförmigen Eierstöcke liegen an Bändern hängend auf beiden Seiten der Gebärmutter. Sie speichern die weiblichen Eier und setzen einmal im Monat ein Ei in den Eileiter frei, der die Eierstöcke mit der Gebärmutter verbindet. Die Gebärmutter ist ein muskulöses, birnenförmiges, hohles Organ, dessen Funktion darin besteht, den wachsenden Fötus zu nähren und zu schützen. Zwischen Gebärmutter und Scheide befindet sich der Gebärmutterhals, der über einen schmalen zentralen Kanal verfügt. Die obere Fläche der Gebärmutter und der Eierstöcke ist mit einem »Zelt« aus Bauchfell (der Deckschicht der Bauchhöhle) bedeckt, das hilft, die Gebärmutter in Position zu halten.

Körpersystem:	Fortpflanzungssystem
Lage:	innerhalb des Beckens
Funktion:	speichert Eier und setzt sie frei für die Befruchtung; nährt und schützt den wachsenden Fötus; ermöglicht die Geburt; produziert Hormone
Bestandteile:	Eierstöcke, Eileiter, Gebärmutter, Gebärmutterhals, Scheide, äußere Genitalien
Verbundene Regionen:	Becken, Harnblase

Lage im Becken

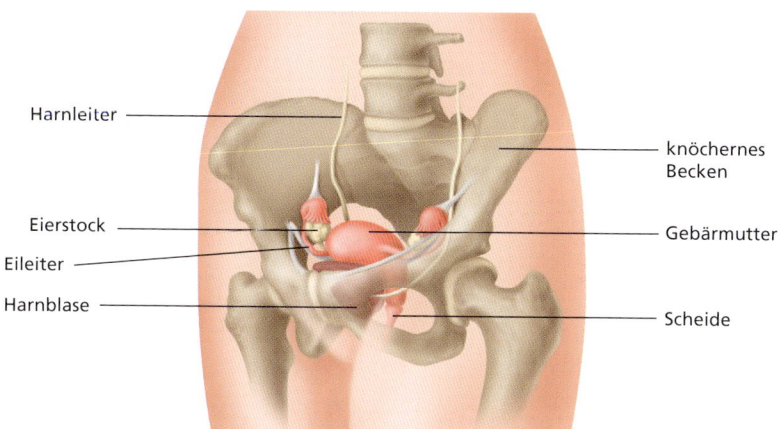

Harnleiter

knöchernes Becken

Eierstock

Gebärmutter

Eileiter

Harnblase

Scheide

Bei erwachsenen Frauen liegen die inneren Genitalien (die abgesehen von den Eierstöcken eine röhrenförmige Struktur besitzen) tief in der Beckenhöhle und werden somit durch den Knochenkreis, der das Becken bildet – Hüftknochen, Kreuz- und Steißbein –, geschützt. Bei Kindern hingegen ist die Beckenhöhle relativ flach. Die erwachsene Gebärmutter liegt zwischen Harnblase und Mastdarm, obwohl ihre Position sich bei Bewegungen ändert. Normalerweise neigt sich die Gebärmutter nach vorne über die Blase, eine Position, die als Vorwärtsneigung bekannt ist. Bei einigen Frauen jedoch ist die Gebärmutter noch mehr nach vorne gebeugt (Vorwärtsbeugung) oder krümmt sich nicht nach vorne, sondern nach hinten zum Mastdarm hin (Rückwärtsbiegung).

Körpersystem:	Fortpflanzungssystem
Lage:	innerhalb des Beckens
Funktion:	speichert Eier und setzt sie frei für die Befruchtung; nährt und schützt den wachsenden Fötus; ermöglicht die Geburt; produziert Hormone
Bestandteile:	Eierstöcke, Eileiter, Gebärmutter, Gebärmutterhals, Scheide, äußere Genitalien
Verbundene Regionen:	Becken, Harnblase, Mastdarm

Blutversorgung der Genitalien

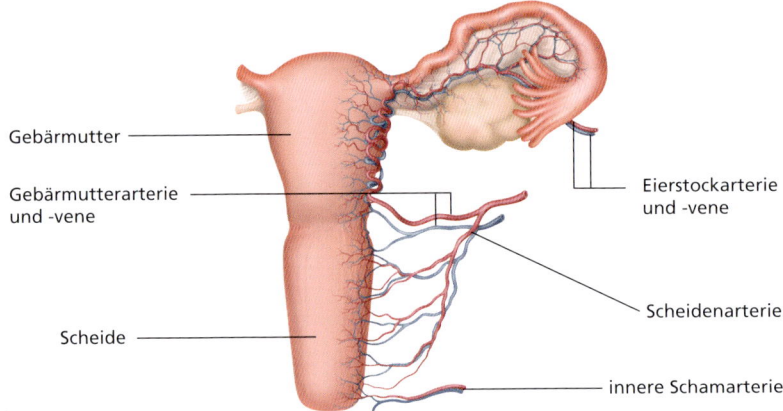

Gebärmutter

Gebärmutterarterie
und -vene

Scheide

Eierstockarterie
und -vene

Scheidenarterie

innere Schamarterie

Die weiblichen Fortpflanzungsorgane werden durch ein miteinander verbundenes Arteriennetzwerk reich mit Blut versorgt. Die Eierstockarterie entspringt der Bauchhauptschlagader und verläuft durch das Mesovarium, die Bauchfellfalte, in der der Eierstock liegt, um Eierstock und Eileiter zu versorgen. Die Gebärmutterarterie ist ein Ast der langen inneren Hüftarterie des Beckens und nähert sich der Gebärmutter auf der Höhe des Gebärmutterhalses. Zusammen mit der Gebärmutterarterie versorgt die Scheidenarterie die Scheidenwände mit Blut, während das untere Drittel der Scheide und der After von der inneren Schamarterie versorgt werden. Ein Venennetzwerk in den Wänden von Gebärmutter und Scheide leitet Blut durch die Gebärmuttervene in die innere Hüftvene zurück.

Körpersystem:	Herz-Kreislauf-System
Lage:	um die Wände herum und in den Wänden der weiblichen Fortpflanzungsorgane
Funktion:	versorgt die Gewebe mit sauerstoff- und nährstoffreichem Blut und bringt sauerstoffarmes Blut zurück zum Herzen
Bestandteile:	Eierstockarterie und -vene, Scheidenarterie, innere Schamarterie, Gebärmutterarterie und -vene
Verbundene Regionen:	innere Hüftarterie und -vene

Weibliche äußere Genitalien

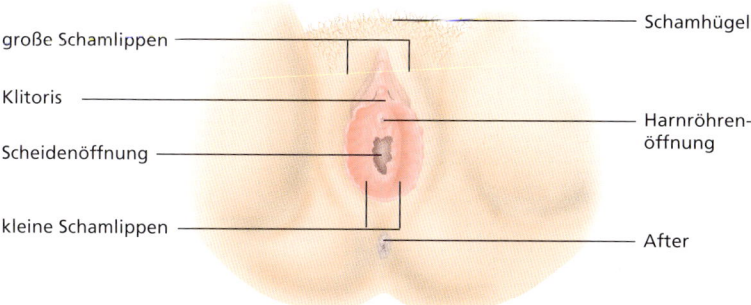

große Schamlippen

Klitoris

Scheidenöffnung

kleine Schamlippen

Schamhügel

Harnröhren-öffnung

After

Die weiblichen äußeren Genitalien, auch Vulva genannt, sind die Bereiche, die außerhalb der Scheide liegen. Der Schamhügel ist der abgerundete, fetthaltige Bereich, der oberhalb des Schambeins liegt. Nach der Pubertät ist dieser Bereich normalerweise mit grobem Schamhaar bedeckt. Die beiden äußeren Hautfalten, die über der Genitalöffnung liegen und diese schützen, heißen große Schamlippen, während die kleineren, empfindlicheren Falten im Inneren der Genitalspalte als kleine Schamlippen bezeichnet werden. In den kleinen Schamlippen befindet sich ein Bereich, der Vorhof, der die Harnröhrenöffnung und die Scheidenöffnung enthält. Am oberen Ende des Vorhofs liegt die Klitoris, eine Struktur, die hauptsächlich aus erektilem Gewebe besteht und dem Penis bei Männern entspricht.

Körpersystem:	Fortpflanzungssystem
Lage:	außerhalb der Scheide
Funktion:	Die Scheidenöffnung ist der Durchgang zwischen den inneren und äußeren Genitalien; die Schamlippen schützen und bedecken den Vorhof.
Bestandteile:	Schamhügel, große Schamlippen, kleine Schamlippen, Klitoris, Scheidenöffnung, Vorhof
Verbundene Regionen:	innere Genitalien, After

Gebärmutter

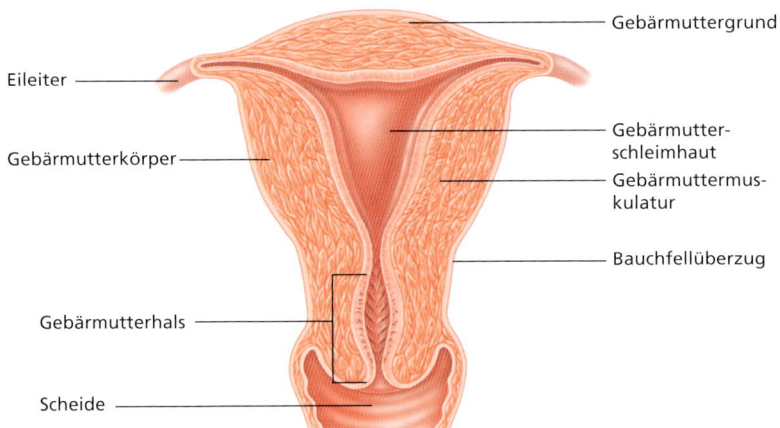

Gebärmuttergrund

Eileiter

Gebärmutterschleimhaut

Gebärmutterkörper

Gebärmuttermuskulatur

Bauchfellüberzug

Gebärmutterhals

Scheide

Im nicht schwangeren Zustand ist die Gebärmutter zirka siebeneinhalb Zentimeter lang und an ihrem breitesten Punkt fünf Zentimeter breit. Sie weitet sich jedoch, um einen wachsenden Fötus unterzubringen. Der Gebärmutterkörper nimmt den Hauptteil ein und bildet einen zentralen, dreieckigen Raum, von wo aus sich die Eileiter erstrecken. Der Gebärmutterhals ist der untere Teil der Gebärmutter, der in die Scheide hineinragt. Die dicke Wand besteht aus drei Schichten: Der Bauchfellüberzug (Perimetrium) ist die dünne äußere Schicht, die eine Fortsetzung des Beckenbauchfells darstellt; die Gebärmuttermuskulatur ist die muskulöse mittlere Schicht und enthält die meisten Blutgefäße und Nerven, die die Gebärmutter versorgen; die Gebärmutterschleimhaut ist die Deckschicht der Gebärmutter, die während des Menstruationszyklus als Vorbereitung auf einen Embryo dicker wird.

Körpersystem:	Fortpflanzungssystem
Lage:	im Becken, hinter der Harnblase
Funktion:	nährt und schützt den wachsenden Fötus
Bestandteile:	Bauchfellüberzug, Gebärmuttermuskulatur, Gebärmutterschleimhaut
Verbundene Regionen:	Eileiter, Scheide

Gebärmutter während der Schwangerschaft

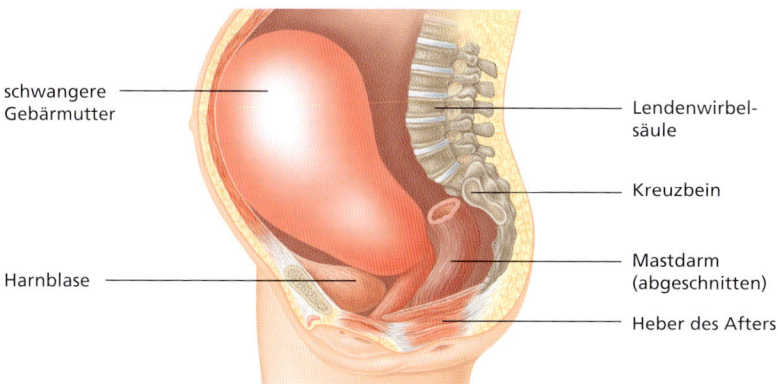

schwangere Gebärmutter

Lendenwirbel-säule

Kreuzbein

Mastdarm (abgeschnitten)

Harnblase

Heber des Afters

Während einer Schwangerschaft nimmt die Größe der Gebärmutter zu, sodass diese den größten Raum in der Bauchhöhle einnimmt. Die vergrößerte Gebärmutter drückt die Bauchorgane gegen das Zwerchfell, wodurch sie bis zum Brustkorb vordringen. Organe wie der Magen und die Harnblase werden so sehr zusammengedrückt, dass ihr Fassungsvermögen bei fortgeschrittener Schwangerschaft abnimmt. Aufgrund dessen fühlt sich eine Frau schneller satt und wird häufiger auf die Toilette müssen. Nach der Schwangerschaft nimmt die Größe der Gebärmutter wieder ab, kehrt jedoch niemals wieder in ihren Zustand vor der Schwangerschaft zurück. In den letzten Stadien der Schwangerschaft hat das Gewicht der Gebärmutter von 45 Gramm auf 900 Gramm zugenommen, da die Muskelfasern in der Gebärmuttermuskulatur an Größe und Anzahl gewachsen sind.

Körpersystem:	Fortpflanzungssystem
Lage:	innerhalb des Beckens
Funktion:	nährt und schützt den wachsenden Fötus
Bestandteile:	Bauchfellüberzug, Gebärmuttermuskulatur, Gebärmutterschleimhaut
Verbundene Regionen:	Eileiter, Scheide, Bauchorgane

Scheide

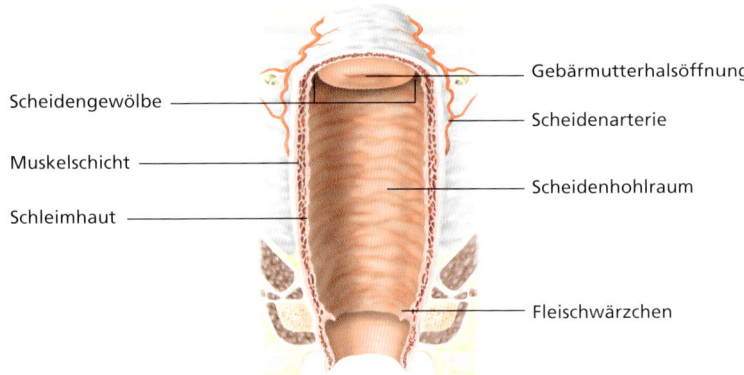

Scheidengewölbe

Muskelschicht

Schleimhaut

Gebärmutterhalsöffnung

Scheidenarterie

Scheidenhohlraum

Fleischwärzchen

Die Scheide ist eine dünnwandige, muskulöse Röhre, die sich vom Gebärmutterhals bis zu den äußeren Genitalien erstreckt. Sie bildet den Hauptteil des Geburtskanals und nimmt den Penis während des Geschlechtsverkehrs auf. Die Vorder- und die Rückwand der Scheide sind normalerweise miteinander verbunden und umschließen das Lumen (den zentralen Raum der Scheide), obwohl sich die Scheide stark weiten kann, beispielsweise bei einer Geburt. Der Gebärmutterhals, das untere Ende der Gebärmutter, ragt nach unten bis in den Hohlraum der Scheide; am Übergang zwischen diesen beiden Strukturen befinden sich kleine Ausbuchtungen, die als Scheidengewölbe bekannt sind. Die Scheidenwand besteht aus drei Schichten; die äußere Schicht aus Bindegewebe mit elastischen Fasern, die zentrale Muskelschicht und die innere Schleimhautschicht, die in tiefen Falten liegt.

Körpersystem:	Fortpflanzungssystem
Lage:	erstreckt sich vom Gebärmutterhals bis zu den äußeren Genitalien
Funktion:	nimmt den Penis während des Geschlechtsverkehrs auf, bildet den Hauptteil des Geburtskanals
Bestandteile:	äußere Bindegewebsschicht, mittlere Muskelschicht, innere Schleimschicht
Verbundene Regionen:	Gebärmutterhals, äußere Genitalien

Gebärmutterhals (Zervix)

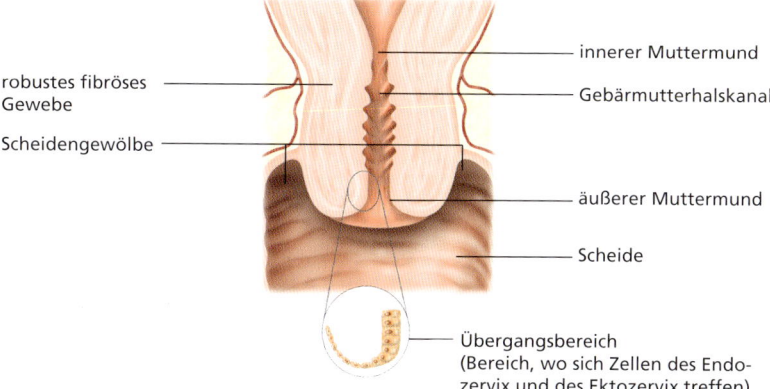

innerer Muttermund

Gebärmutterhalskanal

robustes fibröses Gewebe

Scheidengewölbe

äußerer Muttermund

Scheide

Übergangsbereich
(Bereich, wo sich Zellen des Endozervix und des Ektozervix treffen)

Der Gebärmutterhals (Zervix) ist der verengte untere Teil der Gebärmutter, der bis in die Scheide ragt. Im Zentrum des Gebärmutterhalses verläuft ein schmaler, bei erwachsenen Frauen zirka zweieinhalb Zentimeter langer Kanal abwärts, der die Verlängerung der Gebärmutterhöhle bildet. Er öffnet sich zur Scheide hin an seinem unteren Ende, dem äußeren Muttermund. Die Gebärmutterhalswände sind robust und enthalten viel fibröses Bindegewebe sowie Muskeln, im Gegensatz zum Gebärmutterkörper, der hauptsächlich aus Muskeln besteht. Das Epithelium oder Deckgewebe des Gebärmutterhalses besteht aus zwei Arten: Das Endozervix ist die Deckschicht des Gebärmutterhalskanals und enthält Schleim absondernde Drüsen. Der Abschnitt des Gebärmutterhalses, der bis in die Scheide ragt, besteht aus Plattenepithel und besitzt viele Schichten (Ektozervix).

Körpersystem:	Fortpflanzungssystem
Lage:	das untere Ende der Gebärmutter, ragt in die Scheide
Funktion:	verankert die Gebärmutter, stellt einen Verbindungskanal zwischen Gebärmutter und Scheide dar
Bestandteile:	fibröses Gewebe; Zentralkanal, der Schleimhautfalten enthält
Verbundene Regionen:	Gebärmutterkörper, Scheide

Eierstöcke

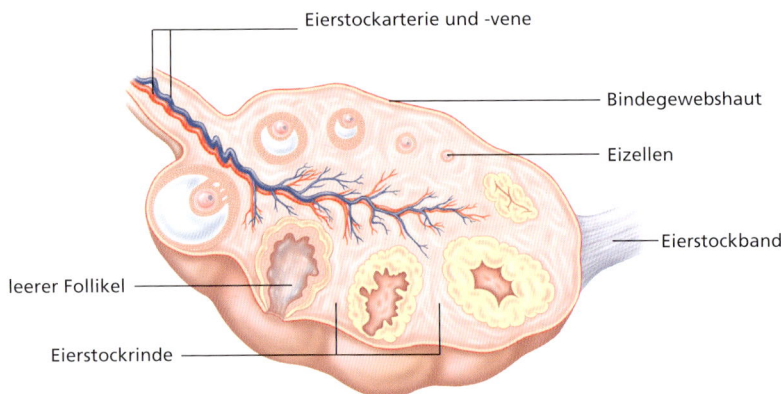

Eierstockarterie und -vene

Bindegewebshaut

Eizellen

Eierstockband

leerer Follikel

Eierstockrinde

Die beiden Eierstöcke liegen im unteren Bauchraum auf beiden Seiten der Gebärmutter und sind an dieser über die Eierstockbänder verankert. Bei der Geburt enthalten die Eierstöcke eines Mädchens einen lebenslangen Vorrat an unreifen Eizellen, die von Sperma befruchtet werden können, um Embryos zu erzeugen. Die Eierstöcke produzieren auch die Hormone, die für die Entwicklung einer Frau nötig sind. Jeder Eierstock ist von einer Schutzschicht aus fibrösem Gewebe, der Bindegewebshaut, umgeben und besitzt einen Zentralbereich, der Blutgefäße und Nerven (das Mark) enthält, sowie eine äußere Eierstockrinde, innerhalb derer sich die Eizellen entwickeln. Dieser Querschnitt zeigt die Follikel, die Eizellen in verschiedenen Entwicklungsstadien enthalten. Während des Eisprungs reift nur ein Follikel heran, um eine Eizelle in den Eileiter freizulassen.

Körpersystem:	Fortpflanzungssystem
Lage:	auf beiden Seiten der Gebärmutter
Funktion:	produzieren weibliche Sexualhormone, speichern Eizellen und setzen sie in den Eileiter frei
Bestandteile:	Bindegewebshaut, Eierstockrinde, Mark, Follikel mit Eizellen
Verbundene Regionen:	Eileiter, Gebärmutter, Eierstockbänder

Haltebänder

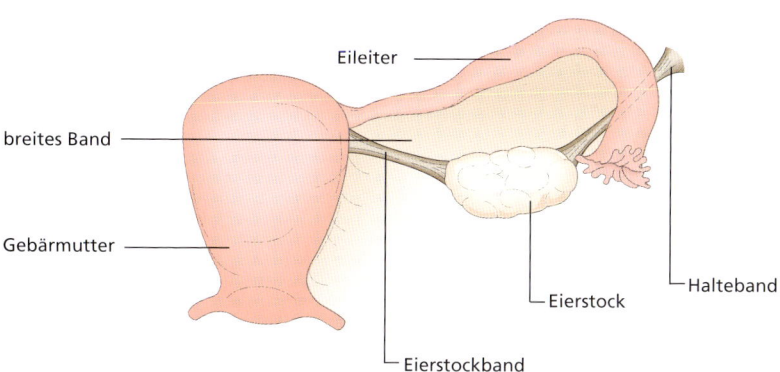

breites Band

Gebärmutter

Eileiter

Halteband

Eierstock

Eierstockband

Jeder Eierstock wird von mehreren Bändern im Becken in Position gehalten. Das breite Band ist eine zeltähnliche Falte aus Beckenbauchfell, das auf beiden Seiten der Gebärmutter herunterhängt und die Eileiter und Eierstöcke umschließt. Der Eierstock ist durch einen Abschnitt des breiten Bands, des Haltebands, das die Eierstockblut- und Lymphgefäße enthält, mit der Seitenwand des Beckens verankert. Das Eierstockband ist ein fibröses Band, das sich innerhalb des breiten Bands vom Eierstock bis zur Gebärmutterseite, direkt unterhalb des Eintrittspunkts des Eileiters, erstreckt. Jedes dieser Bänder kann sich während Schwangerschaft und Geburt dehnen, was bedeutet, dass sich die Lage des Eierstocks verglichen mit seiner Vor-Schwangerschaftslage ändern kann.

Körpersystem:	Fortpflanzungssystem
Lage:	umgeben Eierstöcke, Eileiter und Gebärmutter
Funktion:	halten die Eierstöcke im Becken in Position
Bestandteile:	breites Band, Eierstockband, Halteband
Verbundene Regionen:	Eierstöcke, Eileiter, Gebärmutter

Eileiter

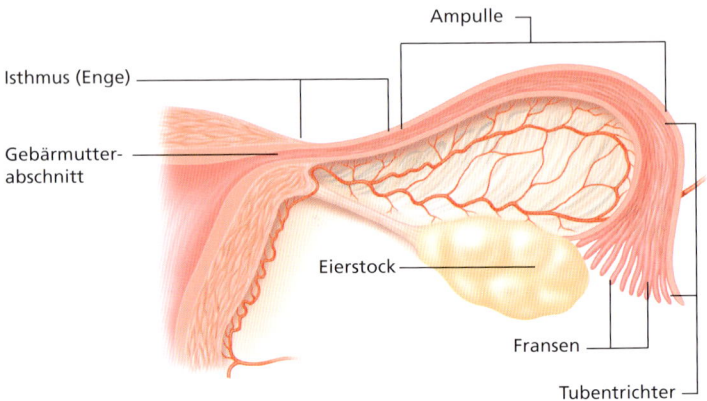

Ampulle

Isthmus (Enge)

Gebärmutter-
abschnitt

Eierstock

Fransen

Tubentrichter

Die Eileiter sammeln die Eizellen, die von den Eierstöcken freigesetzt werden, und transportieren sie zur Gebärmutter. Sie stellen auch einen Ort für die Befruchtung einer Eizelle durch eine Samenzelle zur Verfügung. Jeder Eileiter ist zirka 10 Zentimeter lang und erstreckt sich nach außen vom oberen Teil der Gebärmutter bis zur Beckenhöhlenwand. Anatomisch gesehen ist der Eileiter in vier Teile aufgeteilt. Der Tubentrichter ist das äußere Ende des Leiters mit fingerähnlichen Vorsprüngen, die Fransen genannt werden und über dem Eierstock hängen, bereit, eine Eizelle beim Eisprung »einzufangen«. Die Ampulle ist der längste und breiteste Teil und gewöhnlich der Ort der Befruchtung. Nahe der Gebärmutter befindet sich der Isthmus (Enge), ein dickwandiger Abschnitt, der zum kürzesten Bereich des Leiters, dem Gebärmutterabschnitt, führt.

Körpersystem:	Fortpflanzungssystem
Lage:	erstrecken sich von der Gebärmutter seitlich Richtung Beckenwand
Funktion:	transportieren Eizellen zur Gebärmutter nach dem Eisprung; bieten einen Ort für die Befruchtung
Bestandteile:	Tubentrichter, Ampulle, Isthmus (Enge), Gebärmutterabschnitt
Verbundene Regionen:	Eierstöcke, Gebärmutter, Bänder

Plazenta

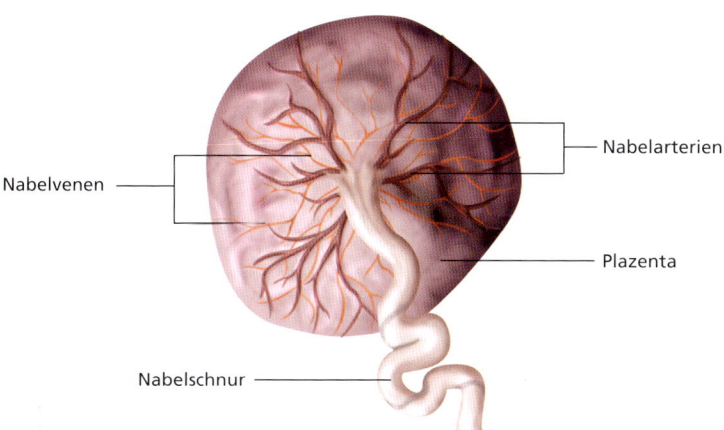

Nabelvenen —

Nabelarterien

Plazenta

Nabelschnur —

Während der Schwangerschaft übernimmt die Plazenta die Rolle der Lungen und des Darms für den sich entwickelnden Fötus. Dies erreicht sie, indem sie das Blut des Fötus dem mütterlichen Blut innerhalb ihrer inneren Strukturen möglichst nahe bringt. Dadurch wird es dem Fötus ermöglicht, Sauerstoff und Nährstoffe aufzunehmen, während Abfallprodukte entfernt werden. Voll ausgebildet, ist die Plazenta ein tiefrotes, rundes oder ovales, abgeflachtes Organ. Sie wiegt zirka 500 Gramm oder ein Sechstel des Gewichts des Fötus, den sie nährt. Die Plazenta hat zwei Seiten – die mütterliche und die fötale. Während der Schwangerschaft ist die mütterliche Seite der Plazenta fest mit der Gebärmutterdeckschicht verbunden. Die fötale Seite, von der die Nabelschnur entspringt, ist mit Eihäuten und großen Blutgefäßen bedeckt.

Körpersystem:	Fortpflanzungssystem
Lage:	direkt mit der Gebärmutterdeckschicht sowie durch die Nabelschnur mit dem sich entwickelnden Fötus verbunden
Funktion:	versorgt den Fötus mit Nährstoffen und Sauerstoff und entfernt Abfallprodukte
Bestandteile:	mütterliche und fötale Blutgefäße, Bindegewebe, Membran
Verbundene Regionen:	Gebärmutter

Im Inneren der Plazenta

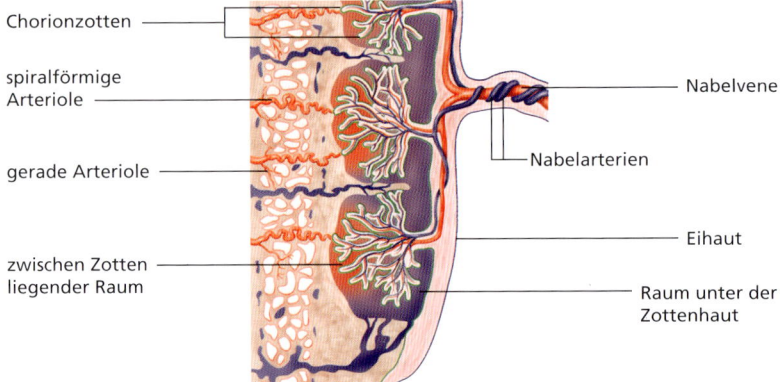

Chorionzotten

spiralförmige
Arteriole

gerade Arteriole

zwischen Zotten
liegender Raum

Nabelvene

Nabelarterien

Eihaut

Raum unter der
Zottenhaut

Ein Querschnitt durch die Plazenta verrät, dass das Organ teilweise aus mütterlichem und teilweise aus fötalem Gewebe besteht. Die spiralförmigen Arterien, die von den mütterlichen Gebärmutterarterien stammen, transportieren Blut in die Plazenta. Dieses Blut füllt dann weite »Pools« (zwischen Zotten liegende Räume), in denen die fötalen Zotten liegen. Die fötalen Chorionzotten sind fingerähnliche Vorsprünge, die durch die Nabelschnur mit dem Fötus verbundene Blutgefäße enthalten. Sie verzweigen sich wiederholt, um das maximale Ausmaß an Fläche für die Übertragung von Sauerstoff, Nährstoffen und Abfallsubstanzen zu schaffen. Obwohl die beiden Kreisläufe sich sehr nahe kommen, vermischen sich mütterliches und fötales Blut nicht.

Körpersystem:	Fortpflanzungssystem
Lage:	mit der Gebärmutter während einer Schwangerschaft verbunden
Funktion:	versorgt den Fötus mit Sauerstoff und Nährstoffen, beseitigt fötale Abfallprodukte, produziert Hormone
Bestandteile:	mütterliche und fötale Blutgefäße, zwischen Zotten liegende Räume, Chorionzotten
Verbundene Regionen:	Gebärmutter

Großer Gesäßmuskel

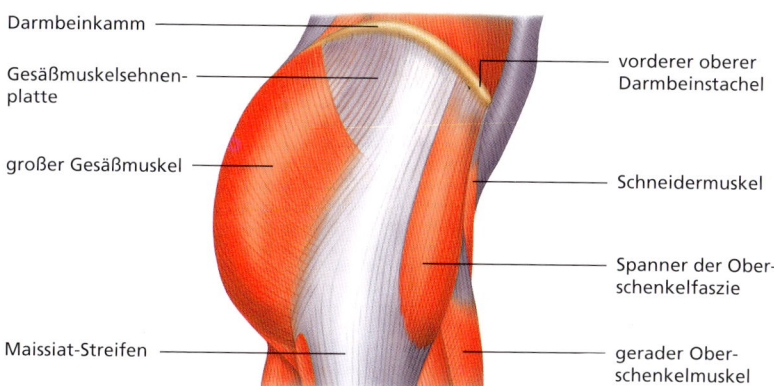

Darmbeinkamm

Gesäßmuskelsehnen-
platte

großer Gesäßmuskel

Maissiat-Streifen

vorderer oberer
Darmbeinstachel

Schneidermuskel

Spanner der Ober-
schenkelfaszie

gerader Ober-
schenkelmuskel

Das Gesäß befindet sich hinter dem Becken. Seine Form wird von zahlreichen großen Muskeln bestimmt, die dabei helfen, das Hüftgelenk zu stabilisieren und zu bewegen. Der große Gesäßmuskel ist einer der größten Muskeln im Körper und bedeckt die anderen Gesäßmuskeln mit Ausnahme von etwa einem Drittel des kleinen Gesäßmuskels. Er kommt vom Darmbein (Teil des Beckens) und der Rückseite des Kreuzbeins, und seine Fasern verlaufen abwärts nach außen in einem 45-Grad-Winkel Richtung Oberschenkel. Die Hauptfunktion des großen Gesäßmuskels besteht darin, die Beine zu strecken. Beim Stehen bedeckt der Muskel den knöchernen Sitzbeinhöcker; beim Sitzen bewegt sich der Muskel nach oben, weg vom Sitzbeinhöcker.

Körpersystem:	Bewegungsapparat
Lage:	hinter dem Becken in der Gesäßregion
Funktion:	streckt das Bein, zum Beispiel wenn man sich aus der Sitzposition erhebt
Bestandteile:	dicke, grobe Muskelfasern
Verbundene Regionen:	Beckenknochen, andere Gesäßmuskeln

Tiefe Gesäßmuskeln

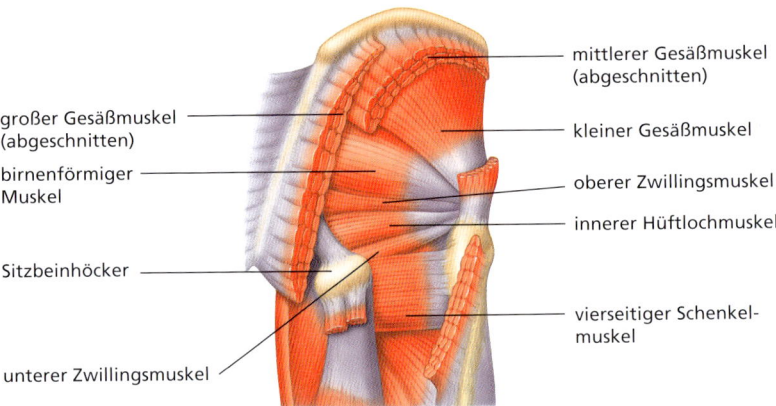

großer Gesäßmuskel (abgeschnitten)

birnenförmiger Muskel

Sitzbeinhöcker

unterer Zwillingsmuskel

mittlerer Gesäßmuskel (abgeschnitten)

kleiner Gesäßmuskel

oberer Zwillingsmuskel

innerer Hüftlochmuskel

vierseitiger Schenkelmuskel

Unterhalb des großen Gesäßmuskels liegt eine Reihe von anderen Muskeln, die dazu dienen, das Hüftgelenk zu stabilisieren und das Bein zu bewegen. Der mittlere und der große Gesäßmuskel sind beides fächerförmige Muskeln mit Fasern, die in die gleiche Richtung verlaufen. Zusammen spielen diese Muskeln eine wichtige Rolle beim Gehen und halten das Niveau des Beckens, wenn ein Fuß vom Boden gehoben wird, anstatt es an dieser Seite herabhängen zu lassen. Dies erlaubt dem Fuß, der das Gewicht nicht trägt, den Boden nicht zu berühren, bevor er nach vorne geschwungen wird. Andere Muskeln in diesem Bereich dienen hauptsächlich dazu, die unteren Gliedmaßen seitwärts zu drehen und das Hüftgelenk zu stabilisieren. Zu diesen Muskeln gehören der birnenförmige Muskel, der innere Hüftlochmuskel, der obere und der untere Zwillingsmuskel und der vierseitige Schenkelmuskel.

Körpersystem:	Bewegungsapparat
Lage:	tief unter dem großen Gesäßmuskel in der Gesäßregion
Funktion:	stabilisieren die Hüfte und das Becken und spielen eine Rolle beim Gehen und beim Seitwärtsdrehen des Oberschenkels
Bestandteile:	mittlerer Gesäßmuskel, kleiner Gesäßmuskel, birnenförmiger Muskel, oberer und unterer Zwillingsmuskel, vierseitiger Schenkelmuskel
Verbundene Regionen:	großer Gesäßmuskel, Beckenknochen

Gesäßschleimbeutel

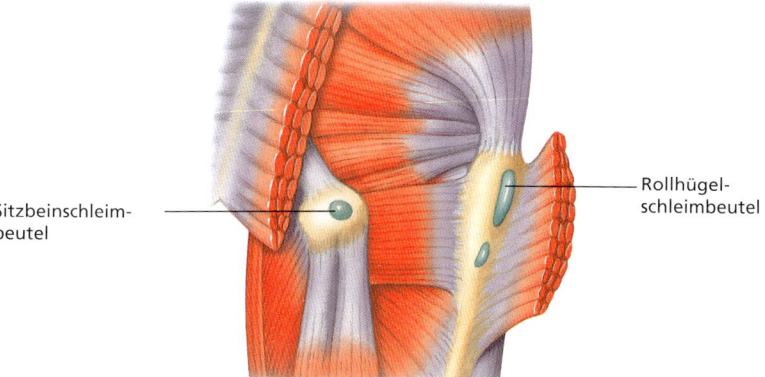

Sitzbeinschleim-
beutel

Rollhügel-
schleimbeutel

Ein Schleimbeutel ist ein kleiner, mit Flüssigkeit gefüllter Sack, der einer gering gefüllten Flasche Wasser ähnelt. Schleimbeutel lassen sich zwischen zwei Strukturen, normalerweise Knochen und Sehne, finden, die sich regelmäßig gegeneinander bewegen und vor Verschleiß und Rissen geschützt werden müssen. Es gibt drei Hauptgruppen von Schleimbeuteln in der Gesäßregion. Die großen Rollhügelschleimbeutel liegen zwischen den dicken oberen Fasern des großen Gesäßmuskels und dem großen Rollhügel des Oberschenkelknochens. Der Sitz-beinschleimbeutel liegt zwischen den unteren Fasern des großen Gesäßmuskels und dem Sitzbeinhöcker, dem Teil des Beckens, der das Körpergewicht beim Sitzen trägt. Der Zwischenmuskelschleimbeutel (nicht abgebildet) liegt auf der äußeren Seite des Beins zwischen dem großen Gesäßmuskel und dem äußeren breiten Muskel.

Körpersystem:	Bewegungsapparat
Lage:	zwischen den Sehnen und Knochen in der Gesäßregion
Funktion:	dienen als »Kissen« an Stellen, an denen sich zwei Strukturen regelmäßig aneinander reiben
Bestandteile:	Rollhügelschleimbeutel, Sitzbeinschleimbeutel, Zwischenmuskelschleimbeutel
Verbundene Regionen:	Gesäßmuskel, Beckenknochen

Hüftgelenk

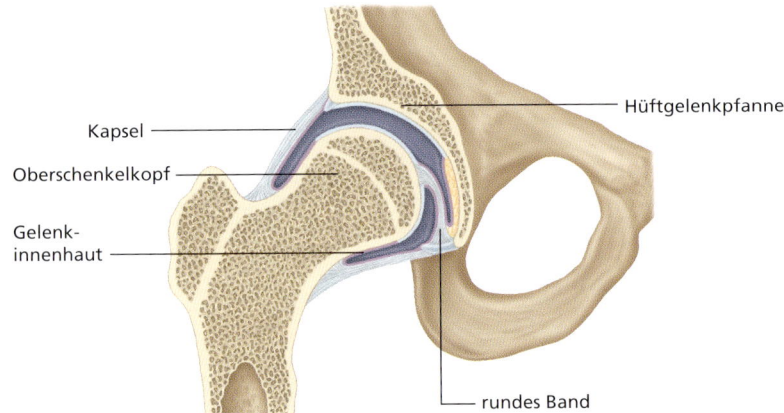

Kapsel

Oberschenkelkopf

Gelenk-
innenhaut

Hüftgelenkpfanne

rundes Band

Das Hüftgelenk ist ein starkes Kugelgelenk, das die unteren Gliedmaßen mit dem Becken verbindet. Der Oberschenkelkopf ist die Kugel, die fest in die Pfanne passt, die von der tiefen, tassenähnlichen Hüftgelenkpfanne des Beckens gebildet wird. Die Knochengelenkflächen, die Teile des Knochens, die miteinander in Berührung kommen, sind mit einer schützenden Schicht aus hyalinem Knorpel bedeckt, die sehr rutschig ist. Das Hüftgelenk ist ein echtes Gelenk, das heißt, dass Bewegungen durch eine dünne Schicht aus Gelenkschmiere geschmiert werden. Diese Flüssigkeit befindet sich zwischen den Knochengelenkflächen innerhalb der Gelenkhöhle und wird von der Gelenkinnenhaut abgesondert, die das gesamte Hüftgelenk und seine umgebende Kapsel bedeckt.

Körpersystem:	Bewegungsapparat
Lage:	verbindet die unteren Gliedmaßen mit dem Becken
Funktion:	ermöglicht eine große Anzahl an Bewegungen
Bestandteile:	Oberschenkelkopf, Hüftgelenkpfanne, Kapsel, Gelenkinnenhaut und Gelenkschmiere, hyaliner Knorpel
Verbundene Regionen:	untere Gliedmaße, Becken, Wirbelsäule

Bänder des Hüftgelenks

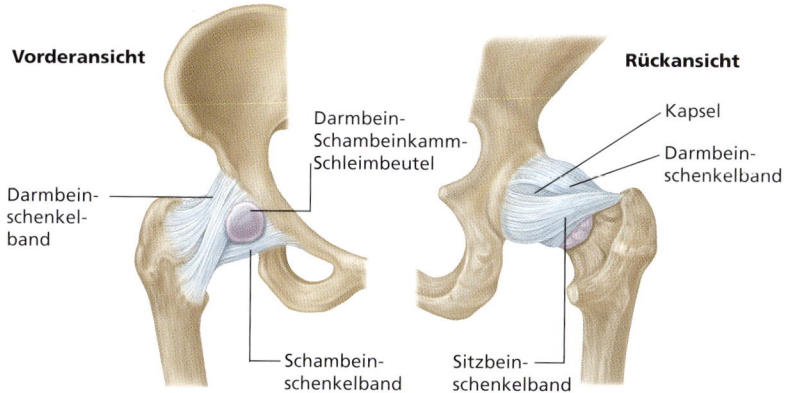

Vorderansicht

Rückansicht

Darmbein-
Schambeinkamm-
Schleimbeutel

Kapsel

Darmbein-
schenkelband

Darmbein-
schenkel-
band

Schambein-
schenkelband

Sitzbein-
schenkelband

Das Hüftgelenk ist wird von einer dicken fibrösen Kapsel, die von zahlreichen robusten Bändern gestärkt und stabilisiert wird, umhüllt und geschützt. Diese Bänder sind verdickte Teile der Gelenkkapsel, die sich vom Rand der Hüftgelenkpfanne bis zum Oberschenkelhals erstreckt. Normalerweise folgen sie einem spiralförmigen Weg vom Hüftknochen zum Oberschenkel und werden nach dem Knochen, mit dem sie verbunden sind, benannt. Das Darmbeinschenkelband (Bigelow-Band) ist eine starke Y-förmige Struktur, die die Vorderseite des Hüftgelenks stützt und sie davor schützt, sich zu sehr zu weiten, ebenso wie das große, spiralenförmige Sitzbeinschenkelband, das auf der Hinterseite des Gelenks liegt. Das dreieckige Schambeinschenkelband liegt an der Vorderseite des Hüftgelenks und verhindert eine Überabduktion (zu weites seitliches Ausstrecken).

Körpersystem:	Bewegungsapparat
Lage:	erstrecken sich vom Hüftknochen bis zum Oberschenkelknochen
Funktion:	stärken und stabilisieren die Hüftgelenkkapsel
Bestandteile:	Darmbeinschenkelband, Sitzbeinschenkelband, Schambeinschenkelband
Verbundene Regionen:	Hüftknochen, Hüftgelenk, Oberschenkel

Oberschenkelknochen

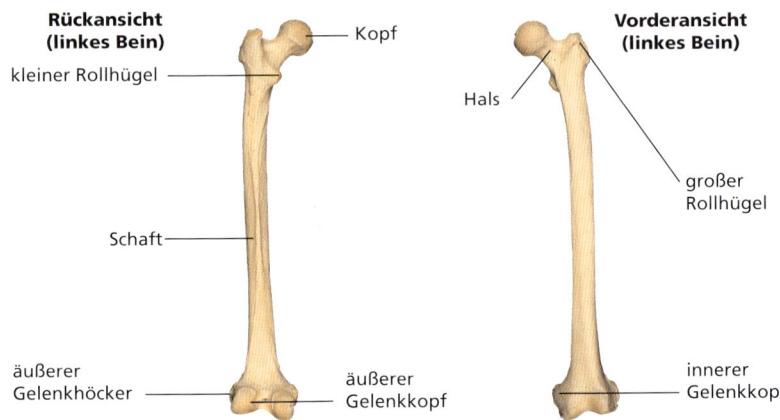

Rückansicht (linkes Bein)
Kopf
kleiner Rollhügel
Hals
Schaft
Vorderansicht (linkes Bein)
großer Rollhügel
äußerer Gelenkhöcker
äußerer Gelenkkopf
innerer Gelenkkopf

Der längste und schwerste Knochen im Körper ist der Oberschenkelknochen. Mit einer Länge von zirka 45 Zentimetern bei Männern bildet der Oberschenkelknochen ein Viertel der Gesamtkörpergröße eines Menschen. Er besitzt einen langen, dicken Schaft mit zwei erweiterten Enden, von denen das obere sauber in die Hüftgelenkpfanne passt, um das Hüftgelenk zu bilden. Das untere Ende ist mit dem Schienbein und dem Wadenbein verbunden und bildet mit diesen das Kniegelenk. Das obere Ende des Oberschenkelknochens ist anatomisch aufgeteilt in Kopf, Hals, den großen und den kleinen Rollhügel – Knochenvorsprünge, die den Ansatz von Muskeln ermöglichen. Das untere Ende besteht aus zwei knöchernen Vorsprüngen, dem inneren und dem äußeren Gelenkkopf, die mit den beiden Knochen des Unterschenkels verbunden sind.

Körpersystem:	Bewegungsapparat
Lage:	reicht vom Hüftknochen im Becken bis zum Kniegelenk
Funktion:	stützt und stabilisiert den Unterkörper, wodurch Gehen und andere Bewegungen möglich werden
Bestandteile:	Kopf, Hals, großer und kleiner Rollhügel, Schaft, Gelenkköpfe und Gelenkhöcker
Verbundene Regionen:	Hüftknochen, andere Beckenknochen, Schienbein, Wadenbein

Innere Struktur des Oberschenkel-knochens

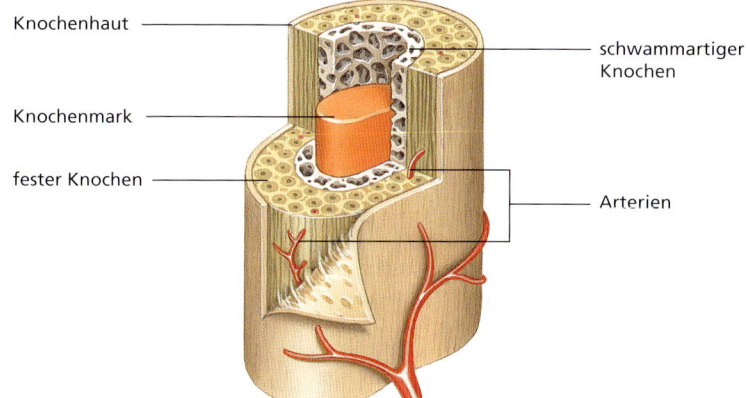

Knochenhaut

Knochenmark

fester Knochen

schwammartiger Knochen

Arterien

Der Oberschenkelknochen ist einer der Knochen im Körper, die als lange Knochen klassifiziert sind. Knochen dieses Typs besitzen einen relativ langen Schaft (Diaphyse) und zwei erweiterte Enden (Epiphysen). Der Knochen ist völlig mit einer robusten, schützenden Haut, der Knochenhaut (Periost), bedeckt, die von winzigen Arterien im Knochengewebe ernährt wird. Der Schaft des Oberschenkelknochens ist ein Rohr, das aus festem Knochen besteht, der stark und dicht ist. Diese Schicht aus festem Knochen umschließt einen Kern aus gelbem Knochenmark, das bei Erwachsenen aus Fettzellen gebildet wird. Die erweiterten Enden des Oberschenkelknochens bestehen aus einer Oberflächenschicht aus festem Knochen, die einen zentralen Bereich aus schwammartigem Knochen umgibt. Dieser zentrale Bereich ist in seiner Struktur viel lockerer und es findet sich kein Mark in den Enden.

Körpersystem:	Bewegungsapparat
Lage:	reicht vom Hüftknochen im Becken bis zum Kniegelenk
Funktion:	stützt und stabilisiert den Unterkörper, wodurch Gehen und andere Bewegungen möglich werden
Bestandteile:	Knochenhaut, fester Knochen, schwammartiger Knochen, Knochenmark
Verbundene Regionen:	Hüftknochen, andere Beckenknochen, Schienbein, Wadenbein

Muskelverbindungen des Oberschenkelknochens

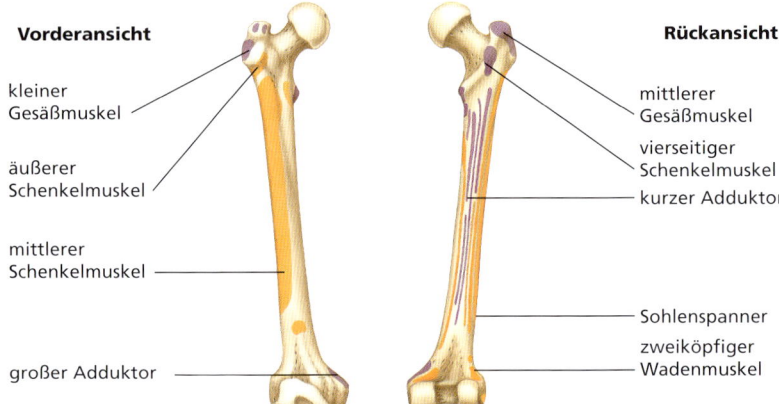

Vorderansicht

kleiner Gesäßmuskel

äußerer Schenkelmuskel

mittlerer Schenkelmuskel

großer Adduktor

Rückansicht

mittlerer Gesäßmuskel

vierseitiger Schenkelmuskel

kurzer Adduktor

Sohlenspanner

zweiköpfiger Wadenmuskel

Der Oberschenkelknochen ist ein sehr starker Knochen, der Ansatzpunkte für viele Bewegungsmuskeln im Hüftgelenk und Bein bietet. Einige Muskeln, wie zum Beispiel die kräftigen Gesäßmuskeln, haben ihren Ursprung an den Hüftknochen und kreuzen das Hüftgelenk, um am Oberschenkelknochen anzusetzen. Wenn sich diese Muskeln zusammenziehen, führt das dazu, dass sich das Hüftgelenk bewegt und es dem Bein möglich wird, sich zu beugen, zu strecken oder seitwärts zu bewegen. Andere Muskeln kommen vom Oberschenkelknochen selbst und verlaufen abwärts quer über das Kniegelenk, um am Schien- oder Wadenbein anzusetzen. Diese Muskeln ermöglichen es dem Knie, sich zu beugen oder zu strecken. Dort, wo ein Muskel mit einem Knochen verbunden ist, gibt es einen sichtbaren Vorsprung, den knöchernen Vorsprung. Die Knochenoberfläche in diesen Bereichen kann auch aufgeraut werden.

Körpersystem:	Bewegungsapparat
Lage:	verbindet die unteren Gliedmaßen mit dem Becken
Funktion:	ermöglicht eine große Anzahl an Bewegungen
Bestandteile:	große Vielfalt an Ansatzpunkten für Beinmuskeln (einige sind oben abgebildet)
Verbundene Regionen:	Muskeln der unteren Gliedmaße, Becken, Schienbein, Wadenbein

Schienbein und Wadenbein

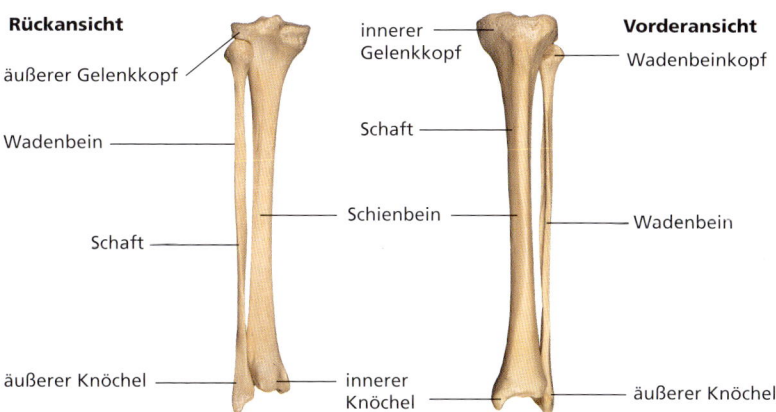

Rückansicht

äußerer Gelenkkopf

Wadenbein

Schaft

äußerer Knöchel

innerer Gelenkkopf

Schaft

Schienbein

innerer Knöchel

Vorderansicht

Wadenbeinkopf

Wadenbein

äußerer Knöchel

Der nach dem Oberschenkelknochen zweitgrößte Knochen, das Schienbein, hat die Form eines typischen langen Knochens mit gestrecktem Schaft und zwei erweiterten Enden. Das Schienbein liegt neben dem Wadenbein, einem langen, schmalen Knochen, der bei Weitem nicht die Stärke des Schienbeins besitzt. Während das obere Ende des Schienbeins erweitert ist und den inneren und den äußeren Gelenkkopf bildet, die mit dem Oberschenkelknochen verbunden sind und einen Teil des Kniegelenks bilden, ist das Wadenbein an seinem oberen Ende nur mit dem Schienbein verbunden. Es ist allerdings eine wichtige Unterstützung für den Fußknöchel. Am unteren Ende des Wadenbeins befindet sich der Außenknöchel, ein Höcker, der mit dem Sprungbein verbunden ist. Der Innenknöchel des Schienbeins ist ebenfalls mit dem Sprungbein verbunden und trägt vier Fünftel der Kräfte, die vom Fuß übertragen werden.

Körpersystem:	Bewegungsapparat
Lage:	erstrecken sich vom Knie bis zum Fußknöchel
Funktion:	stärken und stabilisieren die unteren Gliedmaßen, ermöglichen Bewegungen
Bestandteile:	Kopf, Schaft, äußerer und innerer Gelenkkopf, Außen- und Innenknöchel,
Verbundene Regionen:	Oberschenkelknochen, Sprungbein

Schienbein und Wadenbein im Querschnitt

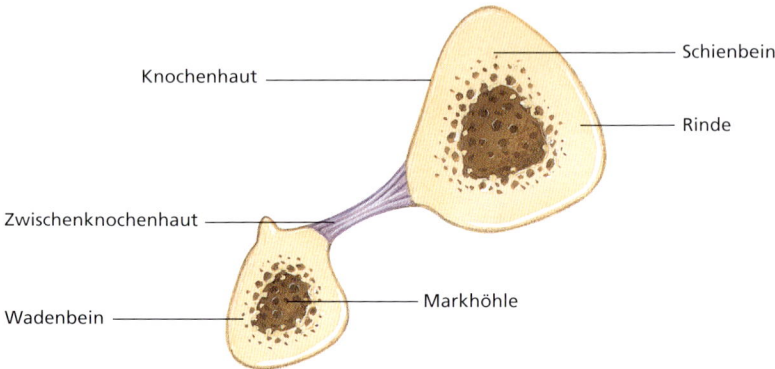

Knochenhaut

Zwischenknochenhaut

Wadenbein

Schienbein

Rinde

Markhöhle

Die Schäfte des Schien- und des Wadenbeins sehen im Querschnitt fast wie Dreiecke aus. Der Schaft des Schienbeins ist im Durchmesser viel größer als der des Wadenbeins, da jenes der das Gewicht tragende Hauptknochen des Unterschenkels ist. Das Wadenbein dient als Stütze und erhöht bei Belastung die Stabilität des Unterschenkels. Das Schienbein und das Wadenbein haben die typische Struktur eines langen Knochens mit einer dicken, röhrenförmigen äußeren Rinde, die eine poröse Markhöhle umgibt. Ihre hohle Struktur bietet maximale mechanische Stabilität bei minimalem Aufwand an Stützmaterial, nämlich dichten Rindenknochen. Die beiden Knochen sind von einer robusten Membranschicht, der Knochenhaut (Periost), umhüllt. Die Knochenhaut von den Rändern der beiden Knochen verschmilzt zur Knochenzwischenhaut, die das Schienbein und das Wadenbein miteinander verankert.

Körpersystem:	Bewegungsapparat
Lage:	erstrecken sich vom Knie bis zum Knöchel
Funktion:	stärken und stabilisieren die unteren Gliedmaßen, ermöglichen Bewegungen
Bestandteile:	Kopf, Schaft, äußerer und innerer Gelenkkopf, Außen- und Innenknöchel, Zwischenknochenhaut
Verbundene Regionen:	Oberschenkelknochen, Kniegelenk, Sprungbein

Schien- und Wadenbeinbänder

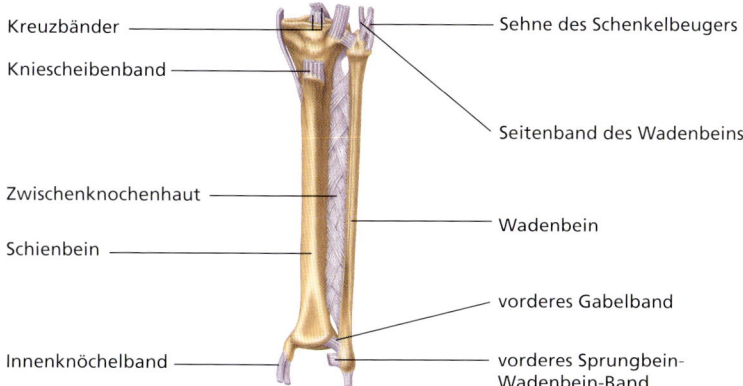

Kreuzbänder — Sehne des Schenkelbeugers

Kniescheibenband —

Seitenband des Wadenbeins

Zwischenknochenhaut —

Wadenbein

Schienbein —

vorderes Gabelband

Innenknöchelband — vorderes Sprungbein-Wadenbein-Band

Zahlreiche starke fibröse Bänder umgeben Schien- und Wadenbein und verbinden diese miteinander sowie mit anderen Beinknochen. Direkt unter dem Knie befindet sich das obere Gelenk zwischen dem Wadenbeinkopf und der Unterseite des äußeren Schienbeingelenkkopfs. Dieses Gelenk ist von einer schützenden fibrösen Gelenkkapsel umgeben, die durch das vordere und das hintere Gabelband gestärkt wird. Andere Bänder verbinden die Knochen des Unterschenkels mit dem Oberschenkelknochen. Die stärksten dieser Bänder sind das äußere und das innere Band des Kniegelenks, die vertikal vom Oberschenkelknochen nach unten zum entsprechenden Knochen darunter verlaufen. Die unteren Enden des Schien- und des Wadenbeins sind durch Bänder eng miteinander verbunden, um die Stabilität des Knöchelgelenks aufrechtzuerhalten.

Körpersystem:	Bewegungsapparat
Lage:	um das Knie- und das Knöchelgelenk herum, wobei sie die Knochen miteinander verbinden
Funktion:	stärken und stabilisieren die Knochen und Gelenke in den unteren Gliedmaßen
Bestandteile:	Kreuzbänder, Seitenbänder, Kniescheibenbänder
Verbundene Regionen:	Hüftknochen, andere Beckenknochen, Schienbein, Wadenbein

Kniegelenk und Kniescheibe

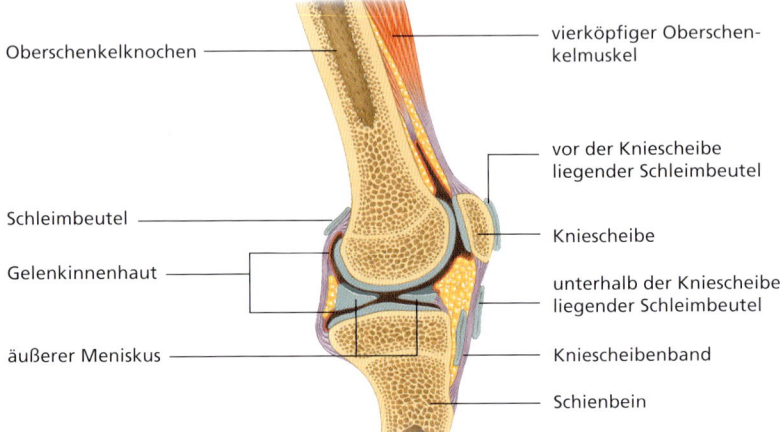

Oberschenkelknochen

vierköpfiger Oberschenkelmuskel

vor der Kniescheibe liegender Schleimbeutel

Schleimbeutel

Kniescheibe

Gelenkinnenhaut

unterhalb der Kniescheibe liegender Schleimbeutel

äußerer Meniskus

Kniescheibenband

Schienbein

Das Knie ist das Gelenk zwischen dem unteren Ende des Oberschenkelknochens und dem oberen Ende des Schienbeins. Es ist ein echtes Gelenk, in dem Bewegungen von einer Flüssigkeit geschmiert werden, die von der die Gelenkhöhle umgebenden Gelenkinnenhaut abgesondert wird. An der Vorderseite des Gelenks befindet sich die Kniescheibe, eine abgeflachte Knochenscheibe, die in der Sehne des vierköpfigen Oberschenkelmuskels liegt und diese vor Rissen und Verschleiß schützt. Vor der Kniescheibe und direkt darunter befinden sich Schleimbeutel, mit Flüssigkeit gefüllte Säckchen, die die Kniescheibe beim Knien schützen. Obwohl der »Sitz« zwischen den Oberschenkelgelenkköpfen (knollenförmigen Knochenenden) und dem Schienbein nicht besonders fest ist, ist das Knie ein recht stabiles Gelenk, insbesondere da es von starken Muskeln und Bändern umgeben ist.

Körpersystem:	Bewegungsapparat
Lage:	verbindet den Oberschenkelknochen mit dem Unterschenkel
Funktion:	ermöglicht eine große Anzahl an Bewegungen in den unteren Gliedmaßen
Bestandteile:	Oberschenkelgelenkköpfe, Schienbein, Kniescheibe, Schleimbeutel, Gelenkinnenhaut, Menisken
Verbundene Regionen:	Muskeln der unteren Gliedmaße

Menisken

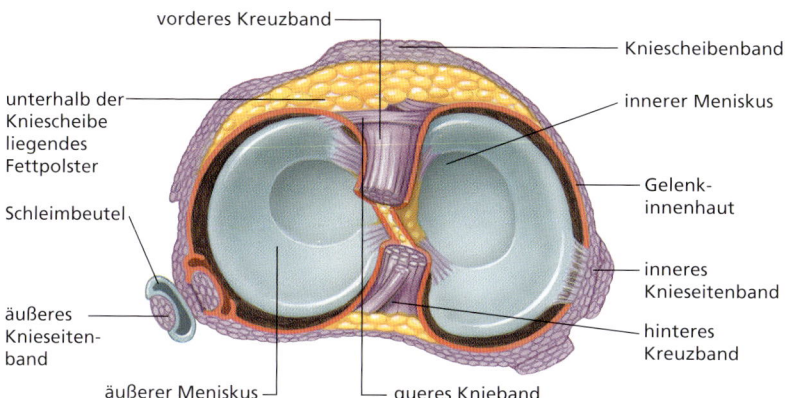

vorderes Kreuzband

Kniescheibenband

unterhalb der Kniescheibe liegendes Fettpolster

innerer Meniskus

Gelenk-innenhaut

Schleimbeutel

inneres Knieseitenband

äußeres Knieseiten-band

hinteres Kreuzband

äußerer Meniskus

queres Knieband

Wenn man auf die obere Fläche des Schienbeins innerhalb des geöffneten Knies blickt, sind die beiden C-förmigen Menisken deutlich sichtbar. Sie bestehen aus Scheiben von robustem Faserknorpel, die auf der Gelenkfläche des Schienbeins liegen und die Mulde vertiefen, in die sich die Oberschenkelgelenkköpfe einfügen. Die Menisken dienen auch als Stoßdämpfer innerhalb des Knies und helfen zu verhindern, dass das Kniegelenk hin- und herschaukelt. Die beiden Menisken sind im Querschnitt keilförmig, wobei ihre äußeren Ränder am breitesten sind. In der Mitte laufen sie spitz auf einen losen Rand zu. Vorne sind die Menisken durch das quere Knieband miteinander verbunden, während ihre äußeren Ränder fest mit der Gelenkkapsel verbunden sind.

Körpersystem:	Bewegungsapparat
Lage:	liegen auf der Gelenkfläche des Schienbeins im Kniegelenk
Funktion:	vertiefen die Mulde, in die sich die Oberschenkelgelenkköpfe einfügen; dienen als Stoßdämpfer
Bestandteile:	äußerer und innerer Meniskus
Verbundene Regionen:	Schienbein, Oberschenkelknochen, Bänder

Extrakapsuläre Kniebänder

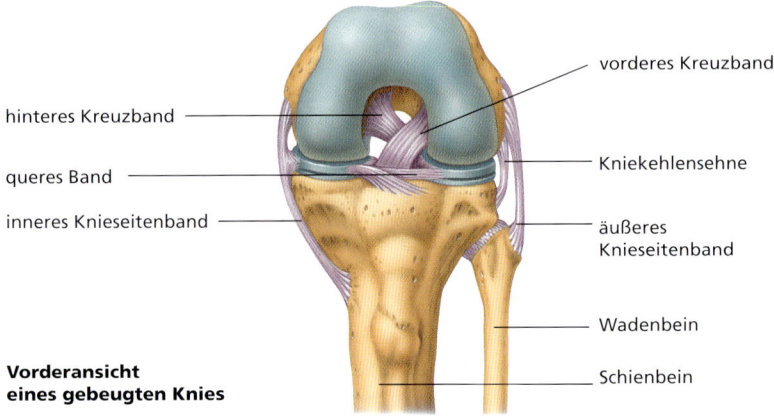

vorderes Kreuzband

hinteres Kreuzband

queres Band

inneres Knieseitenband

Kniekehlensehne

äußeres Knieseitenband

Wadenbein

Vorderansicht eines gebeugten Knies

Schienbein

Im Gegensatz zu den Knochen des Hüftgelenks fügen sich die Knieknochen nicht sonderlich stabil zusammen. Aus diesem Grund hängt die Stabilität des Kniegelenks in hohem Maße von den Bändern und Muskeln ab, die es umgeben. Die Gelenkhöhle des Knies ist in einer fibrösen Kapsel eingeschlossen; die Bänder, die das Knie stützen, können in zwei Gruppen (den Bändern außerhalb und den Bändern innerhalb der Kapsel) unterteilt werden, je nach ihrer Lagebeziehung zu dieser Kapsel. Die Bänder außerhalb der Kapsel (extrakapsuläre Bänder) verhindern, dass sich der Unterschenkel am Knie nach vorne beugt (Überstreckung). Außerdem verbinden sie den Oberschenkelknochen mit dem Waden- und dem Schienbein, stärken Vorder- und Rückseite des Knies und verhindern ungewöhnliche Bewegungen.

Körpersystem:	Bewegungsapparat
Lage:	umgeben das Knie
Funktion:	stützen und stabilisieren das Knie, verhindern ungewöhnliche Bewegungen
Bestandteile:	Quadrizeps-Sehne, äußeres Knieseitenband, inneres Knieseitenband, schräges Kniekehlenband, bogenförmiges Kniekehlenband, quere Bänder
Verbundene Regionen:	Schienbein, Wadenbein, Oberschenkelknochen, Meniskus

Intrakapsuläre Kniebänder

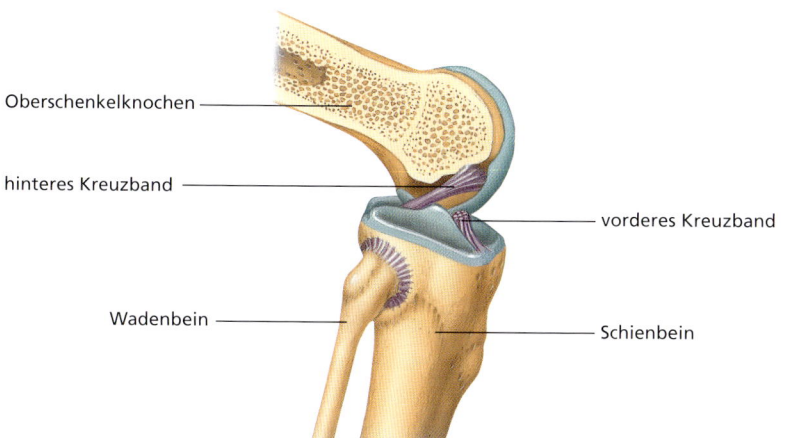

Oberschenkelknochen

hinteres Kreuzband

vorderes Kreuzband

Wadenbein

Schienbein

Die Bänder innerhalb der Kapsel (intrakapsuläre Bänder) verbinden das Schienbein mit dem Oberschenkelknochen im Zentrum des Kniegelenks, und zwar im Inneren der Kapsel selbst, und verhindern, dass das Schien- und das Wadenbein nach vorne und hinten verschoben werden. Die beiden Hauptbänder innerhalb der Kapsel sind die Kreuzbänder, die so heißen, weil sie sich gegenseitig kreuzen. Das vordere Kreuzband ist schlaff, wenn das Knie gebeugt wird, und straff, wenn das Knie gestreckt ist. Das hintere Kreuzband ist das stärkere der beiden und wird straff, wenn das Knie gebeugt ist, wodurch eine zu starke Beugung des Kniegelenks verhindert wird. Es ist sehr wichtig für die Stabilität des Knies, wenn Gewicht in einer gebeugten Lage getragen wird (zum Beispiel beim Bergabsteigen).

Körpersystem:	Bewegungsapparat
Lage:	in der Kniegelenkkapsel
Funktion:	verhindern, dass Schien- und Wadenbein nach vorne und nach hinten verschoben werden
Bestandteile:	vorderes und hinteres Kreuzband
Verbundene Regionen:	Oberschenkelknochen, Schienbein

Knieschleimbeutel

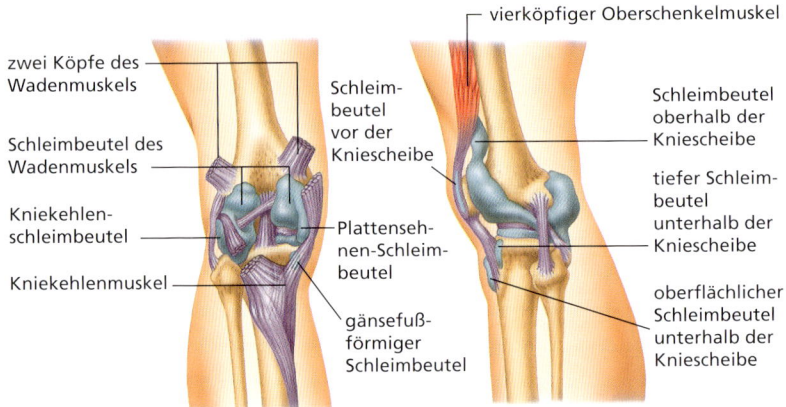

zwei Köpfe des Wadenmuskels

Schleimbeutel des Wadenmuskels

Kniekehlenschleimbeutel

Kniekehlenmuskel

vierköpfiger Oberschenkelmuskel

Schleimbeutel vor der Kniescheibe

Plattensehnen-Schleimbeutel

gänsefußförmiger Schleimbeutel

Schleimbeutel oberhalb der Kniescheibe

tiefer Schleimbeutel unterhalb der Kniescheibe

oberflächlicher Schleimbeutel unterhalb der Kniescheibe

Schleimbeutel sind kleine, mit Gelenkflüssigkeit gefüllte Säcke, die die Reibung zwischen Knochen und Sehnen verringern, wenn diese übereinander gleiten. Es gibt zahlreiche Schleimbeutel um das Knie herum, von denen einige bis zur Kniegelenkhöhle, dem Raum zwischen den Gelenkflächen, reichen. Der Schleimbeutel oberhalb der Kniescheibe liegt über der Gelenkhöhle zwischen dem unteren Ende des Oberschenkelknochens und dem kräftigen vierköpfigen Oberschenkelmuskel. Die Schleimbeutel vor und unterhalb der Kniescheibe umgeben die Kniescheibe und das Kniescheibenband. Der Schleimbeutel vor der Kniescheibe ermöglicht es der Haut, sich während einer Bewegungen frei über dem Knie zu bewegen. Der oberflächliche und der tiefe Schleimbeutel unterhalb der Kniescheibe umgeben das untere Ende des Kniescheibenbands, wo es mit dem Schienbeinhöcker verbunden ist.

Körpersystem:	Bewegungsapparat
Lage:	um das Kniegelenk herum
Funktion:	dienen als Kissen zwischen Sehnen und Knochen
Bestandteile:	Kniekehlenschleimbeutel, gänsefußförmiger Schleimbeutel, Plattensehnen-Schleimbeutel, Schleimbeutel vor der Kniescheibe, Schleimbeutel oberhalb der Kniescheibe, Schleimbeutel unterhalb der Kniescheibe
Verbundene Regionen:	Oberschenkelknochen, Schienbein, Wadenbein, Sehnen, Muskeln

Vordere Oberschenkelmuskeln

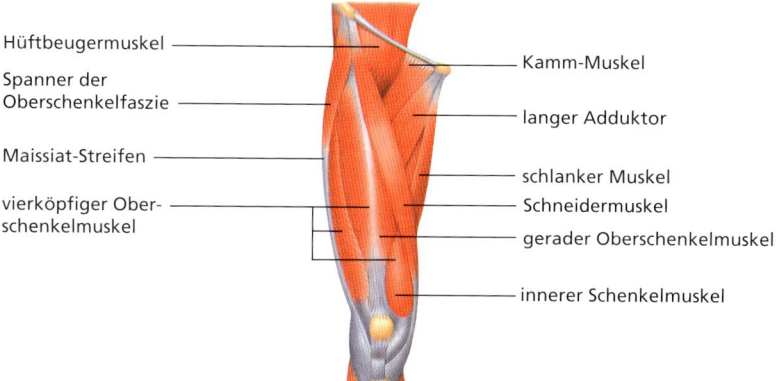

Hüftbeugermuskel

Spanner der
Oberschenkelfaszie

Maissiat-Streifen

vierköpfiger Ober-
schenkelmuskel

Kamm-Muskel

langer Adduktor

schlanker Muskel

Schneidermuskel

gerader Oberschenkelmuskel

innerer Schenkelmuskel

Die Muskeln des vorderen Abschnitts des Oberschenkels beugen die Hüfte und strecken das Knie – die Tätigkeiten, die mit dem Gehen verbunden sind. Der große Hüftbeugermuskel ist ein kräftiger Muskel, der den Oberschenkel beugt, indem er das Knie nach oben und nach vorne bringt. Er stammt zum Teil vom Beckeninnern und zum Teil von den unteren Wirbeln und setzt am Vorsprung des oberen Oberschenkelknochens, dem kleinen Rollhügel, an. Der Spanner der Oberschenkelfaszie setzt an dem starken Bindegewebsband an, das an der Außenseite des Beins abwärts verläuft und dabei hilft, den Oberschenkelknochen auf dem Schienbein beim Stehen zu stützen. Der Schneidermuskel ist der längste Muskel im Körper und verläuft als flacher Streifen über den Oberschenkel vom Becken bis zur Spitze des Schienbeins.

Körpersystem:	Bewegungsapparat
Lage:	vorderer Abschnitt des Oberschenkels
Funktion:	beugen die Hüfte, strecken das Knie
Bestandteile:	Hüftbeugermuskel, Spanner der Oberschenkelfaszie, vierköpfiger Oberschenkelmuskel, Schneidermuskel, schlanker Muskel, Kamm-Muskel
Verbundene Regionen:	Becken, Oberschenkelknochen, Schienbein

Vierköpfiger Oberschenkelmuskel

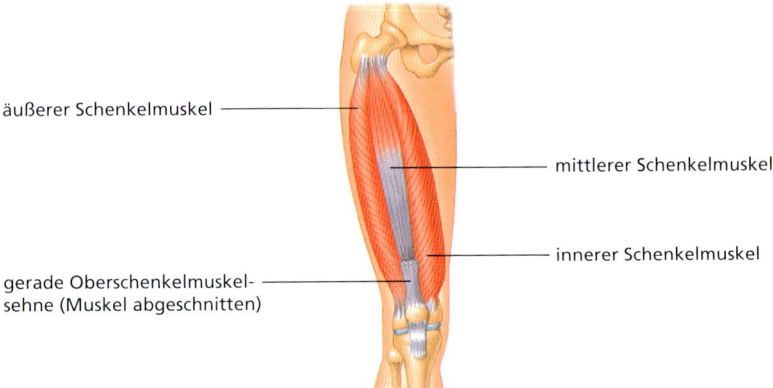

äußerer Schenkelmuskel

mittlerer Schenkelmuskel

innerer Schenkelmuskel

gerade Oberschenkelmuskel-
sehne (Muskel abgeschnitten)

Der vierköpfige Oberschenkelmuskel ist der große Muskel, der den Hauptteil des Oberschenkels ausmacht und dazu dient, das Knie zu strecken. Er ist einer der kräftigsten Muskeln im Körper und besteht aus vier Muskeln, deren Sehnen zusammen die kräftige vierköpfige Sehne bilden. Diese Sehne setzt an der Spitze der Kniescheibe an und verläuft weiter abwärts als Kniescheibensehne bis zur Spitze des Schienbeins. Der gerade Oberschenkelmuskel ist ein glatter Muskel, der über den anderen drei Muskeln liegt und dabei hilft, das Hüftgelenk zu beugen und das Knie zu strecken. Der äußere Schenkelmuskel bildet den größten Anteil des vierköpfigen Muskels und liegt auf dem äußeren Oberschenkel, während auf der inneren Seite der innere Schenkelmuskel zu finden ist. Der mittlere Schenkelmuskel liegt in der Mitte unterhalb des geraden Oberschenkelmuskels.

Körpersystem:	Bewegungsapparat
Lage:	erstreckt sich vom Oberschenkelkopf bis zum Knie
Funktion:	streckt das Knie
Bestandteile:	äußerer Schenkelmuskel, gerader Oberschenkelmuskel, mittlerer Schenkelmuskel, innerer Schenkelmuskel
Verbundene Regionen:	Oberschenkelknochen, Schienbein

Kniegelenkbeugemuskeln

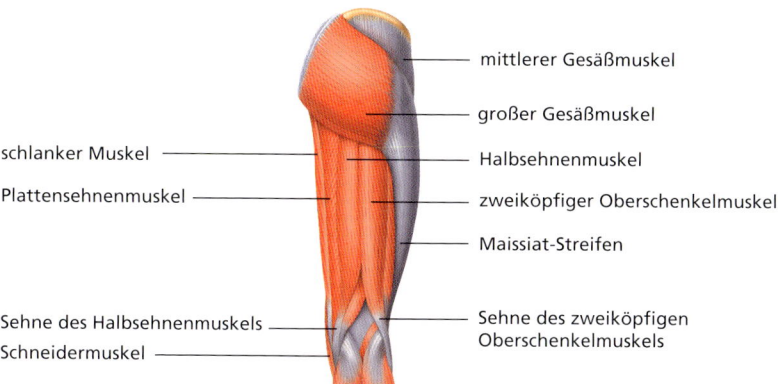

schlanker Muskel

Plattensehnenmuskel

Sehne des Halbsehnenmuskels

Schneidermuskel

mittlerer Gesäßmuskel

großer Gesäßmuskel

Halbsehnenmuskel

zweiköpfiger Oberschenkelmuskel

Maissiat-Streifen

Sehne des zweiköpfigen Oberschenkelmuskels

Die drei großen Muskeln des hinteren Oberschenkels (allgemein bekannt als Kniegelenkbeugemuskeln) strecken die Hüfte und beugen das Knie, obwohl sie nicht beides gleichzeitig tun können. Der zweiköpfige Oberschenkelmuskel besitzt zwei Köpfe: Der längere Kopf entspringt am Sitzbeinhöcker des Beckens und der kürzere Kopf an der Rückseite des Oberschenkelknochens. Der Halbsehnenmuskel kommt ebenfalls vom Becken; sein Name stammt von seiner ungewöhnlich langen Sehne, die nach zirka zwei Dritteln seines Verlaufs nach unten zur inneren Seite des oberen Schienbeins beginnt. Der Plattensehnenmuskel stammt ebenfalls vom Sitzbeinhöcker, verläuft an der Rückseite des Oberschenkels abwärts tief zum Halbsehnenmuskel hin und setzt an der Innenseite des oberen Schienbeins an.

Körpersystem:	Bewegungsapparat
Lage:	hinterer Abschnitt des Oberschenkels
Funktion:	strecken die Hüfte und beugen das Knie
Bestandteile:	zweiköpfiger Oberschenkelmuskel, Halbsehnenmuskel, Plattensehnenmuskel
Verbundene Regionen:	Becken, Oberschenkelknochen, Schienbein

Adduktoren

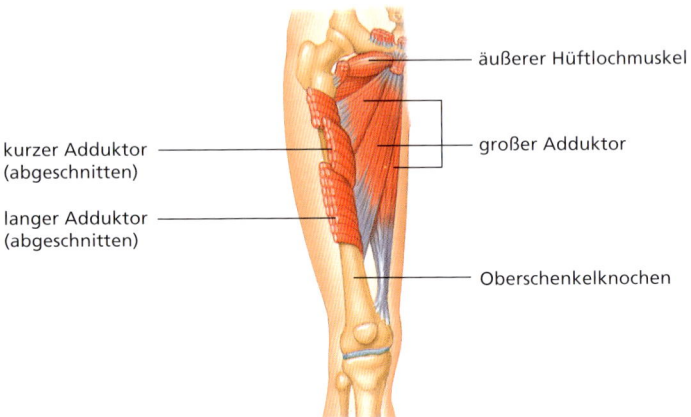

äußerer Hüftlochmuskel

kurzer Adduktor
(abgeschnitten)

großer Adduktor

langer Adduktor
(abgeschnitten)

Oberschenkelknochen

Die Muskeln des inneren Oberschenkels werden Adduktoren genannt, da durch sie das Bein zur Körpermitte herangeführt werden kann (Adduktion). Diese Muskeln entspringen im unteren Teil des Beckens und setzen am Oberschenkelknochen auf verschiedenen Ebenen an. Der lange Adduktor ist ein langer, fächerförmiger Muskel, der vor den anderen Adduktoren liegt und eine fühlbare Sehne in der Leiste besitzt. Der kurze Adduktor ist ein kürzerer Muskel, der unter dem langen Adduktor liegt. Der große Adduktor ist ein großer, dreieckiger Muskel, der sowohl die Funktion eines Adduktors als auch eines Kniegelenkbeugers erfüllt. Der schlanke Muskel (nicht abgebildet) ist ein streifenartiger Muskel, der am inneren Oberschenkel entlang vertikal nach unten verläuft. Tief innerhalb dieser Gruppe von Adduktoren befindet sich der kleine äußere Hüftlochmuskel.

Körpersystem:	Bewegungsapparat
Lage:	innerer Oberschenkel, erstrecken sich vom Becken bis zum Oberschenkelknochen
Funktion:	führen das Bein zurück zur Körpermitte
Bestandteile:	großer Adduktor, kurzer Adduktor, langer Adduktor, äußerer Hüftlochmuskel
Verbundene Regionen:	Becken, Oberschenkelknochen

Vordere Muskeln des Unterschenkels

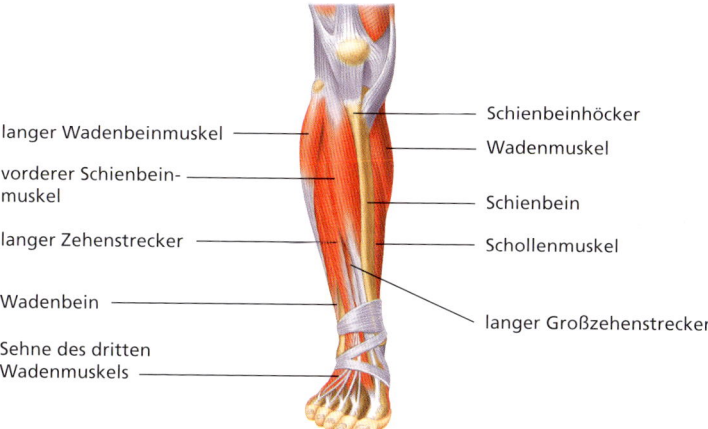

langer Wadenbeinmuskel

vorderer Schienbein-
muskel

langer Zehenstrecker

Wadenbein

Sehne des dritten
Wadenmuskels

Schienbeinhöcker

Wadenmuskel

Schienbein

Schollenmuskel

langer Großzehenstrecker

Die vordere Muskelgruppe des Unterschenkels liegt vor dem Schienbein. Alle diese Muskeln haben insoweit eine ähnliche Funktion, dass sie den Fuß in Richtung Fußrücken beugen (Dorsalflexion). Das heißt, dass sie die Zehen nach oben und die Ferse nach unten führen, wenn sie sich zusammenziehen. Den vorderen Schienbeinmuskel kann man parallel zum Schienbein unter der Haut ertasten und seine Sehne kann leicht in der Fußknöchelregion gesehen werden. Unter dem vorderen Schienbeinmuskel liegt der lange Zehenstrecker, der mit den äußeren vier Zehen verbunden ist. Der dritte Wadenbeinmuskel ist nicht immer vorhanden, doch wenn er es ist, schließt er sich eventuell mit dem langen Zehenstrecker zusammen. Er setzt am fünften Mittelfußknochen nahe dem kleinen Zeh an. Der dünne lange Großzehenstrecker verläuft abwärts und setzt am Ende des großen Zehs an.

Körpersystem:	Bewegungsapparat
Lage:	vor dem Schienbein im Unterschenkel
Funktion:	beugen den Fuß zum Fußrücken hin (heben die Zehen und senken die Ferse)
Bestandteile:	vorderer Schienbeinmuskel, langer Zehenstrecker, dritter Wadenbeinmuskel, langer Großzehenstrecker
Verbundene Regionen:	Schienbein, Wadenbein, Fußknochen

Seitliche Muskeln des Unterschenkels

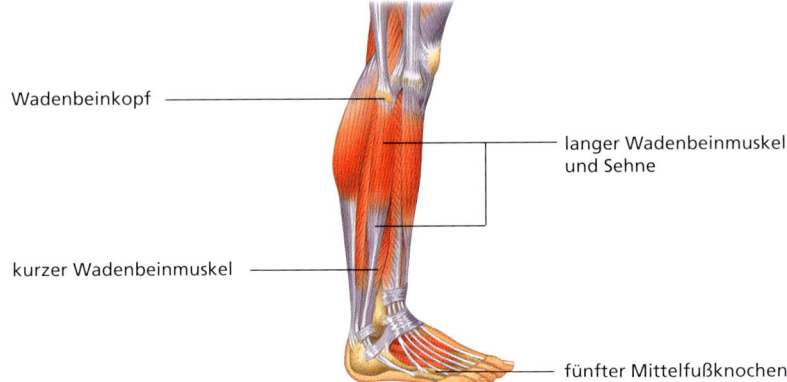

Wadenbeinkopf

langer Wadenbeinmuskel
und Sehne

kurzer Wadenbeinmuskel

fünfter Mittelfußknochen

Die beiden Muskeln des seitlichen (äußeren) Abschnitts liegen parallel zum kleineren der beiden unteren Beinknochen, dem Wadenbein. Der lange Wadenbeinmuskel ist länger und liegt oberflächlicher. Er stammt vom oberen Teil des Wadenbeins und verläuft abwärts zur Fußsohle. Der kurze Wadenbeinmuskel liegt unter dem langen Wadenbeinmuskel und kommt vom unteren Teil des Wadenbeins. Seine Sehne verläuft abwärts und setzt an der Basis des fünften Mittelfußknochens an. Diese Muskeln bewirken, dass sich die Fußsohle beugt (die Zehen zeigen nach unten, Plantarflexion) und sich auswärts dreht (die Fußsohle zeigt nach außen). Sie stützen auch den Fußknöchel, indem sie sich Inversionsbewegungen (die Fußsohle zeigt nach innen) widersetzen. Hinsichtlich dieser Bewegung ist das Gelenk am schwächsten.

Körpersystem:	Bewegungsapparat
Lage:	äußerer Abschnitt des Unterschenkels
Funktion:	ermöglichen ein Beugen und Auswährtsdrehen der Fußsohle, leisten Widerstand gegen ein Einwärtsdrehen des Fußknöchels
Bestandteile:	langer Wadenbeinmuskel, kurzer Wadenbeinmuskel
Verbundene Regionen:	Wadenbein, Fußknochen

Oberflächliche Wadenmuskeln

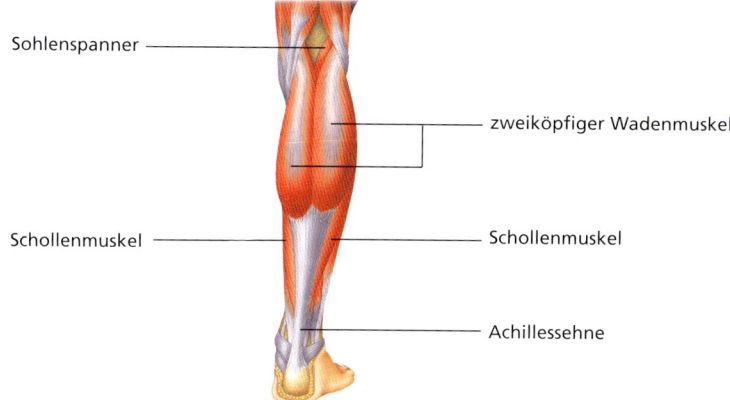

Sohlenspanner

zweiköpfiger Wadenmuskel

Schollenmuskel

Schollenmuskel

Achillessehne

Die Wadenmuskeln sind in oberflächliche und tiefe Schichten unterteilt. Der größte und oberflächlichste Muskel ist der zweiköpfige Wadenmuskel, der eine charakteristische Form hat und dessen zwei Köpfe von den Gelenkköpfen des Oberschenkelknochens kommen. Der Schollenmuskel ist ein großer und kräftiger Muskel, der unter dem zweiköpfigen Wadenmuskel liegt und wichtig für das Gleichgewicht beim Stehen ist. Der zweiköpfige Wadenmuskel und der Schollenmuskel besitzen eine einzige gemeinsame Sehne, die Achillessehne, die von der unteren Wade bis zur Ferse verläuft. Der kleine Sohlenspanner ist der schwächste Wadenmuskel. Zusammen haben diese Muskeln die Aufgabe, die Fußsohle so zu beugen, dass die Ferse nach oben gezogen wird und die Zehen nach unten zeigen. Zudem haben sie entscheidende Bedeutung beim Gehen, Laufen und Springen.

Körpersystem:	Bewegungsapparat
Lage:	hinterer Abschnitt des Unterschenkels
Funktion:	beugen die Fußsohle nach unten (heben die Ferse und ziehen die Zehen nach unten); sehr bedeutsam beim Laufen, Springen und bei der Aufrechterhaltung des Gleichgewichts
Bestandteile:	zweiköpfiger Wadenmuskel, Schollenmuskel, Sohlenspanner
Verbundene Regionen:	Oberschenkelknochen, Schienbein, Wadenbein, Fersenbein

Tiefe Wadenmuskeln

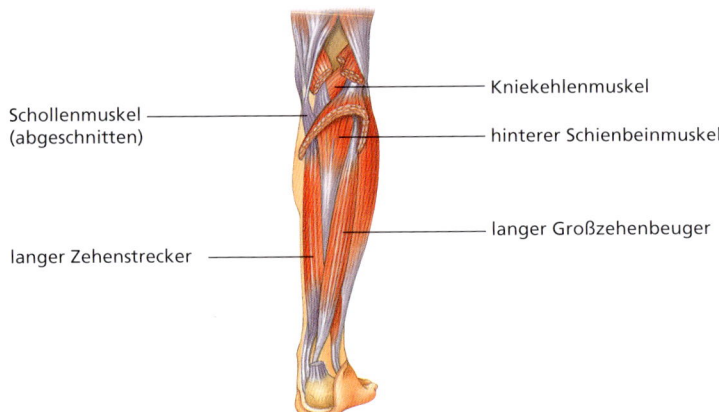

Kniekehlenmuskel

Schollenmuskel (abgeschnitten)

hinterer Schienbeinmuskel

langer Großzehenbeuger

langer Zehenstrecker

Vier Muskeln bilden die Gruppe der tiefen Wadenmuskeln, deren Funktionen variieren. Der Kniekehlenmuskel ist ein dünner, dreieckiger Muskel, der auf der Rückseite des Knies in der Kniekehle liegt. Dieser Muskel hat die Aufgabe, das Kniegelenk »freizusetzen«, indem er es leicht dreht, um es dem gestreckten Bein zu ermöglichen, sich zu beugen. Der lange Zehenbeuger hat lange Sehnen, die abwärts zu den äußeren vier Zehen verlaufen; durch sie können diese Zehen eingezogen werden. Obwohl der lange Großzehenbeuger nur bis zu einem Zeh, dem großen Zeh, verläuft, ist er ein sehr kräftiger Muskel, der für eine »Federung« beim Laufen oder Rennen sorgt. Der tiefste Muskel in dieser Gruppe ist der hintere Schienbeinmuskel, der hauptsächlich für die Inversionsbewegung zuständig ist, bei der die Fußsohle einwärts gedreht wird.

Körpersystem:	Bewegungsapparat
Lage:	hinterer Abschnitt des Unterschenkels
Funktion:	setzen das Kniegelenk »frei«, ziehen Zehen ein, drehen Fußsohle einwärts, sorgen für eine »Federung« beim Gehen oder Rennen
Bestandteile:	Kniekehlenmuskel, langer Zehenstrecker, langer Großzehenstrecker, hinterer Schienbeinmuskel
Verbundene Regionen:	Oberschenkelknochen, Schienbein, Wadenbein, Fußknochen

Beinarterien

Die unteren Gliedmaße werden von einem Netzwerk aus Arterien, die der äußeren Hüftarterie im Becken entspringen, mit sauerstoff- und nährstoffreichem Blut versorgt. Die Hauptarterie des Beins ist die Oberschenkelarterie, die eine Fortführung der Hüftarterie bildet, wenn sie unter dem Leistenband verläuft. Der Hauptast der Oberschenkelarterie ist die tiefe Oberschenkelarterie, die selbst mehrere Äste versorgt, zu denen auch die innere und äußere Oberschenkelkranzarterie und die vier perforierenden Arterien gehören. Die Kniekehlenarterie ist die Fortführung der Oberschenkelarterie von der Rückseite des Knies. Sie verläuft auf der Rückseite des Knies abwärts, wobei sich kleine Arterien abzweigen, um das Kniegelenk zu ernähren, bevor sie sich in die vordere und die hintere Schienbeinarterie aufteilt. Diese versorgen die Strukturen und die Gewebe im vorderen und hinteren Abschnitt des Unterschenkels und des Fußes.

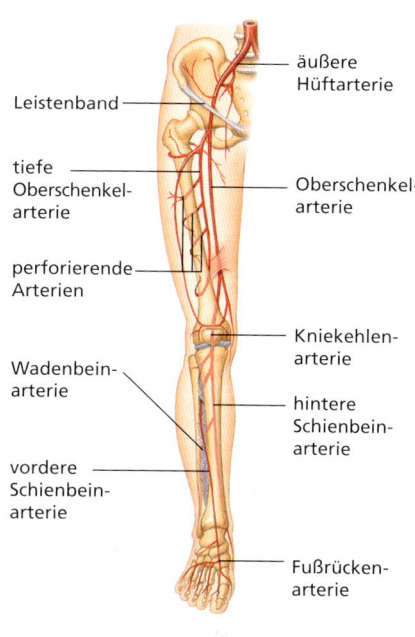

äußere Hüftarterie

Leistenband

tiefe Oberschenkelarterie

Oberschenkelarterie

perforierende Arterien

Kniekehlenarterie

Wadenbeinarterie

hintere Schienbeinarterie

vordere Schienbeinarterie

Fußrückenarterie

Körpersystem:	Herz-Kreislauf-System
Lage:	erstrecken sich von der äußeren Hüftarterie im Becken bis zum Fuß
Funktion:	versorgen die Gewebe der unteren Gliedmaße mit sauerstoff- und nährstoffreichem Blut
Bestandteile:	äußere Hüftarterie, Oberschenkelarterie, tiefe Oberschenkelarterie, perforierende Arterien, Kniekehlenarterie, Wadenbeinarterie, vordere und hintere Schienbeinarterie, Fußrückenarterie
Verbundene Regionen:	Strukturen und Gewebe in den unteren Gliedmaßen

Das Knie umgebende Arterien

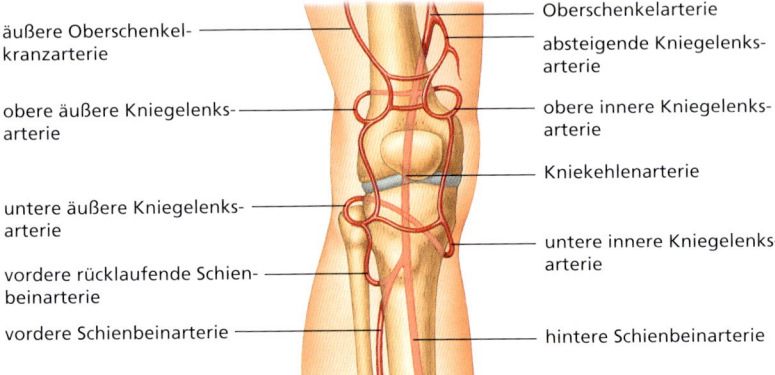

äußere Oberschenkel-
kranzarterie

obere äußere Kniegelenks-
arterie

untere äußere Kniegelenks-
arterie

vordere rücklaufende Schienbeinarterie

vordere Schienbeinarterie

Oberschenkelarterie

absteigende Kniegelenks-
arterie

obere innere Kniegelenks-
arterie

Kniekehlenarterie

untere innere Kniegelenks-
arterie

hintere Schienbeinarterie

Hinter dem Knie versorgt die Kniekehlenarterie zahlreiche kleine Äste, die das Kniegelenk umgeben und Verbindungen – oder Anastomosen – mit anderen kleinen Ästen der Oberschenkel- und der vorderen und hinteren Schienbeinarterie eingehen. Zusammen bilden sie ein Netzwerk aus Arterien, durch das Blut den normalen Weg über die Hauptkniekehlenarterie umgehen kann. Dies ist wichtig, wenn das Knie für einen längeren Zeitraum gebeugt oder wenn die Hauptarterie verengt oder blockiert ist. So wie die Pulsschläge der Oberschenkelarterie in der Leiste gefühlt werden können, so können auch die der Kniekehlenarterie hinter dem Knie ertastet werden. Dennoch kann es manchmal schwer sein, die Pulsschläge zu fühlen, da die Kniekehlenarterie tief im Gewebe hinter dem Knie liegt.

Körpersystem:	Herz-Kreislauf-System
Lage:	erstrecken sich von der Oberschenkelarterie bis zur vorderen und hinteren Schienbeinarterie
Funktion:	versorgen die Gewebe der unteren Gliedmaßen mit sauerstoff- und nährstoffreichem Blut
Bestandteile:	Oberschenkelarterie, obere äußere bzw. innere und untere äußere bzw. innere Kniegelenksarterie, Kniekehlenarterie etc.
Verbundene Regionen:	Strukturen und Gewebe in den unteren Gliedmaßen

Fußarterien

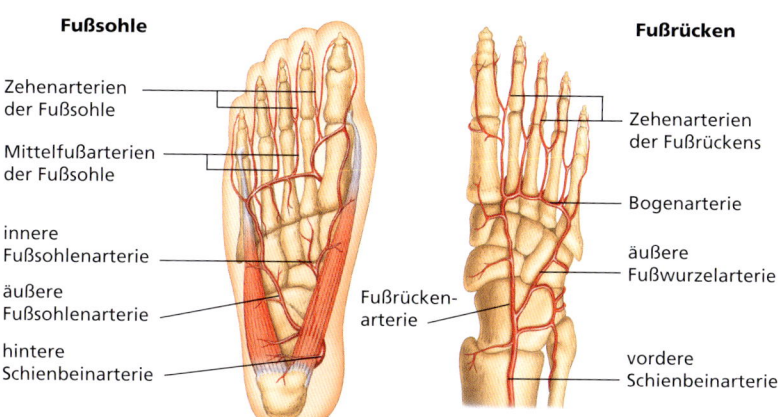

Fußsohle

Zehenarterien der Fußsohle

Mittelfußarterien der Fußsohle

innere Fußsohlenarterie

äußere Fußsohlenarterie

hintere Schienbeinarterie

Fußrücken-arterie

Fußrücken

Zehenarterien der Fußrückens

Bogenarterie

äußere Fußwurzelarterie

vordere Schienbeinarterie

Die kleinen Fußarterien bilden Bögen, die miteinander vernetzt sind und beide Seiten der Zehen mit Ästen versorgen. Sauerstoffreiches Blut wird durch die Endäste der vorderen und der hinteren Schienbeinarterie bereitgestellt. Indem die vordere Schienbeinarterie vor dem Fußknöchel abwärts zieht, wird sie zur Fußrückenarterie, die über den gesamten Fußrücken bis zum Raum zwischen dem ersten und zweiten Zeh verläuft, wo sie sich mit den Fußsohlenarterien verbindet. Äste der Fußrückenarterie auf dem Fußrücken schließen sich zusammen und bilden einen Bogen, der Äste an die Zehen abgibt. Die Fußsohle wird von den Ästen der hinteren Schienbeinarterie reich mit Blut versorgt. Wenn diese Arterie in die Fußsohle mündet, teilt sie sich in die innere und äußere Fußsohlenarterie.

Körpersystem:	Herz-Kreislauf-System
Lage:	verzweigen sich durch den Fuß
Funktion:	versorgen das Fußgewebe mit sauerstoff- und nährstoffreichem Blut
Bestandteile:	vordere und hintere Schienbeinarterie, äußere und innere Fußsohlen arterie, Zehenarterien der Fußsohle und des Fußrückens, Mittelfuß-arterien der Fußsohle und des Fußrückens, Fußrückenarterie etc.
Verbundene Regionen:	Strukturen und Gewebe im Fuß

Rosenvenen (oberflächliche Hautvenen)

Es gibt zwei wichtige oberflächliche Venen im Bein, die große und die kleine Rosenvene. Die große Rosenvene ist die längste Vene im Körper. Sie entspringt am inneren Ende des Venenbogens des Fußrückens und zieht aufwärts Richtung Leiste. Auf ihrer Bahn verläuft die große Rosenvene vor dem inneren Fußknöchel, verbirgt sich hinter dem inneren Gelenkkopf des Oberschenkelknochens am Knie und fließt schließlich in die Oberschenkelvene in der Leiste ab. Die kleine Rosenvene entspringt am äußeren Ende des Venenbogens des Fußrückens und verläuft hinter dem äußeren Fußknöchel und in der Mitte der Wadenrückseite aufwärts. Am Knie mündet diese kleine Vene in die tiefe Kniekehlenvene. Die große und die kleine Rosenvene erhalten auf ihrem Weg Blut von vielen kleineren Venen und sind auch miteinander verbunden.

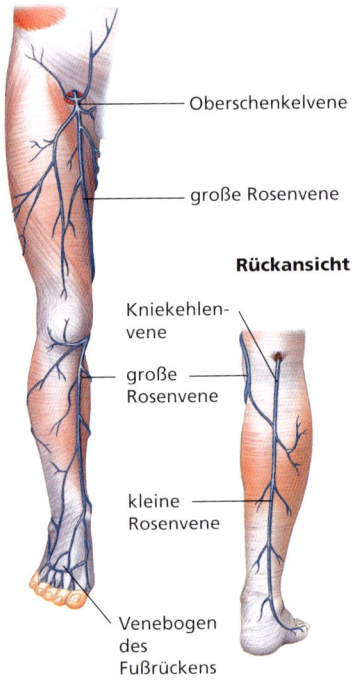

Oberschenkelvene

große Rosenvene

Rückansicht

Kniekehlenvene

große Rosenvene

kleine Rosenvene

Venebogen des Fußrückens

Körpersystem:	Herz-Kreislauf-System
Lage:	verlaufen vom Venenbogen des Fußrückens bis zur Oberschenkelvene in der Leiste
Funktion:	leiten sauerstoffarmes Blut vom Gewebe der unteren Gliedmaßen ab und bringen es zum Herzen zurück
Bestandteile:	große und kleine Rosenvene
Verbundene Regionen:	Strukturen und Gewebe der unteren Gliedmaßen

Tiefe Venen der unteren Gliedmaße

Die tiefen Venen der unteren Gliedmaße folgen demselben Muster wie die Arterien, die sie begleiten. Die tiefen Venen leiten sauerstoffarmes Blut von den Geweben der unteren Gliedmaße ab und erhalten außerdem Blut von den oberflächlichen Venen über kleine Verbindungsvenen, die perforierenden Venen. Obwohl von den tiefen Beinvenen als einzelne Venen gesprochen wird und diese auch als einzelne Venen abgebildet werden, sind viele von ihnen eigentlich paarig – je eine Vene auf beiden Seiten der Arterie. Diese paarigen Venen werden als begleitende Venen bezeichnet und kommen im ganzen Körper vor. Die wichtigsten tiefen Venen der unteren Gliedmaße sind die hintere Schienbeinvene (nicht abgebildet), die vordere Schienbeinvene, die Kniekehlenvene (nicht abgebildet) und die Oberschenkelvene. Die große Oberschenkelvene, die Fortführung der Kniekehlenvene, erhält Blut von den oberflächlichen Venen und läuft weiter aufwärts bis zur Leiste, wo sie zur äußeren Hüftvene wird.

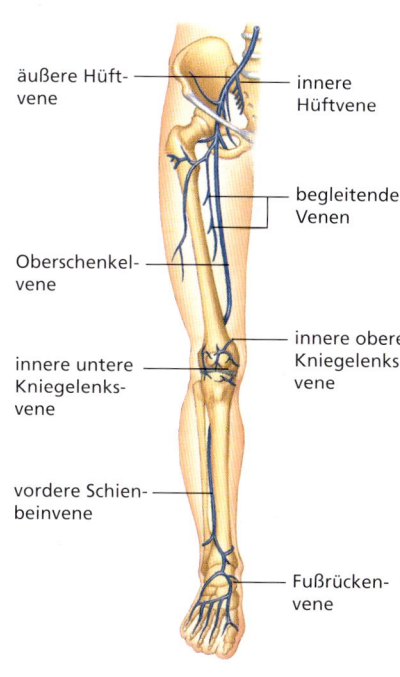

äußere Hüft-
vene

innere
Hüftvene

begleitende
Venen

Oberschenkel-
vene

innere obere
Kniegelenks-
vene

innere untere
Kniegelenks-
vene

vordere Schien-
beinvene

Fußrücken-
vene

Körpersystem:	Herz-Kreislauf-System
Lage:	verlaufen von der Fußrückenvene bis zur äußeren Hüftvene in der Leiste
Funktion:	leiten sauerstoffarmes Blut von den Geweben der unteren Gliedmaße ab und bringen es zum Herzen zurück
Bestandteile:	vordere und hintere Schienbeinvene, Kniekehlenvene und Oberschenkelvene
Verbundene Regionen:	Strukturen und Gewebe der unteren Gliedmaße

Klappen und Venenpumpe

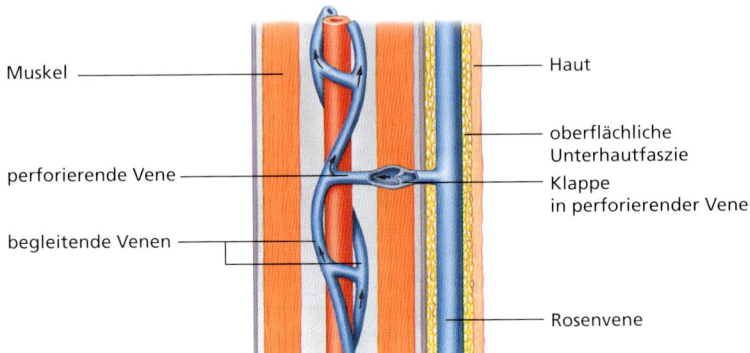

Muskel

Haut

oberflächliche
Unterhautfaszie

perforierende Vene

Klappe
in perforierender Vene

begleitende Venen

Rosenvene

Die Anordnung der Blutgefäße im Bein bedeutet, dass Blut von den oberflächlichen Venen durch die perforierenden Venen zu den tiefen Venen fließt. Sauerstoffarmes Blut wird dann gegen die Schwerkraft wieder durch den Körper Richtung Herz hinauftransportiert, unterstützt durch die massierenden Bewegungen der Wadenmuskeln, die diese tiefen Venen umgeben (Venenpumpe). Darüber hinaus enthalten Venen winzige Klappen, die den Rückfluss des Blutes verhindern. Diese Klappen sind sehr wichtig in den Venen der unteren Gliedmaße, da sie sicherstellen, dass das Blut in der Vene nach oben zum Herzen gedrückt wird, wenn sich die Muskeln zusammenziehen, anstatt zurück in die oberflächlichen Venen. Wenn die Klappen in den perforierenden Venen beschädigt werden, kann es vorkommen, dass Blut zurückfließt.

Körpersystem:	Herz-Kreislauf-System
Lage:	Venen in den unteren Gliedmaßen
Funktion:	bringen sauerstoffarmes Blut von den Geweben der unteren Gliedmaße zum Herzen zurück
Bestandteile:	Gefäße, Klappen
Verbundene Regionen:	Wadenmuskeln

Ischiasnerv

Der Ischiasnerv, der vom Oberschenkel bis zum Fuß verläuft,
versorgt die meisten Beinmuskeln
und ist der größte Nerv im Körper.
Eigentlich besteht er aus zwei Nerven –
dem Schienbeinnerv und dem gemeinsamen Wadenbeinnerv –, die durch
Bindegewebe miteinander verbunden
sind und ein breites Band bilden, das
die ganze Rückseite des Oberschenkels hinunter verläuft. Der Ischiasnerv entspringt einem Netzwerk aus
Nerven an der Basis der Wirbelsäule,
dem Kreuzbeingeflecht, und verlässt
das Becken durch eine Öffnung, das
große Sitzbeinloch. Er windet sich
unter dem großen Gesäßmuskel hindurch und den Oberschenkel entlang
nach unten. Über dem Knie verzweigt
er sich schließlich in den hinteren
Oberschenkelmuskel, wo sich die beiden Nerven normalerweise trennen,
um verschiedene Teile des Beins zu
versorgen. Manchmal variiert die
Ebene, auf der sich die Nerven trennen, doch selten verlassen sie das
große Sitzbeinloch als zwei getrennte
Nerven.

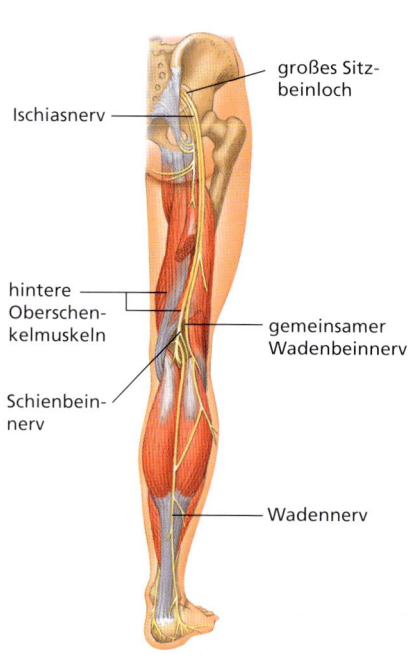

großes Sitz-
beinloch

Ischiasnerv

hintere
Oberschen-
kelmuskeln

gemeinsamer
Wadenbeinnerv

Schienbein-
nerv

Wadennerv

Körpersystem:	Nervensystem
Lage:	erstreckt sich vom Kreuzbeingeflecht in der Wirbelsäule bis zum Fuß
Funktion:	versorgt die Muskeln und andere Strukturen in den unteren Gliedmaßen mit Nerven
Bestandteile:	gemeinsamer Wadenbeinnerv, Schienbeinnerv
Verbundene Regionen:	Kreuzbeingeflecht, Muskeln und Gewebe der unteren Gliedmaße

Gemeinsamer Wadenbeinnerv

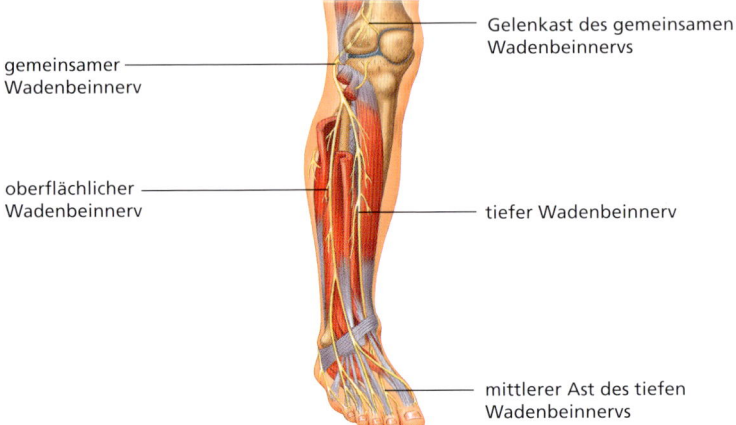

gemeinsamer Wadenbeinnerv

oberflächlicher Wadenbeinnerv

Gelenkast des gemeinsamen Wadenbeinnervs

tiefer Wadenbeinnerv

mittlerer Ast des tiefen Wadenbeinnervs

Der gemeinsame Wadenbeinnerv verlässt den Ischiasnerv im unteren Drittel des Oberschenkels und zieht um die äußere Seite des Unterschenkels herum abwärts, bevor er sich direkt unter dem Knie in zwei Teile aufteilt. Der oberflächliche Ast des Wadenbeinnervs versorgt den äußeren Abschnitt des Unterschenkels, in dem er sich befindet. Der tiefe Wadenbeinnerv verläuft vor der Zwischenknochenhaut, die das Schien- und das Wadenbein verbindet, und mündet schließlich über dem Knöchel in den Fuß. Diese beiden Äste versorgen auch das Kniegelenk und die Haut auf der äußeren Seite der Wade und dem Fußrücken. Dort, wo der gemeinsame Wadenbeinnerv um die äußere Seite des Unterschenkels verläuft, liegt er direkt unter der Haut, nahe am Wadenbeinkopf.

Körpersystem:	Nervensystem
Lage:	wandert als Ischiasnerv vom Kreuzbeingeflecht abwärts, teilt sich am Knie und erstreckt sich bis zum Fuß
Funktion:	versorgt die Gewebe der unteren Gliedmaße mit Nerven
Bestandteile:	gemeinsamer Wadenbeinnerv, oberflächlicher Ast und Gelenkast des Wadenbeinnervs, tiefer Wadenbeinnerv
Verbundene Regionen:	Ischiasnerv, Strukturen und Gewebe der unteren Gliedmaße

Schienbeinnerv

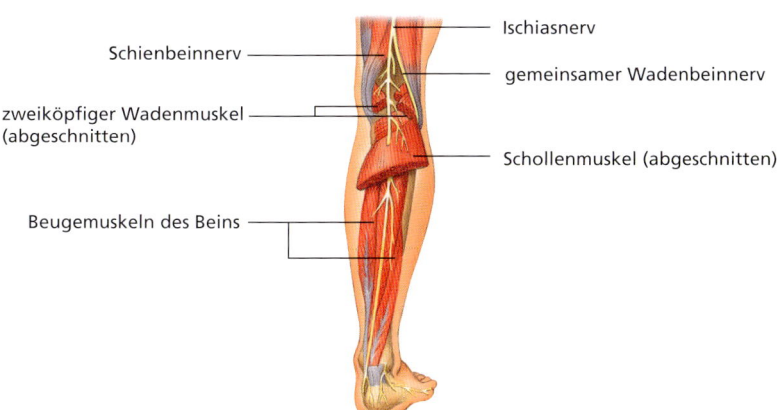

Ischiasnerv

Schienbeinnerv

gemeinsamer Wadenbeinnerv

zweiköpfiger Wadenmuskel
(abgeschnitten)

Schollenmuskel (abgeschnitten)

Beugemuskeln des Beins

Der größere der beiden Endäste des Ischiasnervs, der Schienbeinnerv, versorgt die Beugemuskeln des Beins – jene Muskeln, die die Gelenke eher beugen als sie gerade halten. Der Schienbeinnerv entspringt im unteren Drittel des Oberschenkels, wo er die hinteren Oberschenkelmuskeln versorgt. Dann trennt er sich vom gemeinsamen Wadenbeinnerv, bevor er unter dem großen zweiköpfigen Wadenmuskel und dem Schollenmuskel das Bein abwärts verläuft. Am Fußgelenk zieht er hinter dem inneren Knöchel entlang, bevor er sich in den inneren und den äußeren Fußsohlennerv aufteilt. Der Schienbeinnerv hat ebenfalls zwei Hautäste, die Hautbereiche versorgen, und zwar den Wadennerv und den inneren Fersenbeinnerv.

Körpersystem:	Nervensystem
Lage:	wandert als Ischiasnerv vom Kreuzbeingeflecht abwärts, teilt sich am Knie und erstreckt sich bis zum Fuß
Funktion:	versorgt die Gewebe der unteren Gliedmaße mit Nerven
Bestandteile:	Schienbeinnerv, Wadennerv, mittlerer Fersenbeinnerv
Verbundene Regionen:	Ischiasnerv, Strukturen und Gewebe der unteren Gliedmaße

Fußknöchel

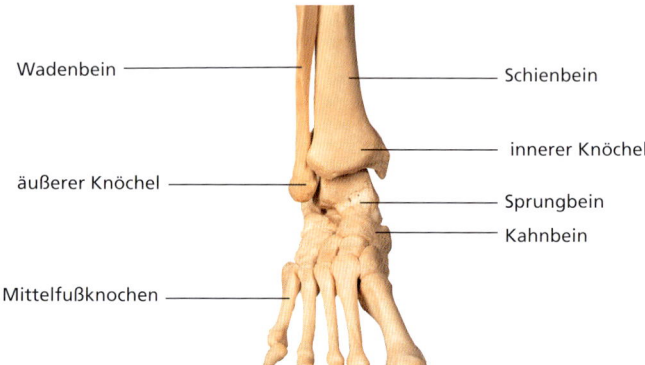

Wadenbein

Schienbein

innerer Knöchel

äußerer Knöchel

Sprungbein

Kahnbein

Mittelfußknochen

A m Sprunggelenk wird eine tiefe Gelenkpfanne von den unteren Enden des Schienbeins und des Wadenbeins gebildet, den Knochen des Unterschenkels. In diese Gelenkpfanne fügt sich die rollenförmige obere Fläche des Sprungbeins ein. Die Form der Knochen und die Stärke der umgebenden Bänder bedeuten, dass das Gelenk sehr stabil ist – ein wichtiges Merkmal für ein Gelenk, das so viel Gewicht trägt. Die Gelenkflächen (die Teile, die sich gegeneinander bewegen) des Sprunggelenks sind mit einer glatten hyalinen Knorpelschicht bedeckt. Dieser Knorpel ist von einer Gelenkinnenhaut umgeben, die eine zähe Flüssigkeit absondert und dabei hilft, das Gelenk zu schmieren. Der Fußknöchel ist ein Scharniergelenk und lässt Beugungen des Fußes nach oben (Dorsalflexion) und nach unten (Plantarflexion) zu.

Körpersystem:	Bewegungsapparat
Lage:	Schien- und Wadenbeinbasis
Funktion:	trägt das Körpergewicht, lässt Fußbewegungen in zwei Ebenen zu – Dorsalflexion und Plantarflexion
Bestandteile:	Unterseite des Schienbeins, äußerer Knöchel des Wadenbeins, innerer Knöchel des Schienbeins, Sprungbeinrolle
Verbundene Regionen:	Fußknochen

Bänder des Fußknöchels

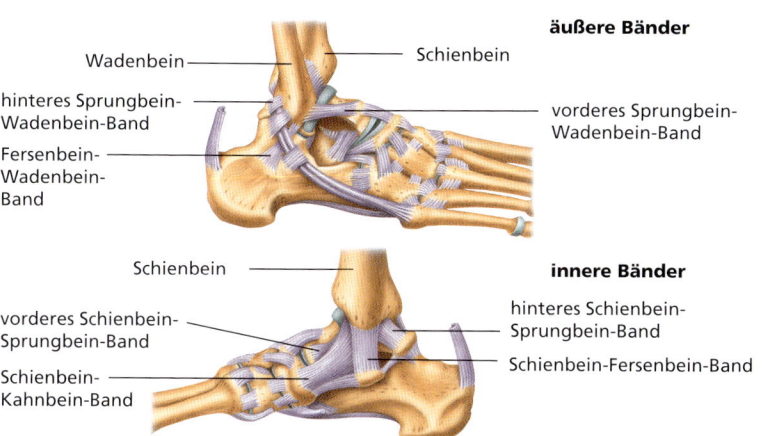

äußere Bänder

Wadenbein

Schienbein

hinteres Sprungbein-Wadenbein-Band

vorderes Sprungbein-Wadenbein-Band

Fersenbein-Wadenbein-Band

innere Bänder

Schienbein

hinteres Schienbein-Sprungbein-Band

vorderes Schienbein-Sprungbein-Band

Schienbein-Fersenbein-Band

Schienbein-Kahnbein-Band

Der Fußknöchel muss stabil sein, da er das gesamte Körpergewicht trägt. Verschiedene starke Bänder um den Knöchel helfen dabei, diese Stabilität zu erhalten, während sie gleichzeitig die nötige Bewegungsfreiheit zulassen. Wie die meisten Gelenke ist das Sprunggelenk in einer Kapsel aus robustem Bindegewebe eingeschlossen, die auf beiden Seiten durch das innere und das äußere Knöchelband verstärkt wird. Das innere Knöchelband, das auch als Deltaband bekannt ist, ist eine sehr starke Struktur, die sich von der Spitze des inneren Knöchels des Schienbeins in alle Richtungen auffächert. Jeder Teil des Bands ist nach den beiden Knochen benannt, die er verbindet. Das äußere Band ist das schwächere von beiden. Es besteht aus drei unterschiedlichen Bändern fibrösen Gewebes.

Körpersystem:	Bewegungsapparat
Lage:	umgeben das Sprunggelenk
Funktion:	stärken das Sprunggelenk und lassen gleichzeitig eine große Anzahl an Bewegungen zu
Bestandteile:	hinteres Sprungbein-Wadenbein-Band, vorderes Sprungbein-Wadenbein-Band, Fersenbein-Wadenbein-Band, vorderes Schienbein-Sprungbein-Band, Schienbein-Kahnbein-Band etc.
Verbundene Regionen:	Knochen des Fußknöchels und des Fußes

Fußwurzelknochen

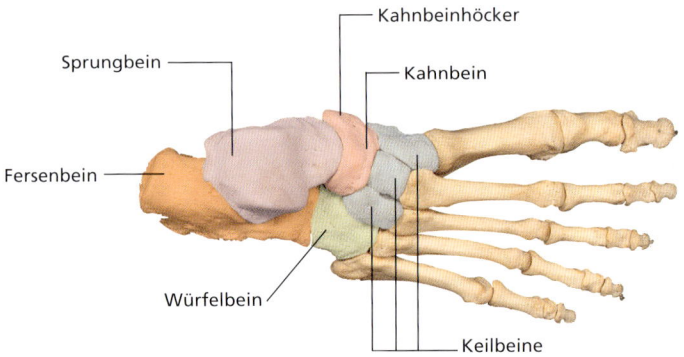

Kahnbeinhöcker

Sprungbein

Kahnbein

Fersenbein

Würfelbein

Keilbeine

Der menschliche Fuß besteht aus insgesamt 26 Knochen, sieben davon sind Fußwurzelknochen. Das Sprungbein ist mit dem Schien- und dem Wadenbein am oberen Sprunggelenk verbunden und trägt das volle Gewicht des Körpers. Es liegt über dem Fersenbein und ist der größte der Fußwurzelknochen. Das Kahnbein ist ein relativ kleiner Knochen mit einem Fortsatz (Kahnbeinhöcker), das aufgrund seines bootähnlichen Aussehens so genannt wird. Unterhalb des Kahnbeins liegt das Würfelbein, ein Knochen, der in etwa die Form eines Würfels hat. Es befindet sich auf der äußeren Seite des Fußes und hat eine Furche auf seiner Unterseite, die den Durchgang einer Muskelsehne ermöglicht. Die drei Keilbeine sind nach ihrer Lage benannt: inneres, mittleres und äußeres Keilbein. Das innere Keilbein ist der größte dieser keilförmigen Knochen.

Körpersystem:	Bewegungsapparat
Lage:	zwischen Schien- und Wadenbein und den Mittelfußknochen
Funktion:	geben dem Fuß Struktur und ermöglichen Bewegungen; tragen das Körpergewicht und fördern das Gleichgewicht
Bestandteile:	Sprungbein, Fersenbein, Kahnbein, Keilbeine, Würfelbein
Verbundene Regionen:	Schienbein, Wadenbein, Fußknochen

Fersenbein

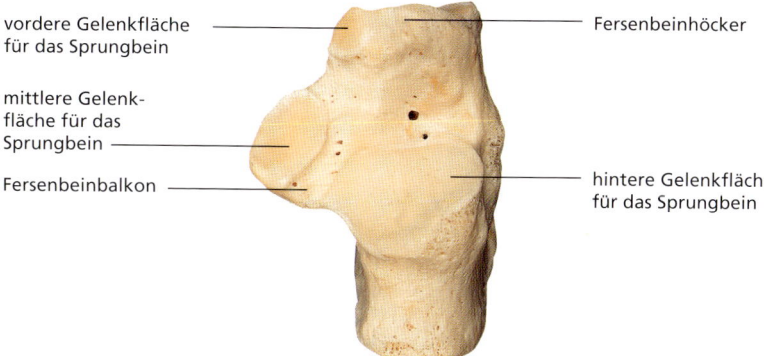

vordere Gelenkfläche
für das Sprungbein

mittlere Gelenk-
fläche für das
Sprungbein

Fersenbeinbalkon

Fersenbeinhöcker

hintere Gelenkfläche
für das Sprungbein

Das Fersenbein ist der größte Knochen im Fuß und kann leicht unter der Haut als Ferse gefühlt werden. Es ist ein großer, starker Knochen und hat die wichtige Aufgabe, das Körpergewicht vom Sprungbein zum Boden zu übertragen. Anhand seiner Gelenkflächen bildet das Fersenbein Gelenke mit dem Sprungbein über sich und dem Würfelbein vor sich. Die Innenfläche des Fersenbeins hat einen Vorsprung, den Fersenbeinbalkon, der den Kopf des Sprungbeins stützt. Auf der Unterseite dieses Vorsprungs befindet sich eine Furche für den Durchgang einer langen Sehne. Auf der Rückseite des Fersenbeins befindet sich eine raue Wölbung, der Fersenbeinhöcker, der beim Stehen mit dem Boden in Kontakt kommt. Auf halbem Wege nach oben findet sich eine Kante, die den Ansatzpunkt für die Achillessehne anzeigt.

Körpersystem:	Bewegungsapparat
Lage:	unter dem Sprungbein auf der Rückseite des Fußes
Funktion:	gibt dem Fuß Struktur und ermöglicht Bewegungen; trägt das Körpergewicht und fördert das Gleichgewicht
Bestandteile:	Gelenkflächen, Fersenbeinhöcker, Fersenbeinbalkon
Verbundene Regionen:	Fußknochen

Mittelfußknochen und Zehenglieder

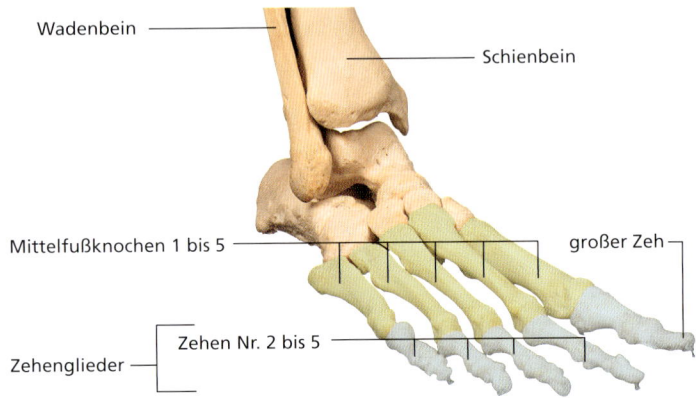

Wadenbein

Schienbein

Mittelfußknochen 1 bis 5

großer Zeh

Zehen Nr. 2 bis 5

Zehenglieder

Die Mittelfußknochen und Zehenglieder im Fuß sind Miniatur-Langknochen (bestehend aus einer Basis, einem Schaft und einem Kopf), die für die Stabilität des Fußes sorgen. Die Basen der Mittelfußknochen bilden mit den Fußwurzelknochen in der Mitte des Fußes und die Köpfe mit den Zehengliedern der jeweiligen Zehen Gelenke aus. Die Mittelfußknochen sind von eins bis fünf durchnummeriert, beginnend mit dem innersten, der hinter dem großen Zeh liegt. Der erste Mittelfußknochen ist kürzer und kräftiger als der Rest und bildet mit dem ersten Zehenglied des großen Zehs ein Gelenk. Es gibt 14 Zehenglieder im Fuß, die kleiner und weniger beweglich als die Fingerglieder, aber gleich angeordnet sind. Jeder Zeh hat drei Zehenglieder, abgesehen vom großen Zeh (Hallux), der nur zwei besitzt.

Körpersystem:	Bewegungsapparat
Lage:	erstrecken sich von den Fußwurzelknochen
Funktion:	geben dem Fuß Struktur und ermöglichen Bewegungen; tragen das Körpergewicht und fördern das Gleichgewicht
Bestandteile:	Mittelfußknochen 1 bis 5, Zehenglieder 1 bis 14
Verbundene Regionen:	Fußwurzelknochen, Schienbein, Wadenbein

Bänder des Fußes

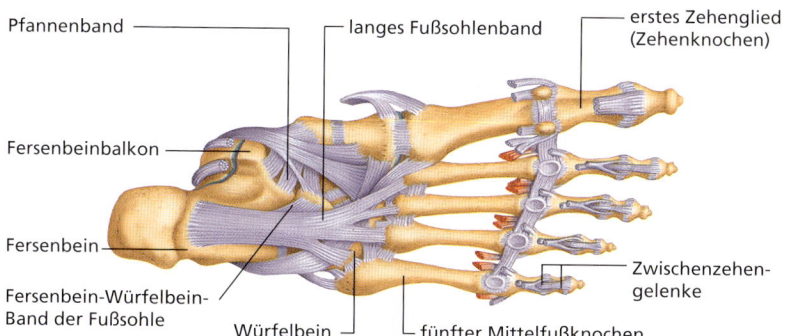

Pfannenband — langes Fußsohlenband — erstes Zehenglied (Zehenknochen)

Fersenbeinbalkon —

Fersenbein —

Fersenbein-Würfelbein-Band der Fußsohle — Würfelbein — fünfter Mittelfußknochen

Zwischenzehengelenke

Ansicht der Fußunterseite

Die Fußknochen sind so angeordnet, dass sie brückenartige Bögen bilden, die dem Fuß die nötige Flexibilität geben, um unebenen Grund zu bewältigen, während er das Körpergewicht trägt. Die Fußbögen werden von zahlreichen Bändern gestützt, die auf der Fußsohlenseite der Knochen liegen und für eine feste, jedoch flexible Basis sorgen. Es gibt drei Hauptbänder: das Pfannenband, das lange Fußsohlenband und das Fersenbein-Würfelbein-Band. Viele andere Bänder stützen die langen Mittelfußknochen und die Zehenglieder und verbinden sie miteinander. Die Mittelfußknochen sind durch Bänder, die auf ihren beiden Oberflächen durch den Fuß verlaufen, mit den Fußwurzelknochen sowie untereinander verbunden.

Körpersystem:	Bewegungsapparat
Lage:	auf der Fußsohlenseite des Fußes
Funktion:	sorgen für eine feste, flexible Basis, die die Fußbögen stützt
Bestandteile:	Pfannenband, langes Fußsohlenband, Fersenbein-Würfelbein-Band
Verbundene Regionen:	Fußknochen

Fußgelenke

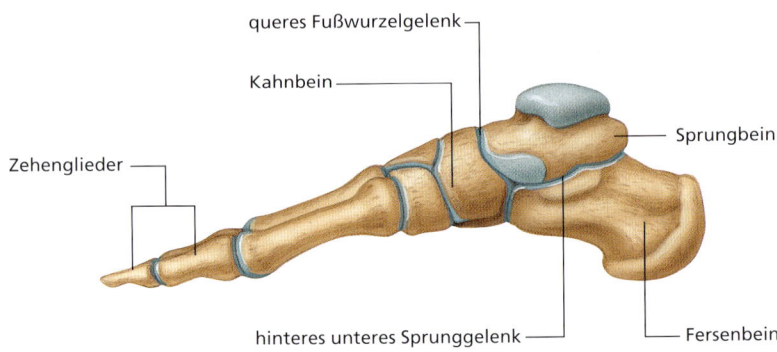

queres Fußwurzelgelenk

Kahnbein

Sprungbein

Zehenglieder

hinteres unteres Sprunggelenk

Fersenbein

Das Sprunggelenk erlaubt es dem Fuß nur, sich nach oben und nach unten zu bewegen. Andere Fußbewegungen, zum Beispiel die Auswärtsdrehung, bei der der Fuß nach außen zeigt, oder die Einwärtsdrehung, bei der der Fuß nach innen zeigt, finden weiter unten am Fuß an zwei Gelenken statt: dem queren Fußwurzelgelenk und dem hinteren unteren Sprunggelenk. Das quere Fußwurzelgelenk ist ein kompliziertes Gelenk, das von den angrenzenden Gelenkflächen von Teilen des Fersenbeins, des Sprungbeins, des Kahn- und des Würfelbeins gebildet wird. Das hintere untere Sprunggelenk wird dort gebildet, wo das Sprungbein sich gegen das Fersenbein bewegt. Es gibt viele andere kleine echte (mit Flüssigkeit gefüllte) Gelenke im Fuß, wo Knochen auf Knochen trifft. Allerdings werden diese normalerweise von robusten Bändern fest zusammengehalten, sodass kaum Bewegungen möglich sind.

Körpersystem:	Bewegungsapparat
Lage:	zwischen den Fußknochen
Funktion:	lassen Bewegungen des Fußes zu, während gleichzeitig die Stabilität erhalten bleibt
Bestandteile:	queres Fußwurzelgelenk, hinteres unteres Sprunggelenk
Verbundene Regionen:	Knochen, Muskeln und Bänder des Fußes

Haltebänder des Fußknöchels

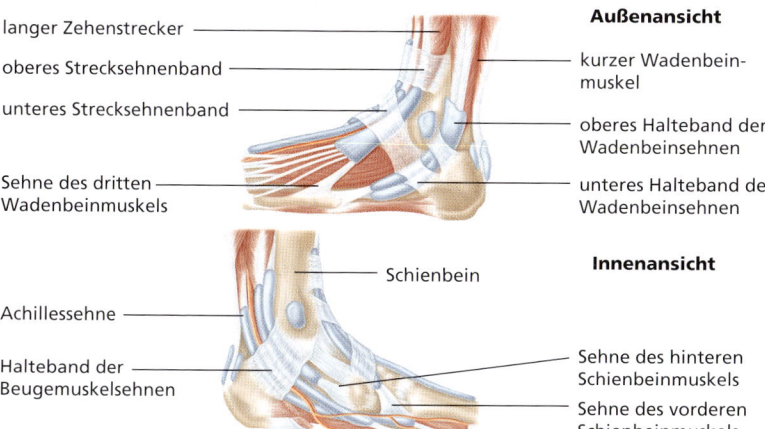

langer Zehenstrecker

oberes Strecksehnenband

unteres Strecksehnenband

Sehne des dritten Wadenbeinmuskels

Außenansicht

kurzer Wadenbeinmuskel

oberes Halteband der Wadenbeinsehnen

unteres Halteband der Wadenbeinsehnen

Schienbein

Achillessehne

Halteband der Beugemuskelsehnen

Innenansicht

Sehne des hinteren Schienbeinmuskels

Sehne des vorderen Schienbeinmuskels

Viele der Muskeln, die den Fuß bewegen, gehören zu denen der unteren Wade, und lange Sehnen sind nötig, um sie bis zu den Fußknochen zu strecken. Wo diese Sehnen das Sprunggelenk kreuzen, werden sie von einer Reihe von fibrösen Bändern oder Haltebändern fest an ihrem Platz gehalten. Es gibt vier Haupthaltebänder: das obere und das untere Strecksehnenband, die beide die Streckmuskeln halten, das Halteband der Wadenbeinsehnen, das die Sehnen des Wadenbeinmuskels an ihrem Platz hält, und das Halteband der Beugemuskelsehnen, das die langen Beugesehnen hält. Wenn die Muskeln des Unterschenkels den Fuß und die Zehen bewegen, laufen die langen Sehnen vor und zurück an den Knochen des Fußknöchels entlang. Um Reibung zu verhindern, sind sie in einer Sehnenscheide eingeschlossen, die mit Flüssigkeit gefüllt ist.

Körpersystem:	Bewegungsapparat
Lage:	um den Knöchel und den oberen Fuß herum
Funktion:	halten die Muskelsehnen an ihrem Platz und sorgen für die Stabilität des Fußes
Bestandteile:	oberes und unteres Strecksehnenband, Halteband der Wadenbeinsehnen, Halteband der Beugemuskelsehnen
Verbundene Regionen:	Muskeln und Knochen des Unterschenkels und des Fußes

Muskeln auf der Fußoberseite

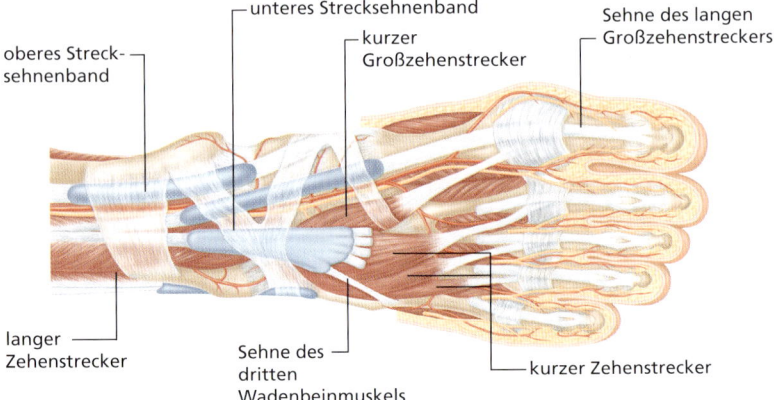

oberes Streck-sehnenband

unteres Strecksehnenband

kurzer Großzehenstrecker

Sehne des langen Großzehenstreckers

langer Zehenstrecker

Sehne des dritten Wadenbeinmuskels

kurzer Zehenstrecker

Die meisten Muskeln im Fuß, die Innenmuskeln, liegen in der Fußsohle; in der Fußober- beziehungsweise Fußrückenseite gibt es lediglich zwei Muskeln. Der kurze Zehenstrecker und der kurze Großzehenstrecker sind, wie es der Name schon sagt, kurze Muskeln, die die ersten vier Zehen hochziehen (strecken). Der kurze Zehenstrecker kommt von der oberen Außenseite des Fersenbeins und dem unteren Strecksehnenband und teilt sich in drei Teile auf, von denen jeder eine Sehne besitzt, die am zweiten, dritten oder vierten Zeh ansetzt. Der kurze Großzehenstrecker ist eigentlich Teil des kurzen Zehenstreckers; er verläuft abwärts und setzt am großen Zeh an, von dem auch sein Name abgeleitet ist.

Körpersystem:	Bewegungsapparat
Lage:	auf der Fußrückenseite; erstrecken sich bis zu den ersten vier Zehen
Funktion:	strecken die ersten vier Zehen
Bestandteile:	kurzer Zehenstrecker, kurzer Großzehenstrecker
Verbundene Regionen:	Knochen, Muskeln und Sehnen des Fußes

Fußsohlenmuskeln

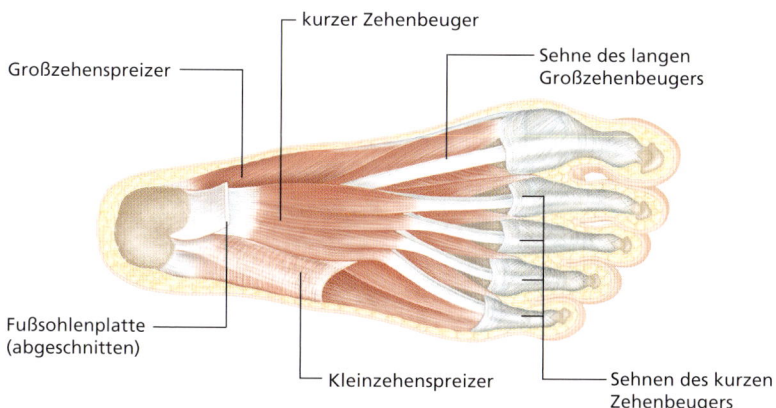

kurzer Zehenbeuger

Großzehenspreizer

Sehne des langen Großzehenbeugers

Fußsohlenplatte (abgeschnitten)

Kleinzehenspreizer

Sehnen des kurzen Zehenbeugers

Die Fußsohle besitzt vier Schichten innen liegender Muskeln, die mit den von außen kommenden Muskeln (den Muskeln im Unterschenkel) zusammenarbeiten, um den unterschiedlichen Anforderungen des Fußes gerecht zu werden. Die oberflächlichste Schicht der Fußsohlenmuskeln befindet sich direkt unter einer dicken Bindegewebsschicht, der Fußsohlenplatte. Der Großzehenspreizer liegt an der inneren Grenze der Fußsohle und dient dazu, den großen Zeh abzuspreizen und zu beugen. Der kurze Zehenbeuger ist ein fleischiger Muskel im Zentrum der Fußsohle, dessen vier Sehnen an jedem der äußeren vier Zehen ansetzen. Eine Kontraktion dieses Muskels führt dazu, dass sich die Zehen krümmen. Auf der äußeren Seite der Fußsohle befindet sich der Kleinzehenspreizer, der den kleinen Zeh spreizt und beugt.

Körpersystem:	Bewegungsapparat
Lage:	unter der Fußsohlenplatte in der Fußsohle
Funktion:	spreizen und beugen die Zehen
Bestandteile:	Großzehenspreizer, kurzer Zehenbeuger, Kleinzehenspreizer
Verbundene Regionen:	Knochen, Muskeln und Sehnen des Fußes

Skelett

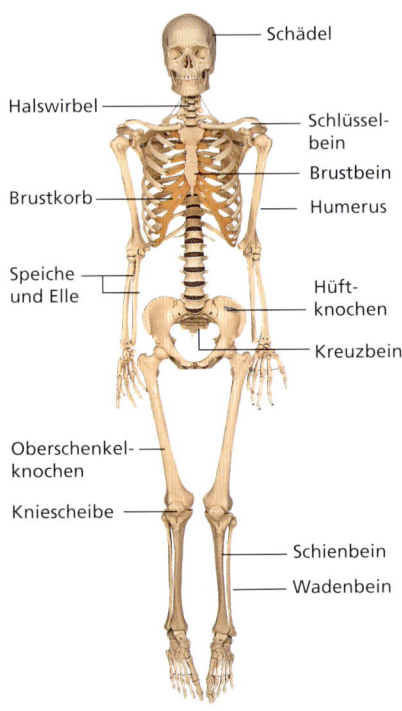

- Schädel
- Halswirbel
- Schlüsselbein
- Brustbein
- Brustkorb
- Humerus
- Speiche und Elle
- Hüftknochen
- Kreuzbein
- Oberschenkelknochen
- Kniescheibe
- Schienbein
- Wadenbein

Das Skelett besteht aus Knochen und Knorpel und ist für etwa ein Fünftel des Körpergewichts verantwortlich. Der Schädel, die Wirbelsäule und der Brustkorb werden als Rumpfskelett bezeichnet; die Knochen der Gliedmaße bilden zusammen mit dem Schulter- und dem Beckengürtel das Gliedmaßenskelett. Das Skelett erfüllt zahlreiche wichtige Funktionen. Es sorgt für ein Stützgerüst für den Körper und hält die weichen inneren Organe an ihrem Platz. Das Gehirn und das Rückenmark werden vom Schädel und von der Wirbelsäule geschützt, während der Brustkorb das Herz und die Lungen schützt. Im ganzen Körper sind Muskeln mit den Knochen verbunden und bewirken dadurch eine Hebelkraft für Bewegungen. Mineralien wie Kalzium und Phosphat sind in den Knochen gespeichert und Blutzellen werden in der Markhöhle einiger Knochen gebildet.

Körpersystem:	Bewegungsapparat
Lage:	erstreckt sich vom Schädel bis zu den Zehen
Funktion:	bildet Gerüst für den restlichen Körper, schützt lebenswichtige Organe; ermöglicht Bewegungen, indem es Ansatzstellen für Muskeln zur Verfügung stellt, speichert Mineralien, produziert Blutzellen
Bestandteile:	über 200 verschiedene Knochen, Knorpel
Verbundene Regionen:	Organe und Gewebe des Körpers

Gelenkarten

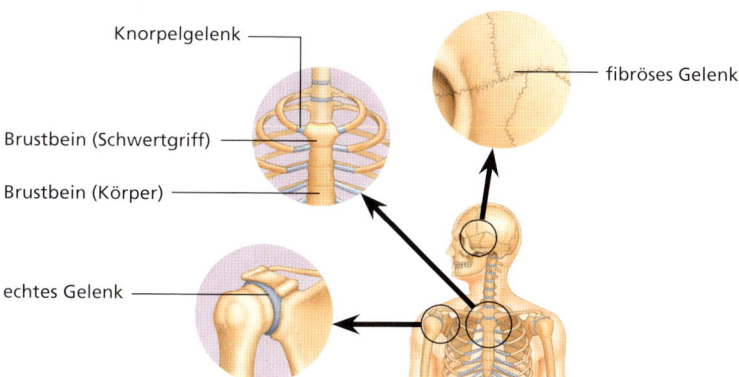

Knorpelgelenk

fibröses Gelenk

Brustbein (Schwertgriff)

Brustbein (Körper)

echtes Gelenk

Ein Gelenk bildet sich dort, wo sich zwei oder mehrere Knochen treffen; es ermöglicht Bewegungen und bietet Unterstützung. Die Gelenke des Körpers können in drei Hauptstrukturgruppen unterteilt werden – fibröse, knorpelige und echte. Knochen, die durch ein fibröses Gelenk miteinander verbunden sind, beispielsweise die Schädelknochen, werden durch das Protein Kollagen zusammengehalten, das, wenn überhaupt, nur wenig Bewegung zulässt. Knorpelgelenke verhindern ebenfalls Bewegungen, können sich aber unter Druck »entspannen« und dadurch Flexibilität zulassen. Die Knochenenden in Knorpelgelenken, wie die zwischen Brustbein und Rippen, sind mit hyalinem Knorpel bedeckt und durch robusten Faserknorpel verbunden. Echte Gelenke lassen leichte Bewegungen zwischen Knochen zu und enthalten eine Flüssigkeit, die das Gelenk schmiert.

Körpersystem:	Bewegungsapparat
Lage:	zwischen Knochen
Funktion:	verbinden Knochen und erlauben teilweise Bewegungen und Flexibilität
Bestandteile:	fibröses Gelenk, knorpeliges Gelenk, echtes Gelenk
Verbundene Regionen:	Knochen, Bänder, Muskeln

Skelettmuskeln

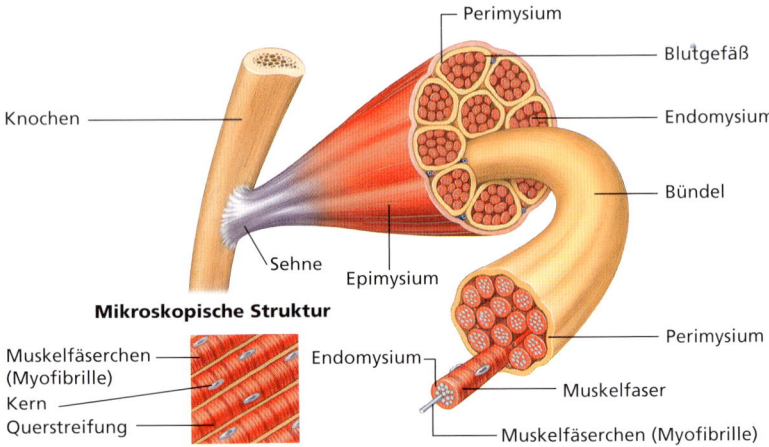

Perimysium
Blutgefäß
Knochen
Endomysium
Bündel
Sehne
Epimysium
Perimysium
Muskelfaser
Muskelfäserchen (Myofibrille)

Mikroskopische Struktur

Muskelfäserchen (Myofibrille)
Kern
Querstreifung
Endomysium

Die bekanntesten Muskeln im Körper sind die Skelettmuskeln (auch als willkürliche oder quer gestreifte Muskulatur bezeichnet), von denen viele unter der Haut sichtbar sind. Skelettmuskeln sind für Bewegungen verantwortlich und stehen unter willkürlicher Kontrolle, obwohl sie sich in einer Reflexhandlung auch unwillkürlich zusammenziehen können. Die Fasern der Skelettmuskeln sind durch Bindegewebe (Epimysium) miteinander verbunden und durch eine Hülle (Perimysium) in Gruppen oder Bündel unterteilt. Innerhalb dieser Bündel ist jede Muskelfaser von Hüllgewebe (Endomysium) umgeben. Der ganze Muskel ist mit einem Knochen durch ein robustes fibröses Band, die Muskelsehne, verbunden. Skelettmuskeln können sich stark zusammenziehen, wodurch sehr viel Kraft freigesetzt wird, sie können aber auch feine, zarte Bewegungen ermöglichen.

Körpersystem:	Bewegungsapparat
Lage:	im ganzen Körper
Funktion:	ermöglichen willkürliche Bewegungen
Bestandteile:	Sehne, Bindegewebe (Epimysium), Muskelhüllgewebe (Perimysium), Hüllgewebe (Endomysiom), Bündel, Fasern
Verbundene Regionen:	Knochen, Bänder

Glatte (unwillkürliche) Muskeln

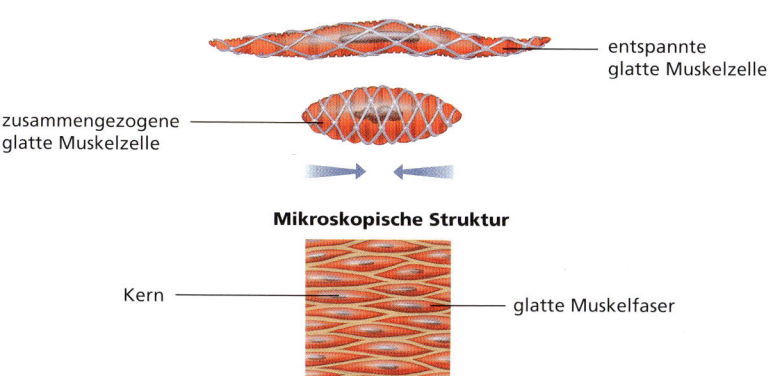

entspannte
glatte Muskelzelle

zusammengezogene
glatte Muskelzelle

Mikroskopische Struktur

Kern

glatte Muskelfaser

Glatte Muskeln werden so genannt, weil sie bei Betrachtung unter dem Mikroskop keine Querstreifung aufweisen. Sie werden auch als unwillkürliche Muskeln bezeichnet, da ihre Bewegungen nicht unter die bewusste Kontrolle eines Individuums fallen, sondern vom vegetativen Nervensystem reguliert werden. Glatte Muskeln lassen sich in den Wänden der Hohlorgane im Körper finden, zum Beispiel dem Darm, den Blutgefäßen und der Harnblase. Hier regulieren sie die Größe des Hohlraums und verursachen in einigen Organen (beispielsweise den Gedärmen und den Harnleitern) wellenartige Kontraktionen (Peristaltik). Glatte Muskeln lassen sich auch in der Haut, wo sie auf die Haare wirken, sowie im Augapfel finden, wo sie die Dicke der Linse und die Größe der Pupille bestimmen.

Körpersystem:	verschiedene Systeme
Lage:	Darm, Blutgefäße, Harnblase, Harnleiter, Haut, Auge etc.
Funktion:	regulieren die Größe des Hohlraums von Organen, ermöglichen Kontraktionen, verändern die Dicke der Linse und die Größe der Pupille
Bestandteile:	glatte Muskelfasern
Verbundene Regionen:	vegetatives Nervensystem

Arterieller Kreislauf

Die Rolle des Arteriensystems besteht darin, Blut vom Herzen zu transportieren, um die Körpergewebe zu nähren. Sauerstoffreiches Blut von den Lungen wird mithilfe des Herzens zuerst in die Hauptschlagader gepumpt. Äste der Hauptschlagader wiederum verlaufen zum Kopf, zu den oberen Gliedmaßen, dem Rumpf und den unteren Gliedmaßen. Diese großen Äste versorgen kleinere Äste, die sich mehrfach aufteilen, bis sie zu winzigen Arteriolen werden, die die Gewebe und die Organe des Körpers versorgen. Die Wände der Arterien sind elastisch und muskulös, sodass die Arterien dem hohen Druck standhalten können, wenn das Herz Blut in das Arteriensystem pumpt. Die meisten Arterien liegen ziemlich tief im Körper, wodurch sie vor Schäden geschützt werden. Wird eine Arterie verletzt, kann aufgrund des hohen Drucks innerhalb des Gefäßes sehr viel Blut binnen kurzer Zeit verloren werden.

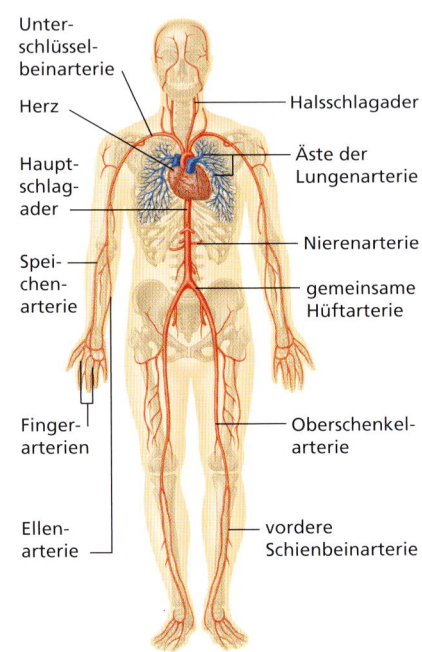

Körpersystem:	Herz-Kreislauf-System
Lage:	im ganzen Körper
Funktion:	versorgt alle Organe und die Gewebe des Körpers mit Nährstoffen und Sauerstoff
Bestandteile:	zahlreiche Arterien und Arteriolen
Verbundene Regionen:	Herz, Venenkreislauf

Venensystem

Das Venensystem transportiert Blut von den Geweben zurück zum Herzen. Dieses Blut wird anschließend durch den Lungenkreislauf gepumpt, um ihm wieder Sauerstoff zuzufügen, bevor es erneut in den Körperkreislauf eintritt. Venen haben ihren Ursprung in winzigen Venolen, die Blut von den Kapillargefäßen erhalten. Die Venen vereinen sich immer mehr und bilden zunehmend größere Gefäße, bis die beiden Hauptsammelvenen des Körpers, die obere und die untere Hohlvene, entstehen. Diese beiden großen Venen leiten direkt ins Herz ab. Zu jedem Zeitpunkt befinden sich zirka 65 Prozent des gesamten Blutvolumens im Venensystem. Venen haben dünnere Wände als Arterien und liegen oberflächlicher im Körper. Darüber hinaus gibt es keinen Pumpmechanismus, der das Blut durch das System treibt. Deshalb benötigen die Venen eingebaute Klappen, um zu verhindern, dass Blut zurückfließt.

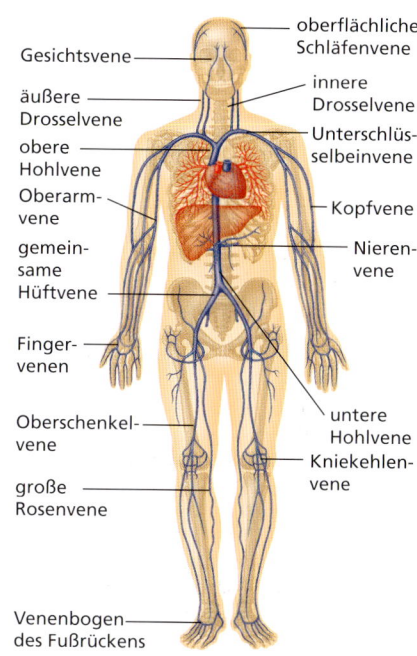

- oberflächliche Schläfenvene
- Gesichtsvene
- innere Drosselvene
- äußere Drosselvene
- Unterschlüsselbeinvene
- obere Hohlvene
- Oberarmvene
- Kopfvene
- gemeinsame Hüftvene
- Nierenvene
- Fingervenen
- Oberschenkelvene
- untere Hohlvene
- Kniekehlenvene
- große Rosenvene
- Venenbogen des Fußrückens

Körpersystem:	Herz-Kreislauf-System
Lage:	im ganzen Körper
Funktion:	bringt sauerstoffarmes Blut von den Organen und den Geweben zum Herzen zurück
Bestandteile:	zahlreiche Venen und Venolen
Verbundene Regionen:	Arteriensystem, Herz

Lungenkreislauf

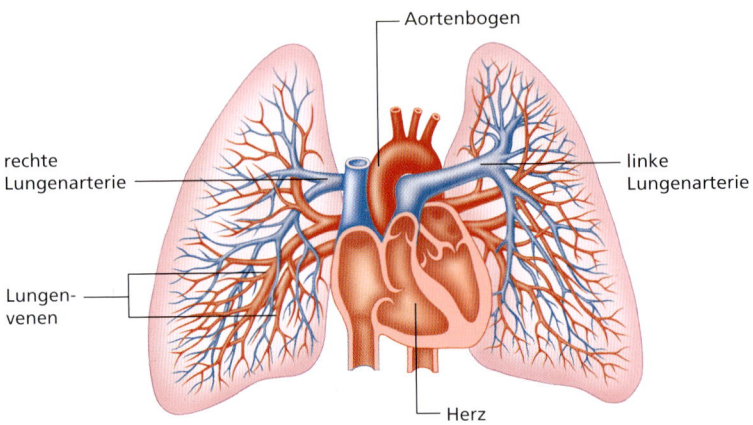

Aortenbogen

rechte
Lungenarterie

linke
Lungenarterie

Lungen-
venen

Herz

Der Lungenkreislauf erlaubt es dem Blut, in engen Kontakt mit den Lungenbläschen zu treten, sodass Sauerstoff ins Blut und Kohlendioxid in die Lungen zur Ausscheidung übertreten können. Mit jedem Herzschlag wird über die rechte und die linke Lungenarterie sauerstoffarmes Blut von der rechten Herzkammer in die Lungen gepumpt. Nach vielen Aufteilungen der Arterien fließt das Blut durch ein dichtes Netzwerk aus Kapillargefäßen, das die Lungenbläschen umgibt, und wird wieder mit Sauerstoff angereichert. Dieses frisch mit Sauerstoff versorgte Blut gelangt schließlich in die vier Lungenvenen, die zur linken Herzvorkammer zurückführen. Von hier aus wird das Blut in den Arterienkreislauf gepumpt, um die Gewebe zu nähren.

Körpersystem:	Herz-Kreislauf-System
Lage:	Gefäße erstrecken sich vom Herzen zu den Lungen
Funktion:	ermöglicht es dem Blut, mit den funktionellen Strukturen der Lunge – den Lungenbläschen – in Kontakt zu treten, damit ein Gasaustausch stattfinden kann
Bestandteile:	Lungenarterien, Lungenvenen
Verbundene Regionen:	Herz, Lungenbläschen

Peripheres Nervensystem

Das Nervensystem des Körpers wird in zwei Teile unterteilt: das zentrale Nervensystem (ZNS), das aus dem Gehirn und dem Rückenmark besteht, sowie das periphere Nervensystem (PNS). Letzteres verfügt über drei Hauptbestandteile: sensorische Rezeptoren – spezialisierte Nervenenden, die zum Beispiel Informationen über Temperatur, Schmerz oder Berührung erhalten –, motorische Nervenenden – durch die sich die Muskeln, auf denen sie liegen, als Reaktion auf ein Signal vom ZNS zusammenziehen – und periphere Nerven – Nervenfaserbündel, die Informationen zum zentralen Nervensystem hin und von dort zurückbringen. Einige der peripheren Nerven, wie die zwölf Paare Hirnnerven, entspringen direkt dem Gehirn und empfangen Informationen vom Hals und vom Kopf, wodurch eine Kontrolle über diese Bereiche möglich wird. Die Rückenmarksnerven entspringen dem Rückenmark und enthalten tausende von Nervenfasern, die den Rest des Körpers versorgen.

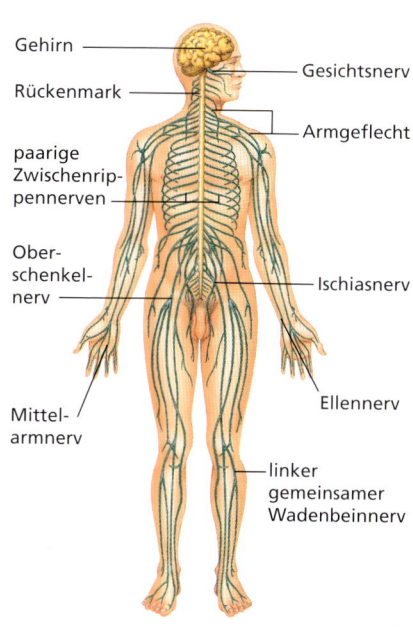

Gehirn

Gesichtsnerv

Rückenmark

Armgeflecht

paarige Zwischenrippennerven

Oberschenkelnerv

Ischiasnerv

Ellennerv

Mittelarmnerv

linker gemeinsamer Wadenbeinnerv

Körpersystem:	Nervensystem
Lage:	Hirnnerven kommen vom Hirnstamm, Rückenmarksnerven vom Rückenmark.
Funktion:	ermöglicht eine Kontrolle über den Kopf und den Hals, versorgt den Körper mit sensorischen und motorischen Nerven
Bestandteile:	zwölf Paar Hirnnerven, 31 Paar Rückenmarksnerven
Verbundene Regionen:	Gehirn, Rückenmark

Nervenzellen

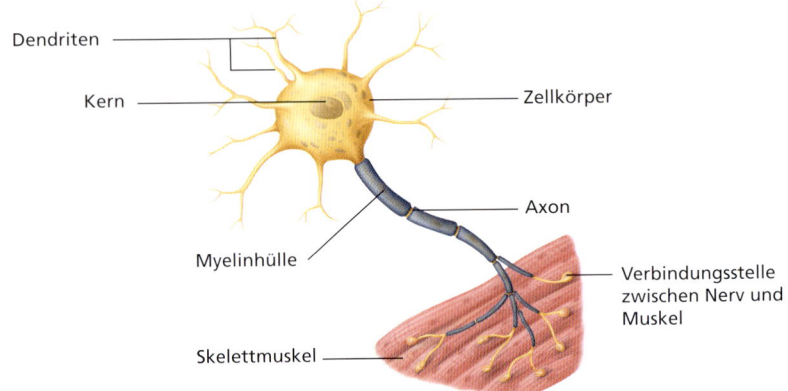

Dendriten

Kern

Zellkörper

Axon

Myelinhülle

Verbindungsstelle zwischen Nerv und Muskel

Skelettmuskel

Das Gewebe des Nervensystems besteht aus zwei Zellsorten: den Neuronen oder Nervenzellen, die Informationen in Form von elektrischen Signalen übermitteln, und den Gliazellen, den kleineren unterstützenden Zellen, die diese umgeben. Nervenzellen sind die großen, hochspezialisierten Zellen des Nervensystems, deren Funktion darin besteht, Informationen zu empfangen und durch den Körper zu leiten. Sie besitzen alle einen einzigen Zellkörper, von dem zahlreiche Dendriten (sich verästelnde Fortsätze) ausgehen. Jede Nervenzelle besitzt außerdem ein langes Axon (Fortsatz einer Nervenzelle), das elektrische Impulse vom Zellkörper wegtransportiert und von einer isolierenden Hülle, der Myelinhülle, umgeben ist. Nervenzellen können sich nicht teilen, um sich zu regenerieren, wenn sie beschädigt werden, und haben deshalb ein sehr langes Leben.

Körpersystem:	Nervensystem
Lage:	im ganzen Körper
Funktion:	übermitteln Informationen in Form von elektrischen Impulsen
Bestandteile:	Zellkörper, Dendriten, Axon, Myelinhülle
Verbundene Regionen:	Körpergewebe, Nervensystem

Myelinhülle

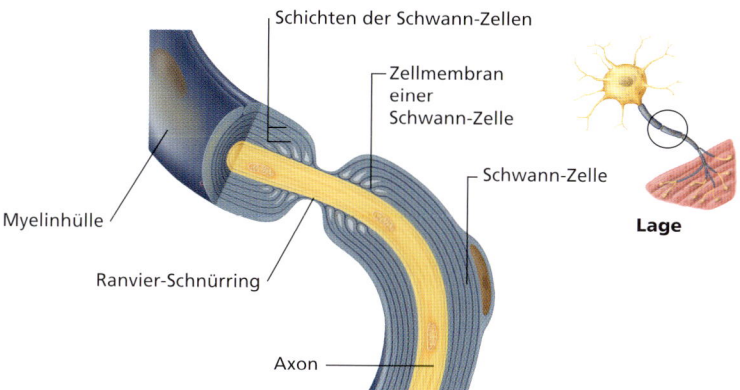

Schichten der Schwann-Zellen

Zellmembran einer Schwann-Zelle

Schwann-Zelle

Myelinhülle

Ranvier-Schnürring

Lage

Axon

Die Geschwindigkeit eines elektrischen Signals entlang des Axons einer Nervenzelle wird durch die Myelinhülle, eine isolierende Fettschicht, erhöht. Im peripheren Nervensystem wird die Myelinhülle von speziellen Schwann-Zellen gebildet, die das Axon einer Nervenzelle umschließen und eine Hülle aus konzentrischen Kreisen bilden. Jede Schwann-Zelle liegt neben der nächsten, ohne dass sie sich gegenseitig berühren. Die Lücke zwischen den Zellen, in der sich kein Myelin befindet, wird als Ranvier-Schnürring bezeichnet. Wenn ein elektrischer Impuls den Nerv entlang läuft, muss er von einem Schnürring zum nächsten »hüpfen«. Dadurch wandert der Impuls insgesamt schneller, als wenn keine Myelinhülle vorhanden wäre. Tatsächlich können Nervenfasern mit Myelinhülle Informationen bis zu 150 Mal schneller übermitteln.

Körpersystem:	Nervensystem
Lage:	umgibt die Axone von Nervenzellen
Funktion:	erhöht die Übermittlungsgeschwindigkeit von elektrischen Impulsen entlang der Nervenfasern
Bestandteile:	isolierendes Fettgewebe
Verbundene Regionen:	Gewebe des Nervensystems

Periphere Nerven

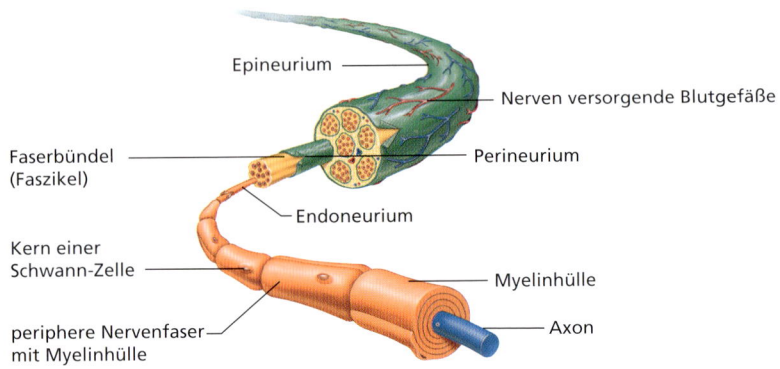

Epineurium
Nerven versorgende Blutgefäße
Faserbündel (Faszikel)
Perineurium
Endoneurium
Kern einer Schwann-Zelle
Myelinhülle
periphere Nervenfaser mit Myelinhülle
Axon

Der größere Teil jedes peripheren Nervs besteht aus drei schützenden Deck-schichten aus Bindegewebe, ohne die die empfindlichen Nervenfasern anfällig für Verletzungen wären. Das Endoneurium ist eine Schicht aus empfindlichem Gewebe, das die kleinste Einheit des peripheren Nervs, das Axon, umgibt. Diese Schicht kann auch die Myelinhülle des Axons umgeben. Das Perineurium umschließt eine Gruppe, auch Faserbündel oder Faszikel genannt, von geschützten Nervenfasern. Diese Bündel sind wiederum zu größeren Bündeln zusammengefasst und von einem Mantel aus robustem Bindegewebe, dem Epineurium, umgeben. Das Epineurium umschließt auch Blutgefäße, die die Nervenfasern und ihre Bindegewebsschichten nähren und mit Sauerstoff versorgen.

Körpersystem:	Nervensystem
Lage:	im ganzen Körper
Funktion:	Periphere Nerven transportieren Informationen zum und vom zentralen Nervensystem.
Bestandteile:	Axon, Myelinhülle, Faszikel (Nervenbündel), Endoneurium, Epineurium, Perineurium
Verbundene Regionen:	Gewebe des Nervensystems

Vegetatives Nervensystem

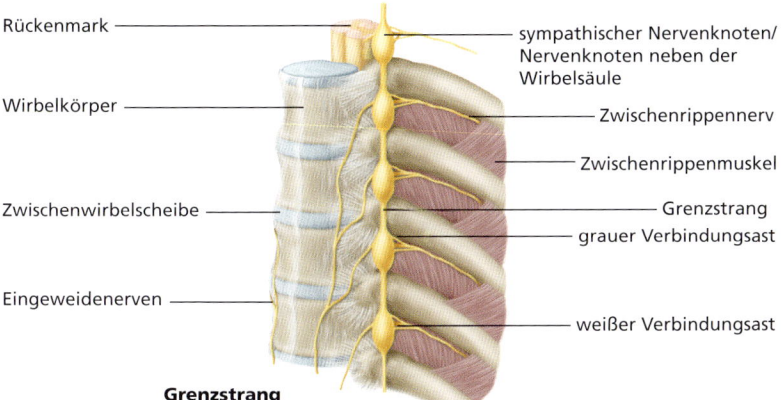

Rückenmark

Wirbelkörper

Zwischenwirbelscheibe

Eingeweidenerven

sympathischer Nervenknoten/
Nervenknoten neben der
Wirbelsäule

Zwischenrippennerv

Zwischenrippenmuskel

Grenzstrang

grauer Verbindungsast

weißer Verbindungsast

Grenzstrang

Das vegetative Nervensystem versorgt die Teile des Körpers mit Nerven, die nicht bewusst gesteuert werden. Es wird in das sympathische und das parasympathische System unterteilt. In jedem System bilden zwei Nervenzellen die Bahn vom zentralen Nervensystem zum jeweiligen Organ. Die Zellkörper des sympathischen Nervensystems liegen in einem Abschnitt des Rückenmarks, und Fasern verlassen das Rückenmark über eine Kette aus Nervenknoten nahe dem Mark. Das sympathische System hat Auswirkungen auf den Körper, die oft als »Kampf oder Flucht«-Reaktion bezeichnet werden. In gefährlichen Situationen wird das System aktiver, wodurch sich die Herzfrequenz erhöht und die Haut blass wird, da Blut zu den Muskeln umgeleitet wird.

Körpersystem:	Nervensystem
Lage:	entspringt im Zentralnervensystem und erstreckt sich hin zu den Organen
Funktion:	Das sympathische Nervensystem versorgt jene Teile des Körpers mit Nerven, die nicht bewusst kontrolliert werden; beispielsweise erhöht es die Herzfrequenz und verlangsamt den Verdauungsprozess.
Bestandteile:	Nervenzellkörper und -fasern
Verbundene Regionen:	Rest des Nervensystems, Organe

Parasympathisches System

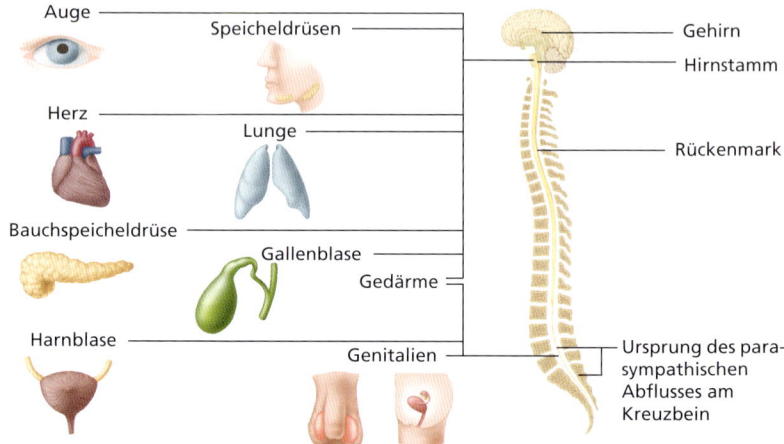

Auge
Speicheldrüsen
Herz
Lunge
Bauchspeicheldrüse
Gallenblase
Gedärme
Harnblase
Genitalien
Gehirn
Hirnstamm
Rückenmark
Ursprung des parasympathischen Abflusses am Kreuzbein

Das parasympathische System ist der Teil des vegetativen Nervensystems, der in Ruhephasen am aktivsten ist. Seine Struktur ist viel einfacher, da sich die Zellkörper der ersten der beiden Nervenzellen in der Leitungsbahn nur an zwei Orten befinden. Fasern des parasympathischen Nervensystems in der grauen Substanz des Hirnstamms verlassen den Schädel als Hirnnerven. Zusammen bilden diese Fasern das, was als parasympathischer Hirnnervenabfluss bezeichnet wird. Die Kreuzbeinregion des Rückenmarks enthält ebenfalls parasympathische Fasern, die das Rückenmark durch die vordere Nervenwurzel verlassen. Das parasympathische Nervensystem versorgt dieselben Organe wie das sympathische, hat jedoch entgegengesetzte Auswirkungen.

Körpersystem:	Nervensystem
Lage:	entspringt im Zentralnervensystem und erstreckt sich zu den Organen
Funktion:	Das parasympathische Nervensystem versorgt jene Teile des Körpers mit Nerven, die nicht bewusst kontrolliert werden, beispielsweise verlangsamt es die Herzfrequenz und beschleunigt den Verdauungsprozess.
Bestandteile:	Nervenzellkörper und -fasern
Verbundene Regionen:	Rest des Nervensystems, Organe

Lymphatisches System

Das lymphatische System ist der weniger bekannte Teil des Blutkreislaufs. Es arbeitet mit dem Herzkreislauf zusammen und transportiert die Lymphflüssigkeit durch den Körper. Lymphflüssigkeit ist klar, wässrig, wird aus Blut gewonnen und benetzt die Körpergewebe. Es enthält auch Lymphozyten, spezialisierte weiße Blutkörperchen, die fremde Mikroorganismen angreifen und zerstören; deshalb spielt es eine wichtige Rolle in der Abwehr von Krankheiten. Das lymphatische System besteht aus einem Netzwerk aus Lymphgefäßen, das durch den ganzen Körper verläuft und Flüssigkeit aufsammelt, die aus Blutgefäßen ausgetreten ist. Ansammlungen von Lymphknoten sind im ganzen System entlang den Wegen der Gefäße verteilt und filtern die Lymphflüssigkeit, wenn sie hindurchläuft. An verschiedenen Punkten im Körper – beispielsweise am Brustmilchgang – wird Lymphflüssigkeit zurück in den Venenkreislauf abgeleitet.

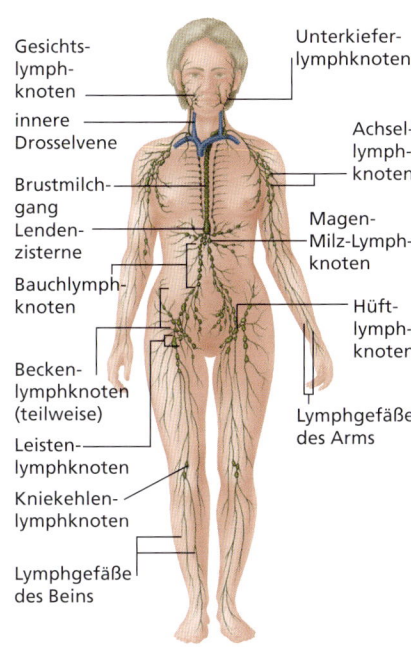

Gesichts-lymph-knoten

innere Drosselvene

Brustmilch-gang

Lenden-zisterne

Bauchlymph-knoten

Becken-lymphknoten (teilweise)

Leisten-lymphknoten

Kniekehlen-lymphknoten

Lymphgefäße des Beins

Unterkiefer-lymphknoten

Achsel-lymph-knoten

Magen-Milz-Lymph-knoten

Hüft-lymph-knoten

Lymphgefäße des Arms

Körpersystem:	lymphatisches System
Lage:	im ganzen Körper
Funktion:	leitet überschüssige Flüssigkeit von den Körpergeweben ab, filtert schädliche Bakterien heraus, produziert Lymphozyten im Kampf gegen Infektionen
Bestandteile:	Lymphgefäße, Lymphknoten, Lymphozyten, lymphatisches Gewebe und lymphatische Organe
Verbundene Regionen:	Venenkreislauf

Lymphknoten und -gefäß

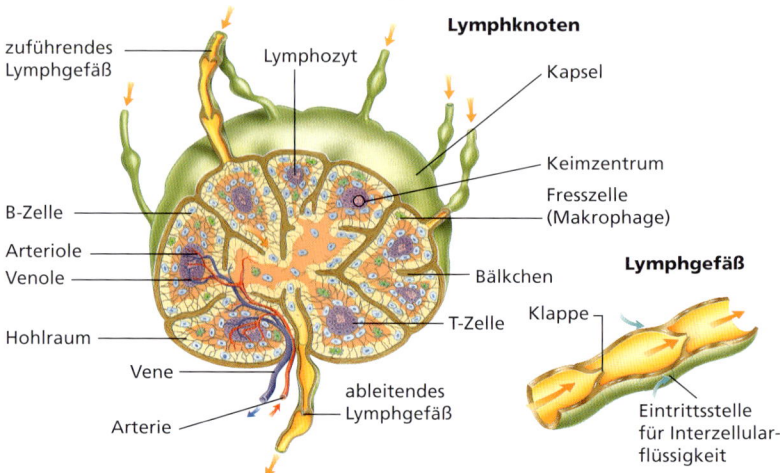

Lymphknoten

zuführendes Lymphgefäß

Lymphozyt

Kapsel

Keimzentrum

Fresszelle (Makrophage)

B-Zelle

Arteriole

Venole

Bälkchen

Lymphgefäß

T-Zelle

Klappe

Hohlraum

Vene

Arterie

ableitendes Lymphgefäß

Eintrittsstelle für Interzellularflüssigkeit

Lymphknoten sind kleine, runde Strukturen, die entlang der Bahn der Lymphgefäße liegen und die Lymphflüssigkeit (die Flüssigkeit aus den Körperzellenzwischenräumen) filtern. Genau wie die Lymphflüssigkeit können die Lymphgefäße im Gewebe Trümmer wie Zellpartikel, Bakterien und Viren aufnehmen. Wenn die Lymphflüssigkeit durch den Knoten verläuft, kommt sie mit Zellen in Kontakt, die jeden festen Partikel aufnehmen, fremde Mikroorganismen erkennen und diese daran hindern, in den Blutkreislauf überzutreten. Lymphgefäße variieren in der Größe; winzige Lymphkapillaren erhalten Flüssigkeit, die aus Blutgefäßen ausgetreten ist. Diese Kapillaren schließen sich zu größeren Gefäßen zusammen, die sich schließlich vereinen und die beiden Hauptlymphgänge – den Brustmilchgang und den rechten Hauptlymphgang – bilden.

Körpersystem:	lymphatisches System
Lage:	im ganzen Körper
Funktion:	leiten überschüssige Flüssigkeit aus den Körpergeweben ab, filtern schädliche Bakterien heraus, produzieren Lymphozyten im Kampf gegen Infektionen
Bestandteile:	fibröse Kapsel, Bälkchen, Hohlraum, Keimzentrum, Lymph- und Blutgefäße
Verbundene Regionen:	Venenkreislauf

Lymphatisches Gewebe und lymphatische Organe

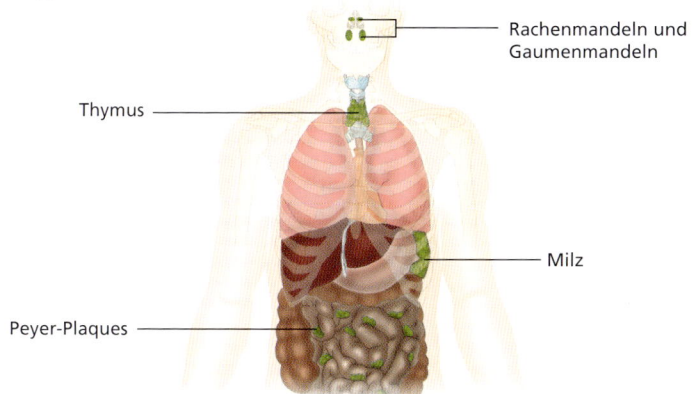

Rachenmandeln und Gaumenmandeln

Thymus

Milz

Peyer-Plaques

Im ganzen Körper verteilen sich eigenständige Gruppen lymphatischen Gewebes, die eine wichtige Rolle im Immunsystem spielen. Die Milz bietet einen Ort, an dem sich die Zellen des Immunsystems vermehren können, und überprüft das Blut auf fremde oder beschädigte Zellen. Der Thymus ist eine kleine Drüse, die im Brustkorb direkt hinter dem oberen Teil des Brustbeins liegt. Sie erhält neu gebildete Lymphozyten vom Knochenmark, die zu T-Zellen heranreifen. Lymphatisches Gewebe im Magen-Darm-Trakt liegt direkt hinter der Deckschicht des Darms, im hinteren Bereich des Mundes in Form der Gaumenmandeln und in den Wänden des Dünndarms als Ansammlungen von Knötchen, die als Peyer-Plaques bezeichnet werden. Diese helfen beim Schutz gegen infektiöse Organismen, die durch den Mund eindringen.

Körpersystem:	lymphatisches System
Lage:	im ganzen Körper
Funktion:	bieten einen Ort, an dem sich Zellen des Immunsystems vermehren und reifen können; schützen vor Infektionen
Bestandteile:	Milz, Thymus, Rachenmandeln, Gaumenmandeln, Deckschicht der Gedärme, Peyer-Plaques
Verbundene Regionen:	Blutkreislauf

Endokrines System

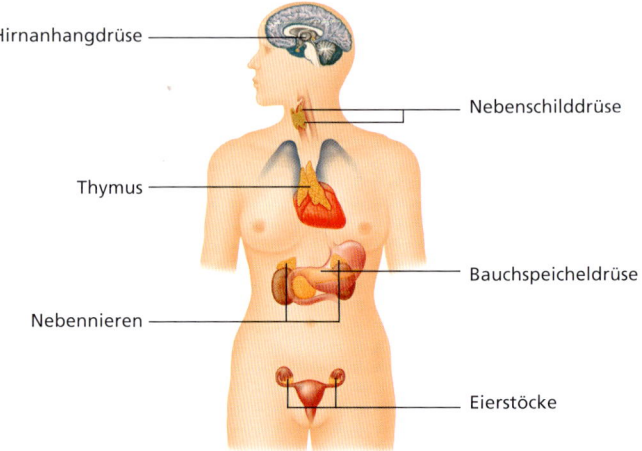

Hirnanhangdrüse

Nebenschilddrüse

Thymus

Bauchspeicheldrüse

Nebennieren

Eierstöcke

Das endokrine System wird aus einer Sammlung von spezialisierten Drüsen gebildet, die im Körper verteilt sind. Diese Drüsen sondern lebenswichtige Substanzen, die als Hormone (spezialisierte Proteine) bezeichnet werden, direkt in das umgebende Gewebe ab, von wo aus sie vom Blutkreislauf aufgenommen werden. Zu den wichtigsten endokrinen Organen im Körper gehören die Hirnanhangdrüse im Gehirn, die Schild- und die Nebenschilddrüse, der Thymus, die Bauchspeicheldrüse, die Nebennieren, die über den Nieren liegen, sowie die Eierstöcke bei Frauen. Jede Drüse produziert ein oder mehrere Hormone, die lebenswichtig für die Regulierung der Körperfunktionen sind. Beispielsweise sondert die Bauchspeicheldrüse das Hormon Insulin ab, das die Nutzung von Zucker durch den Körper reguliert.

Körpersystem:	endokrines System
Lage:	im ganzen Körper
Funktion:	sondern lebenswichtige Hormone ab, die den Stoffwechsel des Körpers regulieren
Bestandteile:	Hirnanhangdrüse, Thymus, Schilddrüse, Nebenschilddrüsen, Bauchspeicheldrüse, Nebennieren, Eierstöcke
Verbundene Regionen:	viele andere Organe, auf die die Hormone einwirken

Haut

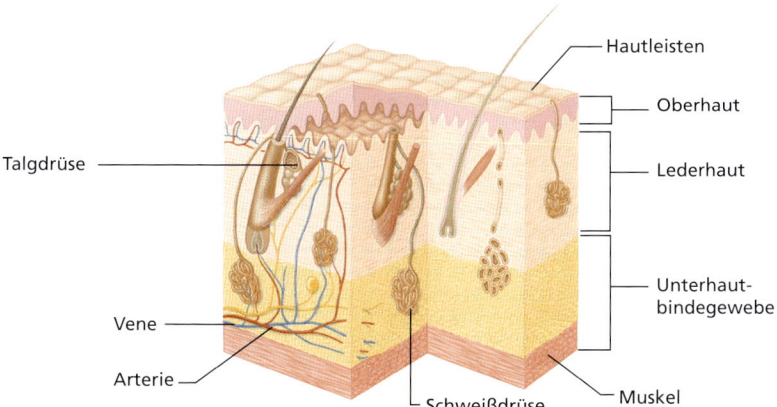

Talgdrüse

Vene

Arterie

Schweißdrüse

Hautleisten

Oberhaut

Lederhaut

Unterhaut-
bindegewebe

Muskel

Die Haut bedeckt die gesamte Oberfläche des Körpers und hat eine Fläche von zirka eineinhalb bis zwei Quadratmetern. Die Haut setzt sich aus zwei Schichten zusammen: der Oberhaut (Epidermis) und der Lederhaut (Dermis). Die Oberhaut ist die dünnere der beiden Schichten und dient als robuste, schützende Deckschicht. Sie besteht aus meheren Zellschichten, von denen sich die innersten Zellen schnell teilen und Zellen für die äußeren Schichten bereitstellen. Die Lederhaut ist die dickere Hautschicht, die geschützt unter der Oberhaut liegt. Sie besteht aus Bindegewebe und verfügt über elastische und Kollagenfasern für Geschmeidigkeit und Stabilität. Die Lederhaut ist reich mit Blutgefäßen sowie zahlreichen sensorischen Nervenenden versorgt. Innerhalb dieser Schicht liegen auch die Haarfollikel sowie die Schweiß- und Talgdrüsen.

Körpersystem:	Hautsystem
Lage:	bedeckt den ganzen Körper
Funktion:	Schutz, Hitzeregulierung, Vorbeugung gegen Austrocknung und Infektionen, Kontakt- und Sinnesorgan
Bestandteile:	Oberhaut, Lederhaut
Verbundene Regionen:	Haare, Fett, Muskeln

Nägel

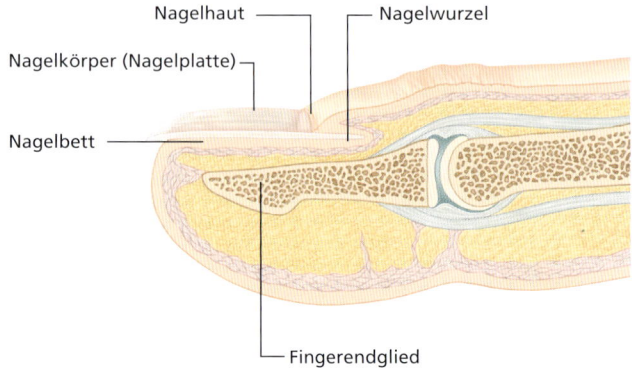

Nagelhaut —   — Nagelwurzel

Nagelkörper (Nagelplatte) —

Nagelbett —

— Fingerendglied

Nägel bilden eine harte, schützende Bedeckung für die empfindlichen Finger- und Zehenspitzen und sind ein nützliches Werkzeug zum Kratzen oder Schaben. Sie liegen auf dem Rücken der Finger und Zehen jeweils über jedem Finger- und Zehenendglied. Jeder Nagel besteht aus einer Platte aus hartem Keratin, die ständig an seiner Wurzel produziert wird. Abgesehen vom freien Rand an der Spitze ist der Nagel von einer Nagelfalz umgeben und überlagert. An der Nagelbasis, unter dem Nagel selbst und der Nagelfalz, liegt die Wurzel. Hier wird das Keratin durch Zellteilung produziert. Der Nagelmond ist der blasse, sichelförmige Bereich an der Nagelbasis, an den das Nagelhäutchen grenzt, eine schützende Hautfalte, die die Wurzel vor Infektionen schützt.

Körpersystem:	Hautsystem
Lage:	auf dem Rücken jedes Finger- und Zehenendglieds
Funktion:	schützen die empfindlichen Enden der Finger und Zehen, dienen als Werkzeug
Bestandteile:	Wurzel, Nagelbett, Nagelhaut, Nagelplatte
Verbundene Regionen:	Finger und Zehen

Haar

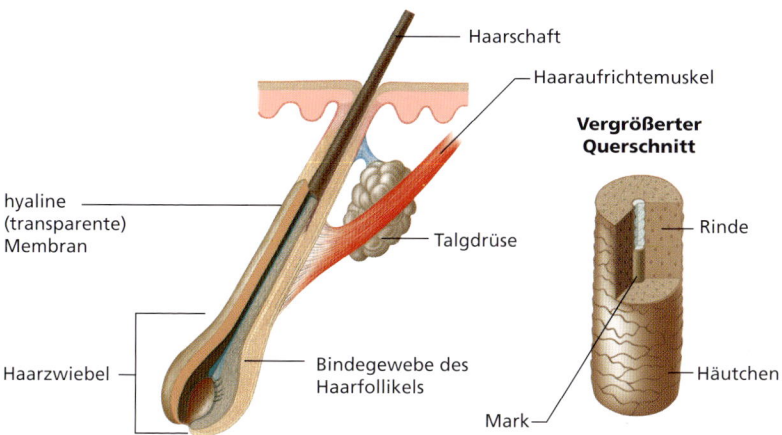

Haarschaft

Haaraufrichtemuskel

**Vergrößerter
Querschnitt**

hyaline
(transparente)
Membran

Talgdrüse

Rinde

Haarzwiebel

Bindegewebe des
Haarfollikels

Häutchen

Mark

Die Oberfläche des menschlichen Körpers ist mit Millionen von Haaren bedeckt, die am besten auf dem Kopf, im Bereich der äußeren Genitalien und unter den Armen zu sehen sind. Obwohl menschliches Haar nicht wirklich als Isolierung für den Körper dient, kann es zu Empfindungen beitragen; außerdem schützt es die Augen und die Kopfhaut. Haar besteht aus flexiblen Strähnen aus dem Protein Keratin, das von Follikeln innerhalb der Lederhaut der Haut produziert wird. Jeder Follikel hat ein erweitertes Ende – die Zwiebel –, das ein Knäuel von Kapillaren aufnimmt, die die Wurzel des wachsenden Haarschafts versorgen. Talgdrüsen liegen entlang dem Follikel und produzieren Öl, um das Haar einzufetten. Durch Kontraktionen eines winzigen Muskels, des Haaraufrichtemuskels, richtet sich das Haar auf, wenn es durch Kälte oder Angst stimuliert wird.

Körpersystem:	Hautsystem
Lage:	am ganzen Körper
Funktion:	trägt zu Empfindungen bei, schützt die Augen, isoliert die Kopfhaut
Bestandteile:	Follikel, Haarschaft
Verbundene Regionen:	Haut, Schweißdrüsen, Blutgefäße

Index